EL PLACER DEL SEXO

Para Cambria, donde empezó todo

....

PRIMERA EDICIÓN VINTAGE ESPAÑOL, NOVIEMBRE 2010

Copyright de la traducción © 2009 por Ana Guelbenzu de San Eustaquio

Información de catalogación de publicaciones disponible en la Biblioteca del
Congreso de los Estados Unidos

Vintage ISBN: 978-0-307-74171-4

www.grupodelectura.com

Impreso en Hong Kong
10   9   8   7   6   5   4   3   2   1

EL PLACER DEL SEXO

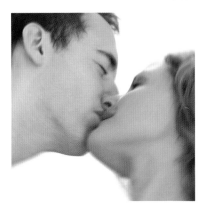

ALEX COMFORT
Susan Quilliam

VINTAGE ESPAÑOL
Una división de Random House, Inc.
Nueva York

índice

salsas y condimentos 210

prólogo de Alex Comfort

Para mí, como médico y biólogo humano, la historia de la sexualidad humana tiene tanto interés como el resto de la historia natural del ser humano. Tenía notas escritas sobre ella, como de toda la evolución de la naturaleza humana. Mi esposa me animó a aplicar la biología a la medicina, y mi vieja facultad de medicina no disponía de un solo libro de texto con calidad suficiente para dar un curso de sexualidad humana.

El placer del sexo se creó y, lo que es muy importante, se ilustró justo después de que venciera aquella absurda y extraordinaria ley no estatutaria en la sociedad occidental, la Ley de secretos sexuales oficiales. Durante un mínimo de 200 años, la descripción, y por encima de todo la representación, del conjunto de actividades más familiares y domésticas, y de casi todo lo relacionado con ellas, constituyó un tabú. Cuando, en el siglo XVI, Giulio Romano grabó sus formales imágenes clásicas que mostraban 16 maneras de hacer el amor, y Aretino escribió poemas que las acompañaran, un importante eclesiástico opinó que el artista merecía ser crucificado. Al parecer, el público no estaba de acuerdo («¿Por qué –dijo Aretino– no íbamos a prestar atención a lo que más placer nos proporciona?»), y las *Posturas de Aretino* han circulado de forma subrepticia desde entonces, pero incluso en la década de 1950 el vello púbico tuvo que ser aerografiado para ofrecer una superficie suave y neutra.

La población actual, que no ha experimentado la censura de la información sexual, no apreciará las propuestas de la transformación cuando aquella terminó: fue como bajar el telón de acero. Mi predecesor inmediato en la escritura sobre sexo doméstico, el doctor Eustace Chesser, fue acusado (sin éxito) por su libro no ilustrado y muy comedido *Love Without Fear*, e incluso en 1972 aún se albergaban dudas de si *El placer* sería prohibido por la policía política.

El principal objetivo de la «biblioterapia sexual» (escribir libros como este) era reparar algunos daños causados por la culpa, los datos erróneos y la falta de información. Aún es necesario ese tipo de consuelo. He preguntado a varias personas, sobre todo parejas mayores, si *El placer del sexo* les contó cosas que no supieran, o si los tranquilizó en otras que sabían y ya hacían o les gustaría hacer. He obtenido todo tipo de respuestas. Hoy en día uno puede leer libros y ver imágenes dedicadas a la conducta sexual casi sin límite alguno en los países democráticos, pero se necesitan más de unas décadas y un cambio generacional para compensar siglos de desinformación, y gran parte de este material resulta inquietante, hostil o excesivo. La gente que, cuando salió el libro por primera vez, se preocupaba si hacía algo descrito en él, puede que ahora se preocupe si no lo hace todo. En eso no podemos ayudar, ni en el hecho de que las mismas personas que acudieron al médico por miedo o inhibiciones respecto del sexo con las antiguas costumbres ahora se quejen de indigestión sexual con las nuevas.

Probablemente la conducta sexual haya cambiado muy poco a lo largo de los años: las revoluciones sexuales y reacciones morales afectan sobre todo al grado de sinceridad o reticencia acerca de lo que la gente hace en privado. El principal instigador de la revolución sexual de nuestro tiempo no ha sido la sinceridad, sino la llegada de anticonceptivos fiables, que permiten separar los usos reproductivos y recreativos de la sexualidad. Los libros despreocupados que tratan con la máxima precisión posible todo el abanico de conductas sexuales son muy valiosos para animar al lector sexualmente activo –que quiere tanto disfrutar del sexo como ser responsable con él– y para ayudar a los profesionales sanitarios a no causar problemas a sus clientes. Desde que la etología ha sustituido a la teoría psicoanalítica, que los consejeros se han dado cuenta de que el sexo, además de ser un tema serio entre las personas, es una forma de juego muy gratificante. Si a los niños no se les dice que deben avergonzarse de sus juegos, a los adultos tampoco se les debería transmitir ese mensaje mientras el juego no sea hostil, cruel, infeliz o restrictivo.

Una de las funciones más importantes del juego es expresar una conciencia sana de la igualdad sexual. Eso implica que ambos sexos se turnen para controlar el juego. El sexo ya no es lo que los hombres les hacen a las mujeres y lo que se supone que las mujeres deben disfrutar. La interacción sexual es a menudo una fusión de cariño; otras, una situación en la que cada uno es un «objeto sexual»: la madurez en las relaciones sexuales implica equilibrar, en vez de negar, los aspectos personales e impersonales de la excitación, esenciales e inherentes al ser humano. Para quien ande escaso en uno de estos elementos, el juego es la manera de aprender: los hombres aprenden a dejar de avasallar e intentar actuar, las mujeres descubren que pueden tomar el control en el toma y daca del juego en vez de negarse.

Este libro ha cambiado considerablemente desde su primera edición, y seguirá revisándose a medida que se amplíe el conocimiento. Lo que no variará es la importancia vital de una sexualidad tranquila, responsable y feliz en la vida de las personas corrientes. Lo que estas necesitan –en una cultura que no aprende habilidades en este ámbito de la vida mediante la observación– es recibir una información despreocupada y precisa. Su disponibilidad, y la resistencia pública a quienes durante tanto tiempo la limitaron, es una excelente prueba del grado de libertad y preocupación existente en nuestra sociedad.

Alex Comfort, 1991

prólogo de Susan Quilliam

Como psicóloga de relaciones y sexóloga, mi objetivo en la vida ha sido ayudar a la gente a mejorar sus relaciones emocionales y sexuales. Así que, cuando los editores de *El placer del sexo* acudieron a mí para «reinventar» el libro para el siglo XXI, me pareció el colofón de toda mi carrera.

Recuerdo muy bien la edición original de *El placer*, y las risitas de turbación con las que mis amigos y yo leíamos, comentábamos y luego poníamos en práctica sus sugerencias. *El placer* es un hijo de los cambios sociales y políticos que alteraron de forma irreversible el paisaje sexual de individuos, parejas y sociedad. Apenas una década antes de la publicación del libro en 1972, la píldora anticonceptiva había permitido que las mujeres tomaran el control de su propia fertilidad y gozaran de una mayor educación, emancipación y confianza en sí mismas. Esto produjo una serie de liberalizaciones sexuales y sociales: más permisividad, convivencia más frecuente, divorcio más fácil, erotismo más disponible y derechos de los homosexuales.

El placer del sexo no fue sólo producto de esta revolución, sino que también ayudó a crearla. El objetivo del doctor Alex Comfort era escribir el primer libro que diera a los lectores una información precisa sobre sexualidad, y permiso para utilizar ese conocimiento. El texto y las ilustraciones estaban diseñados para tranquilizar al lector al ver que su sexualidad era normal y ofrecer más posibilidades de ampliar su menú sexual. Fue muy eficaz en sus intenciones, ya que se han vendido ocho millones y medio de ejemplares hasta la fecha y se ha traducido a catorce idiomas. Es más, ha sido una influencia clave en los cambios sociales de finales del siglo XX.

Entonces, ¿por qué reinventarlo? Ya se habían realizado revisiones del contenido, en vida del autor y tras su muerte en el año 2000; la más reciente, una edición exitosa para el 30º aniversario escrita por el hijo de Alex, Nicholas Comfort. Sin embargo, los mismos cambios que *El placer del sexo* provocó en la sociedad, han provocado que el libro necesite una actualización más integral. Esa fue mi tarea, recrearlo para el mundo actual, hacer lo que habría hecho Alex Comfort si escribiera hoy en día.

La mayor parte del texto permanece intacta, pero se han añadido fragmentos importantes. Muchos son informativos, ya que se han producido innumerables descubrimientos científicos clave durante los últimos años en los campos de la fisiología, la psicología, la psicoterapia y la medicina, mientras que la llegada de la sexología —el estudio especializado de las cuestiones sexuales— ha desembocado en una investigación académica rigurosa, una conciencia pública más extendida del sexo y más destrezas al respecto. Pero también ha sido necesario un nuevo enfoque para reflejar los cambios sociales. Una relación íntima es algo muy distinto de lo que era en 1972. Hoy en día mucha gente espera que el sexo forme parte de todas las parejas amorosas, que incluya prácticas antes consideradas escandalosas, y que la información y a menudo la sugerencia de esas prácticas llegue a través de nuevos avances tecnológicos. Se da por supuesto que una mujer puede llevar la voz cantante igual que un hombre, tanto en la cama como fuera de ella, uno de los motivos por los que los editores escogieron a una mujer para reinventar el libro. Y hoy en día, aunque sea despacio, se reconoce que la vida sexual de una pareja se mantiene bien a lo largo de los años y aumenta, en vez de disminuir, en calidad.

Sin embargo, junto con estas evoluciones positivas han surgido varios problemas que no se predijeron en los agitados días de 1972: la presión por tener sexo, el arrepentimiento por haberlo tenido, la preocupación por no ser lo bastante guapo para merecerlo, la inquietud porque uno no esté teniendo sexo suficiente o lo bastante bueno, por no hablar de las altas tasas de embarazo, interrupciones de la gestación e infecciones de trasmisión sexual.

Por todo ello, los cambios realizados en *El placer del sexo* se sustentan en lo que permanece intacto: un optimismo absoluto aunque pragmático acerca de la sexualidad y su lugar en nuestra vida. La lectura del libro original ofrece una visión positiva del sexo, y muestra que los adultos merecen ser tratados como tales. A pesar de los titulares y las terribles historias que se oyen, sigo creyendo firmemente en lo que Alex Comfort proponía: que el sexo debería y puede ser un placer absoluto.

Me ha encantado reinventar el libro porque los valores y objetivos de Alex Comfort también son los míos. También quiero presentar el conocimiento de una forma accesible; fomentar una toma de decisiones madura y ofrecer las habilidades y estrategias para hacerlo; protestar contra los intentos de imponer inhibiciones en la sexualidad humana. Mi deseo es considerar el sexo como el juego humano por antonomasia, a la vez que como una esencia evolutiva que nos ayuda a crecer como personas y como parejas, y, por encima de todo, ofrecer a la gente no sólo los tecnicismos, las fruslerías o las «porquerías» de los textos sexuales, sino un tratamiento del tema inteligente, reflexivo y de calidad.

Quiero acabar con las palabras del primer prólogo de Alex Comfort, que repite con mi propia voz. Mi intención y deseo es que este libro «beneficie [...] al lector común sexualmente activo, que quiere tanto disfrutar del sexo como ser responsable hacia él». Era cierto en 1972, igual que hoy en día.

Susan Quilliam, 2008

me gusta mi cuerpo cuando está con tu cuerpo.

Es algo tan nuevo.

Tiene mejores músculos y más nervios.

me gusta tu cuerpo. me gusta lo que hace,

me gustan sus cómos. me gusta sentir la columna

de tu cuerpo y sus huesos, y la temblorosa-

-firme tersura y que

una y otra vez, y otra,

besaré, me gusta besar esto y aquello de ti,

me gusta, acariciar despacio el vello

impresionante de tu pelaje eléctrico,

y el qué-es-eso se derrama

sobre la carne que se abre…

Y ojos grandes migajas de amor,

y posiblemente me gusta el escalofrío

debajo de mí tú tan nueva

E. E. Cummings

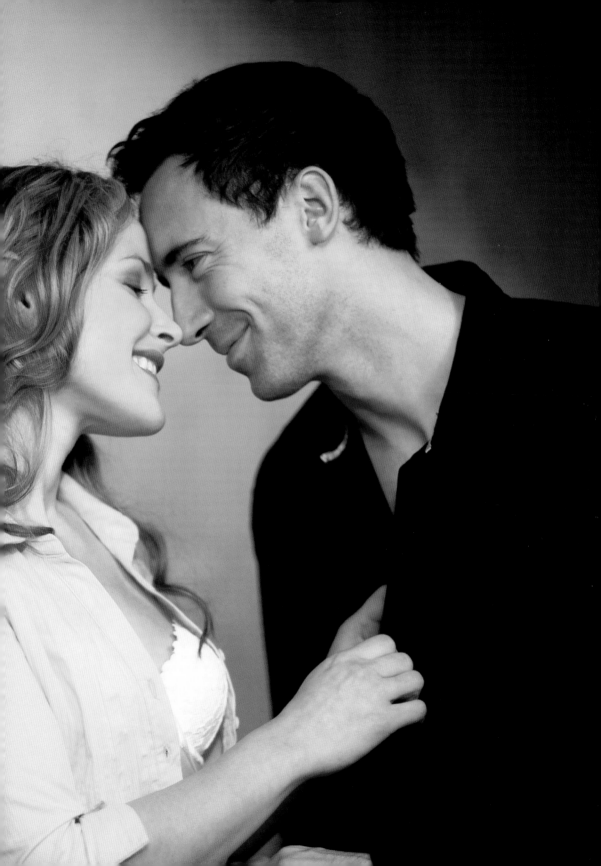

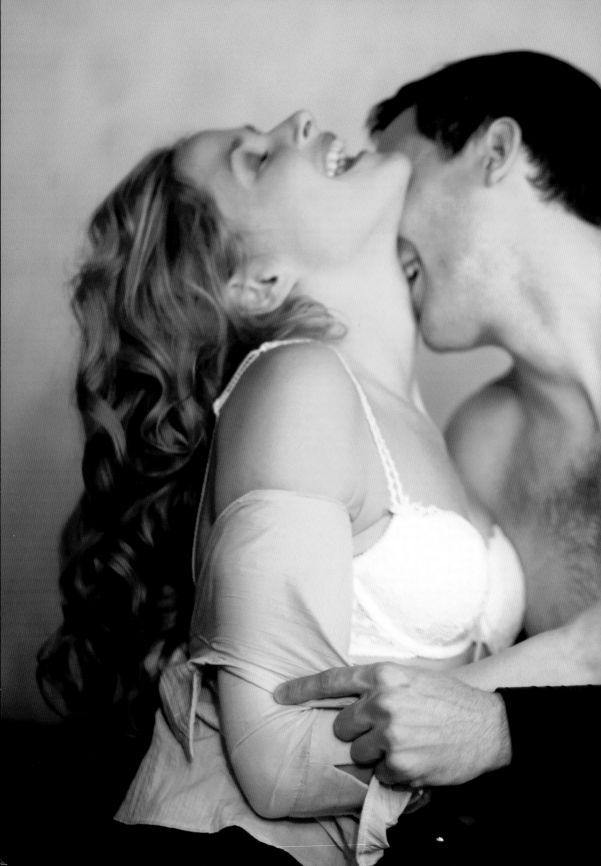

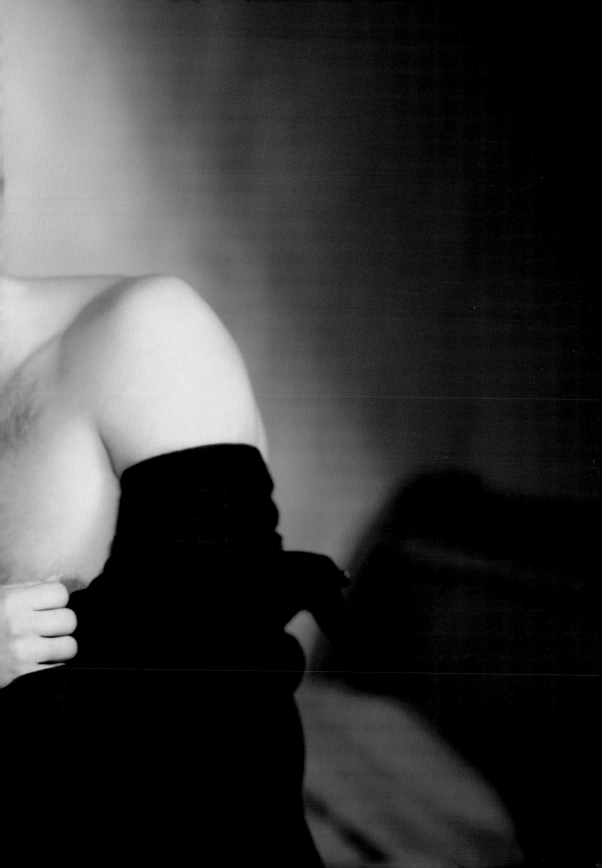

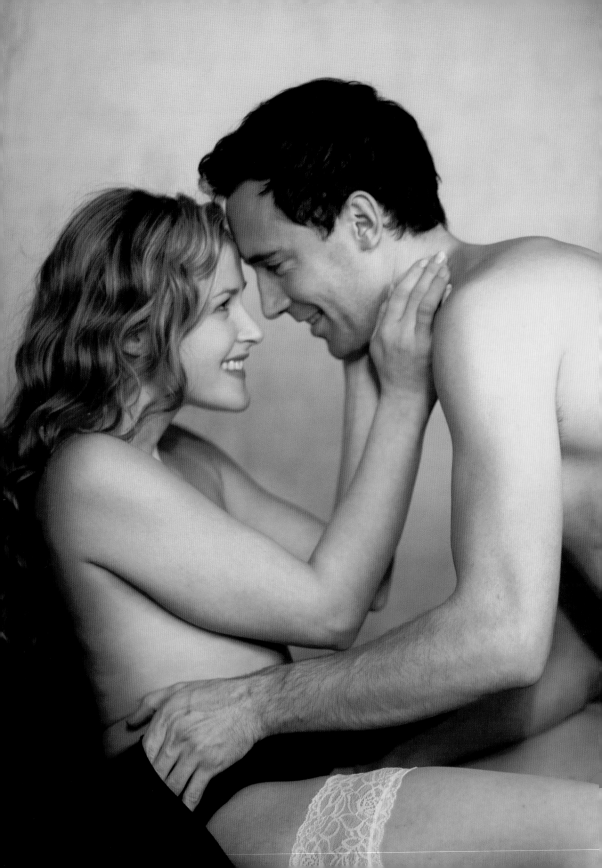

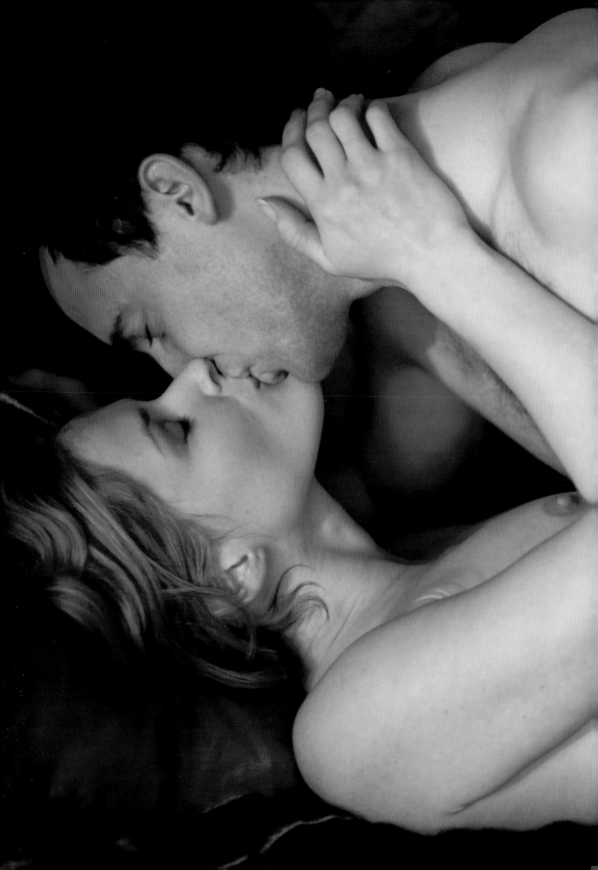

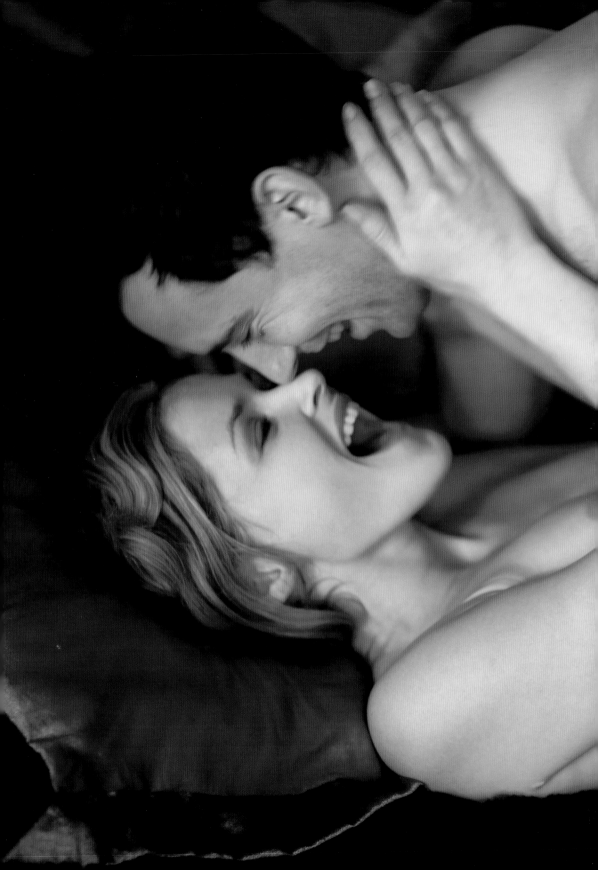

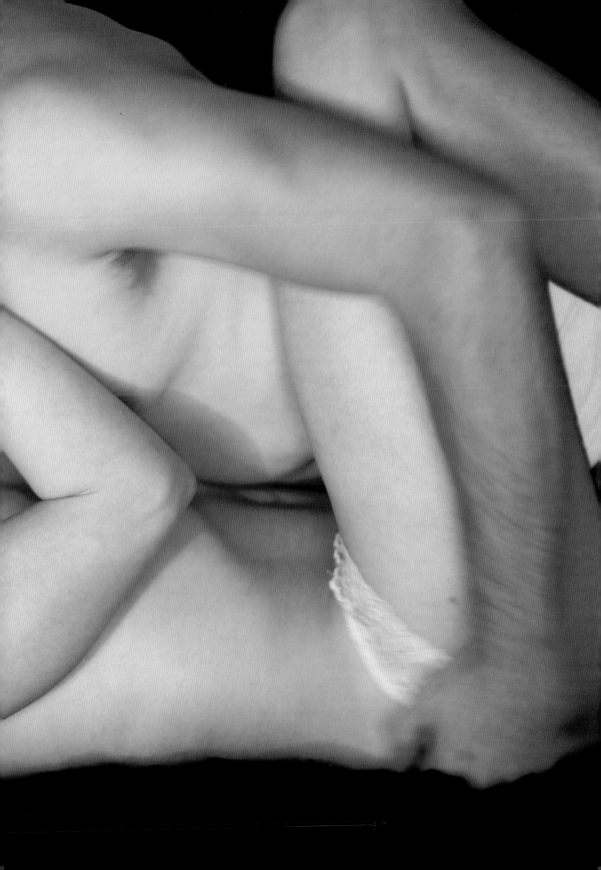

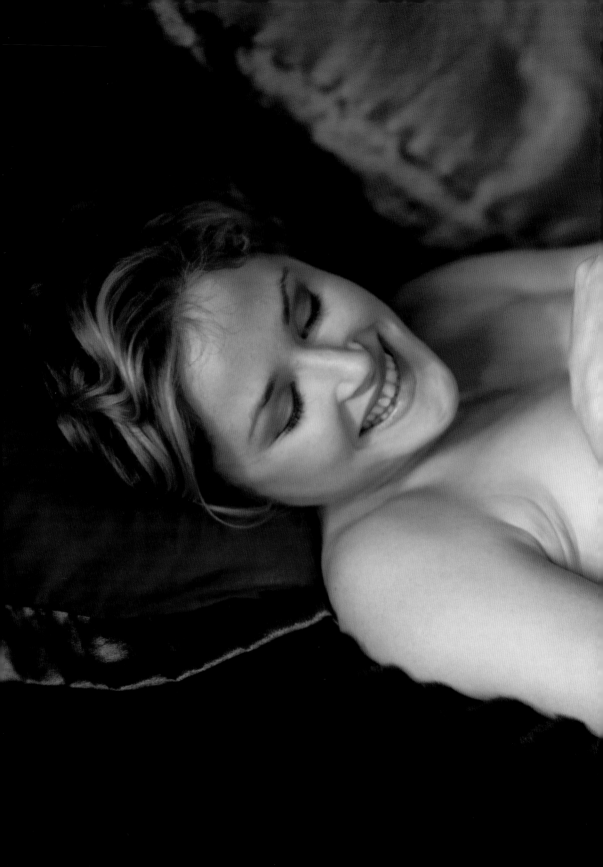

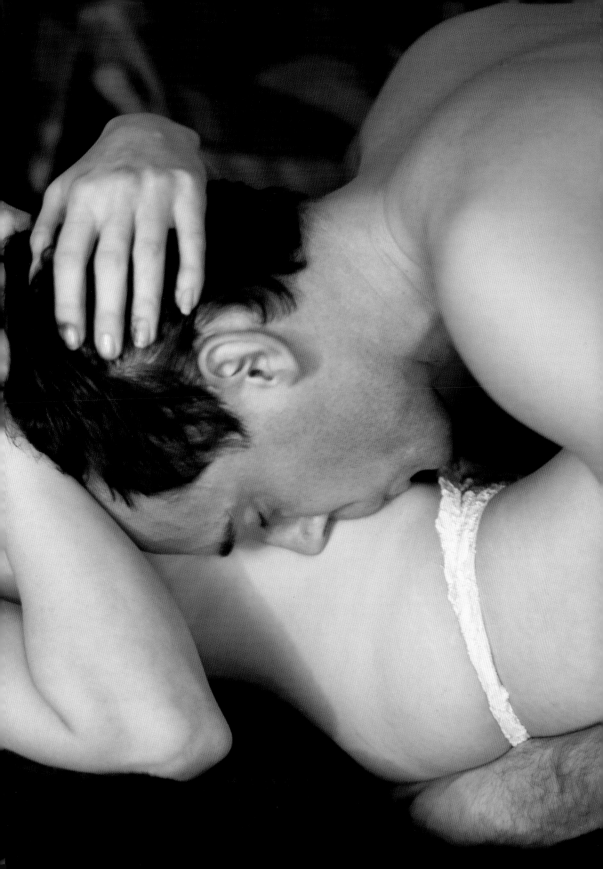

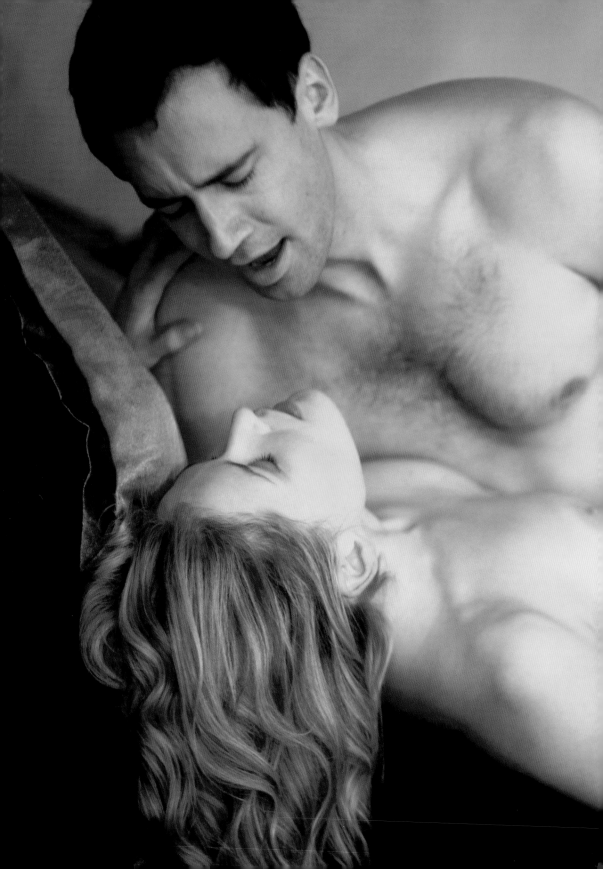

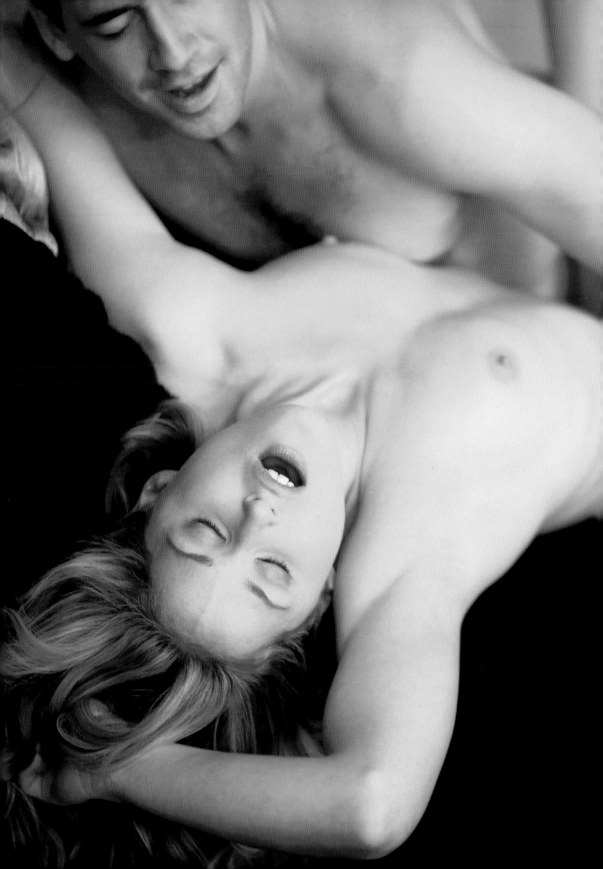

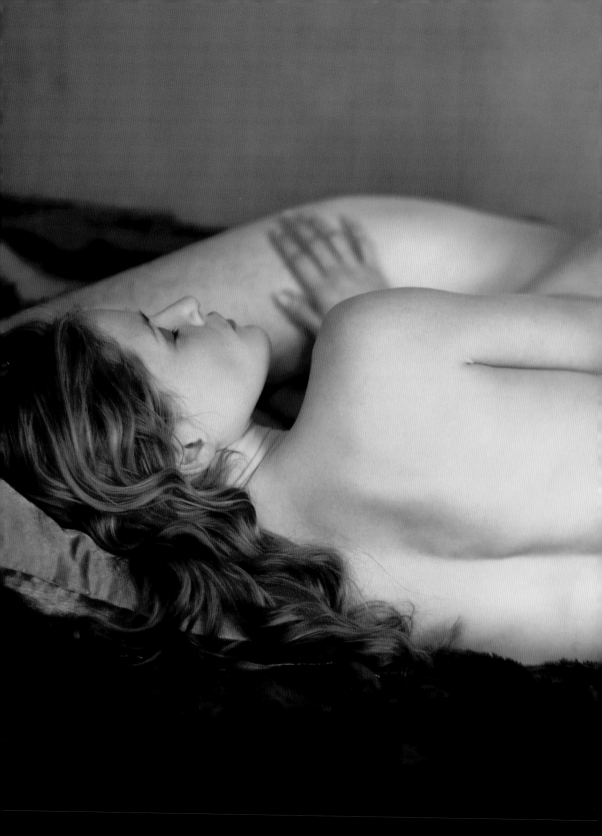

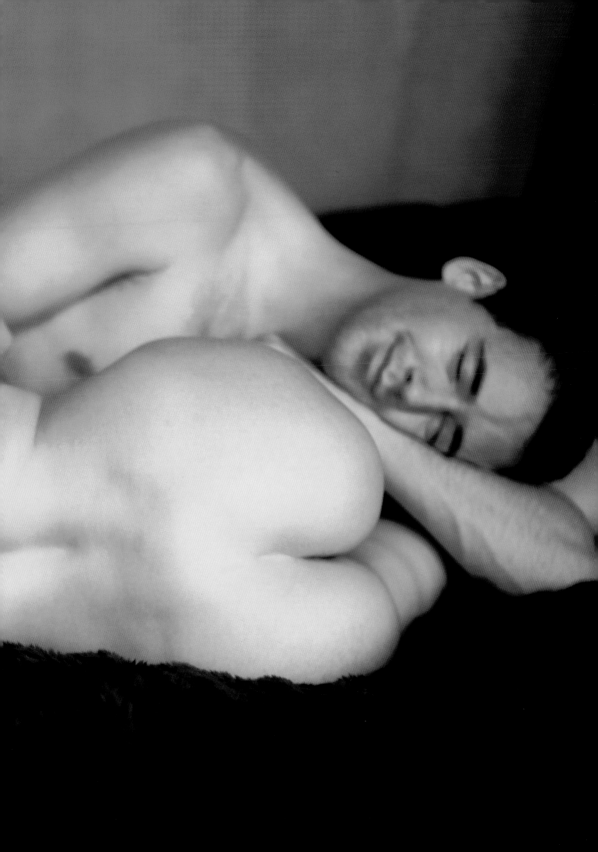

sobre las relaciones sexuales de gourmet

Todos, a no ser que tengamos alguna limitación física, somos capaces de bailar y cantar, lo que justifica el aprendizaje en las relaciones sexuales. Como el canto, el amor es algo que se debe encarar con espontaneidad. Por otra parte, la diferencia entre Pavlova y el Palais de Danse, o entre la ópera y los cuartetos de voces masculinas, es mucho menor que la diferencia entre el sexo tal y como lo aceptaron nuestros antecesores recientes y el sexo como puede llegar a ser.

Por lo menos hoy en día lo reconocemos (de modo que, en vez de preocuparnos por si el sexo es pecaminoso, la mayoría de la gente se inquieta actualmente por si están «quedando satisfechos»). Además, en la actualidad hay libros suficientes sobre los elementos básicos, hemos superado con creces el momento en que la gente se angustiaba por la normalidad, la posibilidad y la variedad de la experiencia sexual. Este libro es un poco distinto porque hoy en día bastante gente dispone de esos elementos básicos y desea una comprensión más profunda, ideas sólidas e inspiración.

Para establecer un paralelismo, la cocina de alto nivel no surge de forma espontánea: empieza en el momento en que la gente sabe preparar y disfrutar de la comida, siente curiosidad por ella y está dispuesta a esmerarse en prepararla, leer consejos para las recetas y descubrir que hay un par de técnicas que ayudan. Cuesta hacer mayonesa a fuerza de tantear, por ejemplo. El sexo de gourmet, tal y como lo definimos, es lo mismo: los elementos adicionales que uno puede obtener comparando notas, utilizando la imaginación, probando experiencias inusuales o nuevas, cuando uno ya mantiene relaciones sexuales satisfactorias y quiere avanzar a partir de ahí.

Es probable que este libro atraiga a cuatro tipos de lectores. En primer lugar, a quienes no lo consideren de su agrado, lo encuentren alarmante y prefieran quedarse como están. Deberían dejarlo, aceptar nuestras disculpas y seguir igual. En segundo lugar, a quienes les guste la idea, pero no nuestra selección de técnicas: recordad que es un menú, no un reglamento. En tercer lugar, la mayoría de la gente utilizará nuestros apuntes como un cuaderno personal de pareja del que

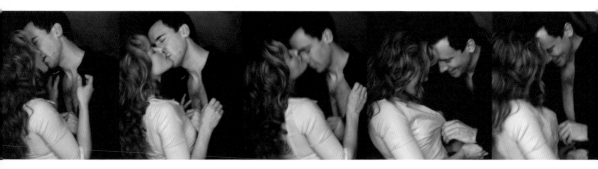

pueden sacar ideas. Hemos intentado ser abiertos. Uno de los objetivos originales de este libro era poner remedio a la idea, fruto de la falta de conversación sobre ello, de que las necesidades sexuales son raras o extrañas. El verdadero placer del sexo con amor es que no hay reglas, mientras disfrutes, y la selección es prácticamente ilimitada. Sin embargo, hemos evitado comentarios extensos sobre preferencias sexuales muy concretas.

El grupo final de lectores son los experimentalistas, con tendencia a probarlo todo. También será mejor que lean este libro como un libro de cocina, aunque el sexo no puede ser causa de obesidad o arterioesclerosis, ni provocarte úlceras. Lo peor que puede pasar, con las precauciones de seguridad razonables, es que quedes dolorido, te pongas nervioso o te lleves una decepción. Sin embargo, uno necesita una dieta básica constante de relaciones tranquilas, con cariño, de día y de noche, para soportar esta experimentación, porque cuanto más sexo regular tenga una pareja, más altos serán los picos logrados de forma intencionada; igual que cuanto más cocines, podrás ofrecer banquetes mejores y más fiables.

Hay un grupo concreto de lectores que merece especial atención. Si tienes algún tipo de discapacidad, no dejes de leer. Una discapacidad física no es un impedimento para el sexo satisfactorio. Al orientar a personas discapacitadas, uno descubre constantemente que la discapacidad real no es un problema mecánico, sino que parte del prejuicio según el cual sólo hay una manera «correcta», o disfrutable, de tener relaciones sexuales. Probablemente el mejor enfoque sea leer el libro con tu pareja y marcar lo que podéis hacer. A continuación escoged algo atractivo que os consideréis capaces de hacer, y pensad si podéis desarrollar una estrategia juntos. Otro recurso es hablar con otras parejas en las que uno de los componentes tenga un problema similar al tuyo.

En resumen, las personas a las que nos dirigimos son amantes aventureros y desinhibidos que quieren encontrar los límites de su capacidad de disfrutar del sexo. Eso significa que damos algunas cosas por supuestas, como el tener relaciones desnudos e invertir tiempo en ellas, ser capaz y estar dispuesto a que duren –hasta toda una tarde en ocasiones–, tener intimidad, no asustarse de prácticas como los besos genitales, no obsesionarse con un truco sexual hasta excluir el resto y, por supuesto, quererse.

Este libro, como indica su propio título, trata tanto del amor como del sexo. Igual que no se puede cocinar sin calor, no se puede hacer el amor sin respuesta.

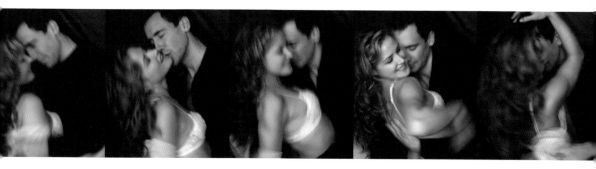

Por respuesta entendemos la mezcla justa de pausa y continuación, de dureza y ternura, de ejercicio y afecto. Eso surge de la empatía y de un buen conocimiento mutuo. Quien quiera conseguirlo en el primer intento con un desconocido es un optimista, o un neurótico. Si este amor a primera vista ocurre, no es prescindible: la «destreza» o la variedad no son sustitutos. Además, la ternura no se puede enseñar.

El punto de partida de toda relación sexual es el contacto corporal cercano. El amor se ha definido como la armonía entre dos almas, y el contacto de dos epidermis. Asimismo, también podemos planear nuestro menú para aprender a utilizar el resto del equipo. Eso incluye nuestros sentimientos de identidad, fuerza, etc., y todas las necesidades de la imaginación. Por suerte, la conducta sexual en los seres humanos es de una elasticidad enorme y está orientada para ayudarnos a expresar la mayor parte de las necesidades que la sociedad o nuestra educación han ocultado.

En el sexo, la elaboración es especialmente necesaria y tiene la ventaja de que nos hace más receptivos. Esa es la respuesta para quien piense que el esfuerzo consciente por ampliar nuestro repertorio sexual es «mecánico» o un sustituto de una auténtica relación humana: puede que empecemos así, pero es una excelente introducción para aprender que somos personas y relacionarnos entre nosotros como tales. Tal vez existan otros lugares donde aprender a expresarlo todo de nosotros mismos y hacerlo mutuamente, pero no muchos.

Este libro se basa en ese tipo de supuestos. Dicho esto, existen dos modos sexuales —el dueto y el solo—, y un buen concierto alterna los dos. El dueto es el esfuerzo cooperativo dirigido a lograr un orgasmo simultáneo, o por lo menos un orgasmo para cada uno, y un alivio completo. Para ello se necesita destreza, y se puede desarrollar a partir de un «juego amoroso» más calculado hasta que escojamos por automatismo lo adecuado para ambos. Este es el menú sexual básico.

El solo, en cambio, consiste en que uno es el intérprete, y el otro, el instrumento. El objetivo del intérprete es producir en la experiencia placentera del otro resultados tan extensos, inesperados y desenfrenados como le permitan sus habilidades: hacerle explotar. El intérprete no pierde el control, a pesar de que él o ella puede excitarse mucho por lo que le ocurre al otro. El instrumento pierde el control —de hecho, con un instrumento receptivo y un intérprete habilidoso, esa es la situación en un concierto—, y si termina en un conjunto incontrolable,

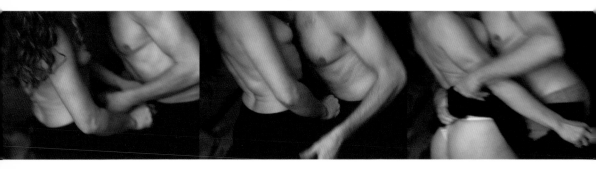

mucho mejor. Todos los elementos de la música y el baile están implicados: el ritmo, la tensión creciente, la tentación, incluso la contundencia. «Soy como el ejecutor —decía la dama en el poema persa—, pero allí donde él inflige un dolor intolerable yo sólo te haré morir de placer.» Es cierto que existe un elemento de imposición en el modo solitario, pero ninguna relación sexual es completa sin algunos fragmentos de solo.

La antigua idea de la mujer pasiva y el hombre como ejecutor solía garantizar que él alardeara de tocar solos con ellas, y los primeros manuales matrimoniales perpetuaron esa idea. Hoy en día, ella es la solista por excelencia, ya sea para excitarle al inicio o para controlarle y demostrar sus habilidades. Los recitales de solos, por supuesto, no están necesariamente desvinculados del coito. Además de conducirnos hasta él, existen muchos solos coitales —con la mujer a horcajadas, por ejemplo—, y la masturbación mutua o los besos genitales pueden ser duetos en toda regla. La respuesta en solitario puede ser muy extrema en las personas más tranquilas. Guiada con habilidad por alguien que no se detenga ante gritos terroríficos pero sepa cuándo parar, una mujer puede tener un orgasmo tras otro, y un hombre puede mantenerse muy cerca del clímax hasta el límite de la resistencia humana. El orgasmo provocado en solitario, sea por él o ella, es único, ni mayor ni menor en ambos sexos que un dueto completo, sino distinto, más intenso pero no tan redondo. La mayoría de la gente que ha experimentado ambos prefiere alternarlos.

El mejor placer no tiene por qué ser variado, pero a menudo lo es. De hecho, el estancarse con rigidez en una técnica sexual suele indicar angustia. En este libro no hemos insistido en posturas coitales y excluido todo lo demás. En la actualidad, la mayoría de la gente conoce las posiciones comunes por textos e imágenes, o por haberlas probado. Las más extremas deberían ser espontáneas, pero pocas presentan ventajas destacables. Eso explica el énfasis de este libro en los extras, «las salsas y condimentos». Sin embargo, los individuos que, por un bloqueo mental, se ven obligados a vivir sólo de salsas y condimentos tienen la desgracia de perderse la parte más sustanciosa de la comida.

Uno de los elementos aún ausentes de la esencia de la libertad sexual es la capacidad desinhibida de utilizar el sexo como un juego. Antes, la idea de madurez era casi tan culpable como los viejos moralismos sobre lo que es normal o perverso. Todos somos inmaduros y poseemos angustias y agresividades. El juego

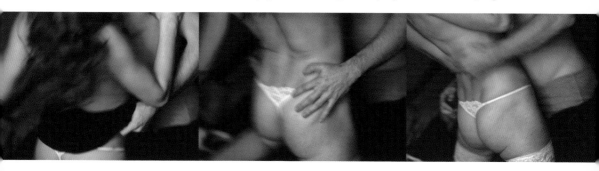

coital, como los sueños, puede ser una manera programada de enfrentarse a ello de forma aceptable, igual que un niño expresa sus miedos y su agresividad en los juegos. Por desgracia, a los adultos les da miedo jugar, disfrazarse e interpretar escenas. Los cohíbe: puede surgir algo horrible. En este sentido, la cama es el lugar donde participar en todos los juegos que siempre has querido poner en práctica: si los adultos pudieran sentirse menos acomplejados por dichas necesidades «inmaduras», habría menos gente profundamente angustiada. Si fuéramos capaces de trasmitir el sentido del juego, imprescindible para una visión completa, activa y sanamente inmadura del sexo entre personas comprometidas, estaríamos realizando un *mitzva*: el juego forma parte del amor, y puede ser una gran aportación a la felicidad humana.

Sin embargo, el plato principal sigue siendo amar, el placer sexual despreocupado de todo tipo: largo, frecuente, variado, que termina con ambas partes satisfechas, pero no tanto como para no poder enfrentarse a otro plato ligero, y otra comida en unas horas. El plato fuerte es la vieja conocida y agotadora postura matrimonial cara a cara, con orgasmo mutuo, empezando por todo un día o una noche de ternura corriente.

Otras maneras de hacer el amor son especiales por muchos motivos, y los cambios de timbre son infinitamente variados: complicados para ocasiones especiales, usos peculiares como retener un orgasmo masculino demasiado rápido, o prácticas que, como la carne a la pimienta, son fantásticas una vez al año, pero no todos los días.

Al fin y al cabo, sólo hay dos «normas» en el buen sexo, aparte de la obviedad de no hacer nada estúpido, antisocial o peligroso. Una es: «No hagas nada con lo que en realidad no disfrutes»; y la otra: «Descubre las necesidades de tu pareja y no las rechaces si puedes evitarlo». En otras palabras, una buena relación recíproca depende de un compromiso (igual que asistir a un espectáculo: si los dos queréis lo mismo, bien; si no, por turnos y que no siempre mande uno de los dos). Puede resultar más fácil de lo que parece, ya que, a menos que tu pareja quiera algo que tú encuentres realmente desagradable, los verdaderos amantes obtienen su recompensa no sólo por su propia satisfacción, sino también al ver que el otro responde y queda satisfecho. La mayoría de esposas a las que no les gusta la comida china la comen en ocasiones por el placer de ver disfrutar a su marido aficionado a lo oriental, y al revés.

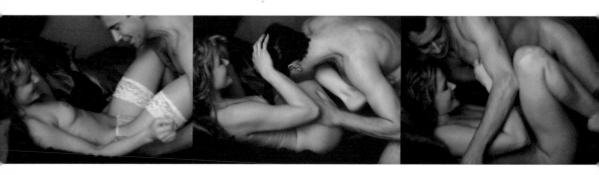

Los compañeros que no responden a necesidades sexuales concretas, por lo general son reacios no porque lo hayan probado y les resulte repugnante (muchos platos experimentales resultan mejores de lo que esperabas), sino por ignorancia del abanico de necesidades humanas, además del miedo si estas implican contundencia, cultivar sensaciones extragenitales o interpretar personajes, aspectos que la anterior mitología social fingía que no existían. Leer una lista completa de las conductas sexuales adicionales y no previstas que a algunas personas normales les resultan útiles, puede considerarse un requisito necesario para toda relación sexual ampliada.

Las parejas deberían hacer coincidir sus necesidades y preferencias (aunque eso no se consigue de inmediato). No realizarás algunas de nuestras sugerencias ni las entenderás hasta que hayas aprendido a responder. Es un error correr mientras caminar sea una experiencia encantadora y nueva, y podéis ser peatones felices que encajan automáticamente. Cuando realmente resulta útil reflexionar es en el momento en que os acostumbráis el uno al otro socialmente (las necesidades sexuales no son las únicas que hay que hacer coincidir entre personas que conviven), y tenéis la sensación de que hay que volver a sacarle brillo a la superficie. Si crees que las relaciones sexuales están sobrevaloradas, hay que pulir la superficie, y no has prestado atención suficiente a un uso más amplio de tu sexualidad como un modo de comunicación total. El clásico recurso cuando la superficie se vuelve mate es acabar con la relación y empezar de nuevo, en un intento igual de ignorante, con otra persona, esperando lograr una mayor coincidencia por selección aleatoria. Se trata de un derroche emocional, y por lo general se repiten los mismos errores: es mucho mejor volver a sacar brillo.

En cuanto a las cuestiones prácticas, recomendamos a las parejas leer el libro juntos o (tal vez incluso mejor) por separado, y marcar fragmentos para que el otro les preste atención. Funciona muy bien si –como ocurre con frecuencia– os cuesta hablar de necesidades sexuales, o teméis sonar faltos de tacto.

Por último, si no os gusta el repertorio o no encaja con el vuestro, no importa: la finalidad de *El placer del sexo* es estimular la creatividad. Los libros de sexo sólo pueden sugerir técnicas para animarte a experimentar. Puedes introducir tus ideas con «Así jugamos nosotros», y hacerlo a tu manera. Sin embargo, para entonces, cuando hayas probado todas tus fantasías sexuales creativas, no necesitarás libros.

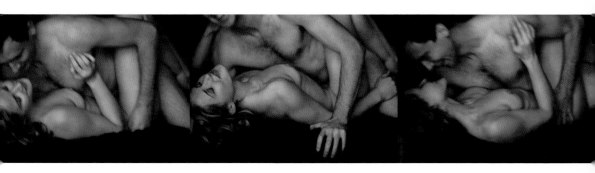

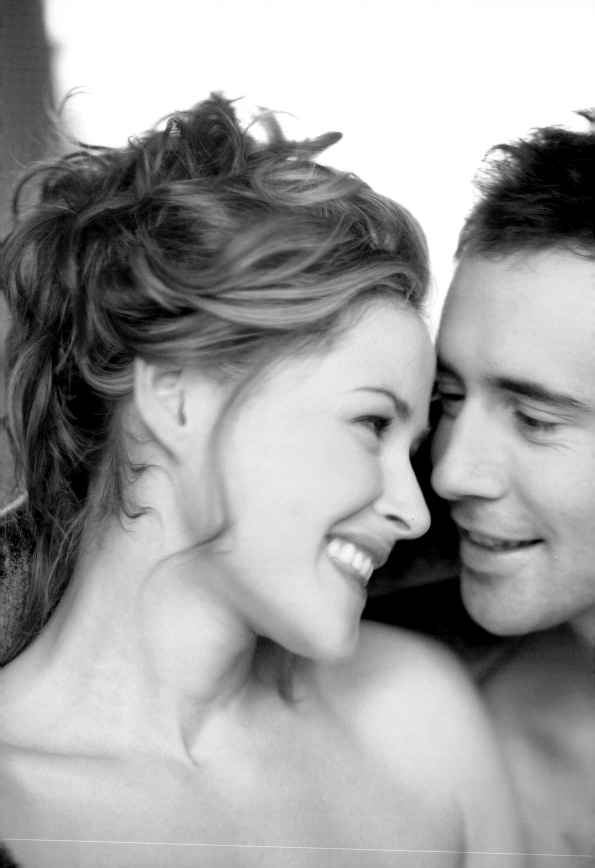

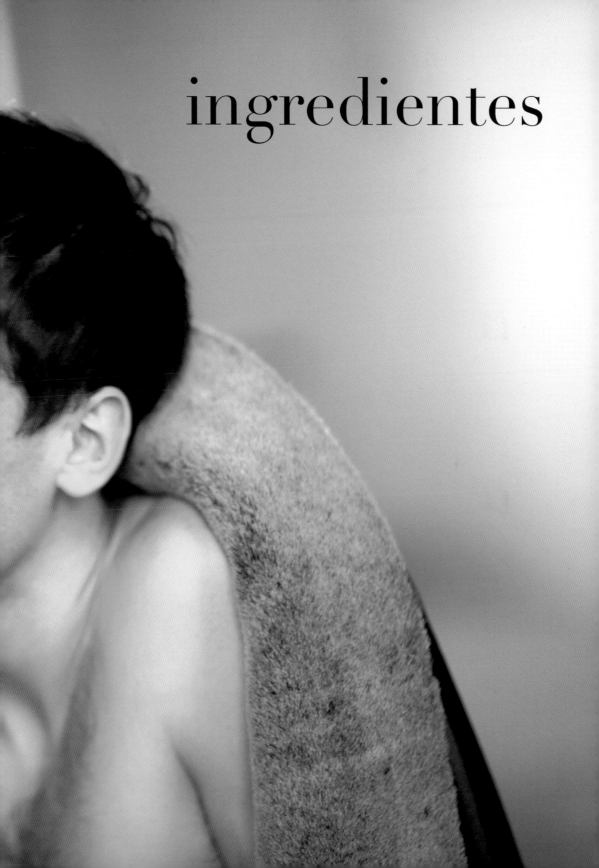

ingredientes

ternura

En realidad, de eso trata el libro entero. No excluye los juegos de una contundencia extrema (a pesar de que mucha gente ni los necesita ni los desea), pero sí la tosquedad, tocar con brusquedad, falta de respuesta, malicia e incomunicación en general. La ternura se muestra en la manera de tocarse, e implica una conciencia constante de lo que siente tu pareja, además de saber cómo aumentar esa sensación, con suavidad, con fuerza, despacio o rápido, lo que sólo puede surgir de un estado mental interior entre los dos.

Muchos, si no la mayoría, de los hombres inexpertos, y algunas mujeres, son torpes por naturaleza –ya sea por prisa, ansiedad o falta de sensibilidad hacia cómo se siente el otro sexo–, así que no hay que agarrar los pechos, meter con brusquedad los dedos en la vagina, doblar el pene ni (esto va por ambos sexos) colocar mal partes óseas de tu anatomía. Una mayor cantidad de mujeres responde a un estímulo muy suave que a uno muy duro: por lo general, sólo con rozar el vello púbico o de la piel se logrará mucho más que agarrando con toda la mano. Sin embargo, no tengáis miedo, ya que ninguno de los dos es de cristal.

Empezad con mucha suavidad, utilizando al máximo la superficie de la piel, y seguid adelante. En todo caso, la tolerancia al estímulo aumenta con la excitación sexual, e incluso los golpes duros pueden ser excitantes (aunque no para todo el mundo). Esta pérdida de la sensación de dolor desaparece casi al instante con el orgasmo, así que no insistáis demasiado, y mostrad más suavidad en cuanto él o ella haya llegado al orgasmo.

Si la ternura se pudiera enseñar, la mayor parte de este libro quedaría obsoleta. Si realmente eres de manos duras, será útil un poco de práctica con superficies inanimadas, cierres de vestidos, etc. La fuerza es excitante en el sexo, pero no se expresa con gestos manuales torpes, abrazos de oso ni fuerza bruta. Si existe un problema al respecto, recordad que podéis hablar.

Poca gente quiere estar en la cama con una persona que no sea básicamente tierna, y a la mayoría le encanta acostarse con alguien que lo es. La prueba definitiva es si puedes soportar encontrar allí a esa persona al despertar. Si te gusta, puedes estar seguro de que vas bien.

ternura

*una conciencia constante de lo que siente el otro,
y el aumento de esa sensación con suavidad,
con fuerza, despacio o rápido*

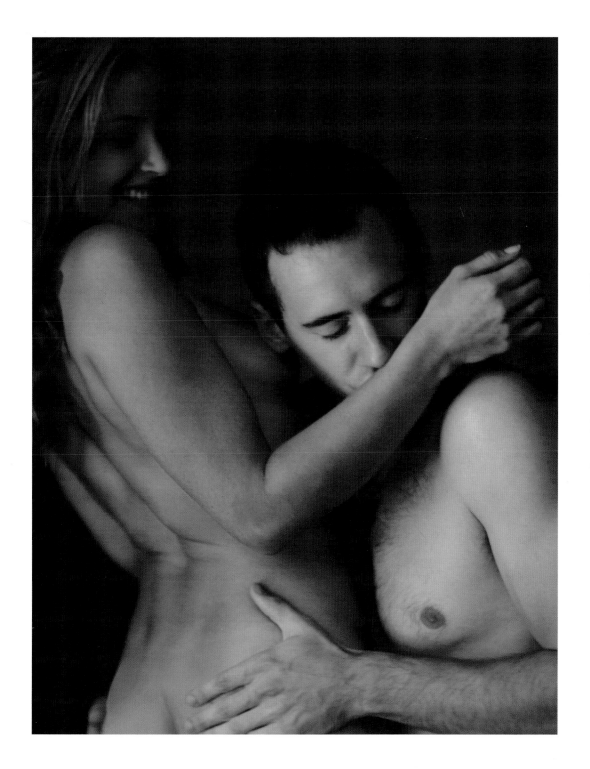

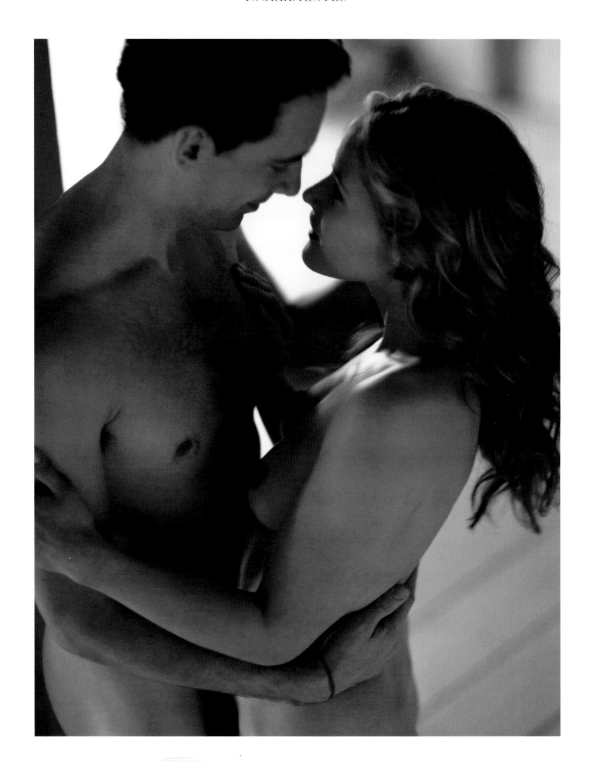

desnudez

El estado normal de los amantes que se toman su trabajo completamente en serio, por lo menos como requisito básico. No se trata tanto de empezar vestidos y deshacerse de lo que estorbe, cuanto de empezar desnudos y añadir los accesorios necesarios.

La desnudez no significa ausencia de adornos. Una mujer puede quitarse toda la ropa, pero ponerse las joyas. El único requisito práctico, como con los relojes de pulsera, es tener cuidado de no que no se enganchen ni rasquen. Eso sirve de día, pero es difícil dormir con ellas. De noche, el mayor aprecio de las relaciones sexuales probablemente sea la principal razón por la que la mayoría de la gente hoy en día duerme desnuda. La única excepción puede ser justo después del acto, ya que los cuerpos calientes tienden a pegarse, y el que uno de los dos lleve ropa puede añadir comodidad.

Antes se solía asociar a los nudistas con fanáticos de la salud sometidos a un régimen estricto de duchas frías y deportes intensivos. Ahora, por suerte, prevalece una actitud más relajada. Hoy en día, la desnudez es natural, no un ritual.

En la mayoría de países, el «nudismo» organizado es un tema familiar. Probablemente sea una buena idea: la desnudez de sus propios padres puede preocupar a algunos niños, y no hay que exagerar. Sin embargo, la oportunidad de observar a hombres y mujeres en condiciones no forzadas tiene muchos efectos. La liberación de ese tipo de angustia residual sobre la aceptación de nuestro cuerpo hace que la desnudez en grupo resulte muy relajante y sea algo más que una ocasión de lograr un bronceado integral. También se ha probado que los niños educados en un entorno naturista son más responsables al enfrentarse a encuentros sexuales y tener que hacer elecciones sexuales. Se puede elegir un club naturista para probar, ya que ofrecen instalaciones para estar desnudo al aire libre, algo difícil de lograr en casa, y se muestran implacables con las insinuaciones sexuales, con lo que se logra un ambiente relajado casi único.

desnudez
el estado normal de los amantes que se
toman su trabajo completamente en serio

mujeres (de ella a él)

Las mujeres, como los hombres, presentan respuestas físicas directas; la ciencia demuestra que nos encendemos igual que vosotros y con la misma rapidez, pero tradicionalmente nos han desanimado. Sin embargo, nuestros disparadores son distintos (primero los pechos y la piel; por favor, no toquéis directamente el clítoris), y no se puede tomar un atajo. Nos importa quién está haciendo qué, mucho más que a la mayoría de los hombres. El hecho de que, a diferencia de vosotros, no sea visible cuando dejamos de excitarnos ni perdamos la erección, a menudo confunde a los hombres, que apresuran las cosas o pasan por alto los principales recursos.

No es cierto que la desnudez, el erotismo, etc. no nos exciten; probablemente la diferencia reside en que no son cuestiones primordiales y que no las desvinculamos de las emociones con la misma facilidad que vosotros. ¿Puedo dar un ejemplo sencillo? Tú, señor, puedes tener sexo orgiástico y satisfactorio con una casi desconocida durante media hora; pero, por favor, no pienses por ello que puedes hacer lo mismo con una mujer que te quiere si, pasada la media hora, te das la vuelta y te duermes.

No obstante, reconocida esta diferencia, existen reacciones comunes. Parecemos menos programadas que vosotros para excitaciones concretas, pero cuando vemos que funciona en un hombre que nos importa, pronto la orientamos hacia nuestra reacción, y gracias a esta capacidad podemos ser menos rígidas y más experimentales.

En ocasiones, cuando parece que estamos poco activas, en realidad procuramos no hacer algo incorrecto con ese hombre en concreto, como tocarle el pene cuando en realidad está intentando no eyacular: decídnoslo si nos veis perdidas. El pene no es tanto un «arma» para nosotras como una posesión compartida; importa menos el tamaño que la personalidad, los movimientos impredecibles y el ambiente, que provocan la excitación. Nos gusta la penetración porque nos hace sentir cerca de vosotros, pero no os desaniméis si no llegamos al clímax necesariamente sólo con ella (*véase* el orgasmo femenino, páginas 190-191). Trabaja en ello en vez de desanimarte.

Otro aspecto importante es la mezcla de ternura y rudeza: es obvio que la fuerza es excitante, pero la torpeza (el codo en el ojo, los dedos enredados, por ejemplo) es justo lo contrario. No se llega a ninguna parte con brusquedad torpe: por muy brutal que parezca a veces el buen sexo, la excitación deriva del control de la habilidad de la fuerza, no de grandes morados, y de la capacidad de ser tierno a la vez. Algunas personas preguntan: «¿Duro, o con ternura?»; pero el ambiente cambia tan rápido, que hay que ser capaz de notarlo. Sin lugar a dudas es posible, ya que algunos amantes lo consiguen, captar este equilibrio a partir de la sensación de la mujer.

Nada de conceptos obsesivos de reciprocidad: puede haber largas temporadas en las que nos guste que trabajes tú, y otras en las que necesitemos tomar el control de todo y obtener un impulso adicional viendo cómo te hacemos reaccionar.

Las mujeres no son más «sumisas» que los hombres; si antes cedíamos, era por presiones sociales. Si somos dominantes, no siempre lo demostramos llevando espuelas ni azotando con un látigo. Como todos poseemos cierta agresividad, el sexo puede ser muy contundente, pero nunca cruel.

En cuanto a la igualdad sexual, nadie puede ser un buen amante sin considerar a su pareja una persona, un igual.

Nuestro mejor sentido es el olfato; no lo saturéis pronto con aromas masculinos. Probablemente, justo antes del orgasmo sea el momento de contacto completo de olores. Nuestro olor nos excita tanto como el vuestro.

Sabemos que el tipo de trabajos manuales y orales que les gustan a los hombres varían enormemente. A algunos les gusta con mucha brusquedad; otros odian todo lo que no sea extremadamente suave; otros, ni lo uno ni lo otro. No tenemos manera de saberlo más que preguntando, así que depende de vosotros explicarnos lo que os gusta.

Algunos hombres demuestran una pasividad extrema, o falta de imaginación, o inhibición, y, curiosamente, cuando nos encontramos con alguno de estos casos, nosotras no nos volvemos enérgicas. Puede que deseemos hacer cosas y nos sintamos completamente frustradas, pero en la mayoría de casos no lo demostramos. Una mujer rehuirá a un hombre que no sea excitante, no sólo por no serlo, sino porque sabrá que ella tampoco lo ha sido.

Por último, nunca debes presuponer que lo que excita a una mujer sexualmente funcionará igual de bien con otra mujer. Probablemente las mujeres difieran sexualmente más que los hombres, debido a la mayor complejidad de nuestro aparato sexual (pechos, piel y otros, además de la vagina). Nunca des por supuesto que no tienes que volver a aprender con cada nueva persona. También es cierto para una mujer con un hombre nuevo, pero tal vez un poco menos.

hombres (de él a ella)

Nuestra respuesta sexual es mucho más enérgica y automática. Por lo tanto, las mujeres y las partes femeninas ofrecen un estímulo sexual automático: la ropa, los pechos, el olor, etc. no son lo que nos gusta en vez de vosotras, sino lo que necesitamos para poner en marcha el sexo y expresar el amor. Parece que os cuesta entenderlo.

hombres (de él a ella)
la amante ideal posee
«el don divino de la lujuria»

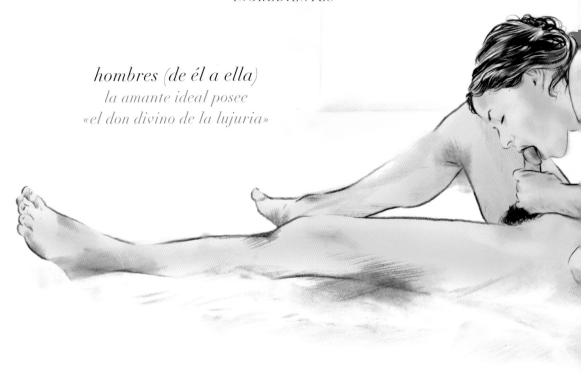

En segundo lugar, la mayoría, aunque no toda, la sensación del hombre se centra en última instancia en el último centímetro del pene (aunque podéis, si empezáis de forma inteligente, enseñarnos esa sensibilidad típicamente femenina en toda la superficie de la piel). A diferencia de vosotras, nuestra sexualidad depende de una buena actuación, tenemos que excitarnos para lograr una erección, y no apagarnos para funcionar, y no podemos ser «tomados» de forma pasiva. Es muy importante para los hombres, tanto biológica como personalmente. El éxito sexual nos hace sentir que valemos la pena, y por ello nos centramos con rotundidad en el pene y tendemos a iniciar los procedimientos con el juego genital, probablemente antes de que estéis preparadas y cuando preferiríais esperar hasta poneros a tono.

Tenéis que entender estas reacciones, igual que nosotros debemos comprender las vuestras. La preocupación de la mujer por ser un objeto sexual no es la cuestión: sin duda, la mujer y sus diferentes partes son objetos sexuales, pero a la mayoría de los hombres les gustaría ser tratados poco a poco de la misma manera. Así, lo que más se valora en vosotras en las relaciones sexuales es la intuición de esas reacciones de objeto, y la iniciativa directa: empezar los juegos, sujetar el pene, dar besos genitales antes de que os lo pidan, ser la que inicia vuestra estimulación. Es difícil decirlo de forma sencilla; a ello nos referimos cuando hablamos de «el don divino de la lasci-

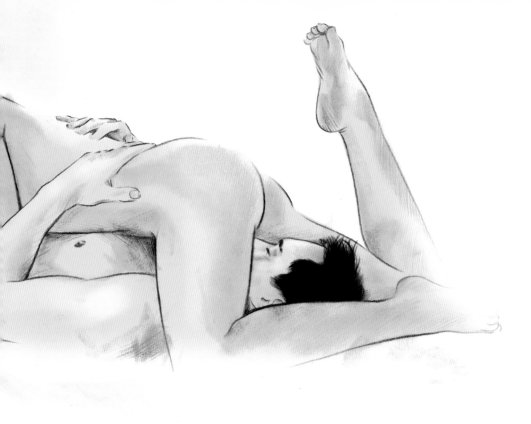

via», del arte de captar la excitación y secundarla para la respuesta de la pareja. No es lo mismo en los dos sexos porque la excitación del hombre es concreta, mientras que muchas excitaciones de la mujer son situacionales y de ambiente. Recordad también que tal vez estemos simplemente cansados de tener que dar, en la vida igual que en la cama, y el que toméis el control no sólo es el máximo halago, sino que también nos da la oportunidad de relajarnos y disfrutar. El sexo debe de ser casi el único lugar de nuestras vidas donde nos abrazan y nos miman.

Dejando a un lado las peculiaridades personales, lo que el deseo masculino necesita es el reverso exacto de una virgen o un instrumento de recepción pasiva; no una situación de exigencia, ya que puede conllevar la pérdida de excitación debido a sentimientos de ineptitud, sino una situación de habilidad. Puede excitarte, y por lo tanto excitarme a mí, y a partir de ahí se puede jugar en ambas direcciones y juntos. Por supuesto, no puedes controlar tu excitación más que nosotros, pero ayuda si tienes alguna reacción objetiva parecida a la de un hombre, como excitarte al ver un pene, o piel con vello, o cuando el hombre se desnuda, o por juegos físicos. La mujer activa es la que entiende nuestras reacciones, juega con ellas y las guía mientras se guarda quién es el amante ideal.

hormonas

Son el combustible en la máquina del sexo, que mantiene en marcha el deseo, la excitación y la actuación, además de hacerlo con cariño y amor. La mayoría son un constante sustento del estado de ánimo, que apoya pero nunca sustituye el diésel que generan los amantes entusiastas.

Por otra parte, una subida o un descenso hormonal puede tener su impacto. Sexualmente, el combustible crucial es la testosterona, tanto para ella como para él. Estará en su punto álgido en la veintena; luego se asentará en un patrón más o menos coherente, según el cual descenderá en el transcurso de una relación duradera y aumentará con una nueva. No hay excusas para alejarse, pero sí una posible explicación de la tentación de hacerlo. Con la edad, irá descendiendo suavemente, pero rara vez lo suficiente para causar problemas. Si falla su erección, es motivo de acción, no de resignación.

En el caso de la mujer, la testosterona tiene el mismo efecto: aumenta el deseo, la exigencia y la energía. En el último tercio del ciclo menstrual, cuando los niveles de la hormona son altos, prueba con sexo más urgente y agresivo. Cerca de la menopausia, a medida que los estrógenos disminuyen y los niveles de testosterona se mantienen altos, puede que ella se complazca en descubrir un deseo que le dura meses o años, una segunda adolescencia que puede aprovechar.

Otro estímulo que se debería mencionar en las consultas es la oxitocina, la «hormona del abrazo», que une a la pareja en el afecto y hace que no tenga tanto deseo sexual, de ahí que la opción por defecto después del orgasmo sea abrazar en vez de ir a por el segundo asalto. Hay que añadir la prolactina, la hormona de «una vez hecho, es momento de descansar», que también se segrega en el orgasmo, para explicar por qué, sobre todo en el caso del hombre, la reacción por defecto sea dormir. La prolactina se segrega también cuando se da el pecho, otra razón por la que en el posparto ella puede estar muy desconectada de todo lo sexual; igual que la píldora anticonceptiva, el dar el pecho y el estrés pueden desequilibrar sus niveles hormonales en general, con el mismo resultado de bajo deseo. Sin embargo, nunca te dejes atrapar: las hormonas pueden afectar al ánimo, pero no anular la acción. Tener las ideas claras, una comunicación serena y hacer el amor como si tal cosa, a menudo bastan para compensar los desequilibrios.

Incluimos estos comentarios sobre todo para una mayor comprensión —todos los verdaderos amantes querrán saber qué hay detrás de una situación para hacer que todo vaya sobre ruedas—, pero la mayoría no tienen aplicación en el dormitorio. No obstante, si la máquina se tambalea, la ciencia es cada vez más capaz de dar una respuesta, así que consultad con el médico.

preferencias

Más gente de la que pensamos posee un amplio repertorio sexual, es decir, son capaces de responder sexualmente a los dos géneros. Sí, muchos reconocen su identidad a una edad temprana y nunca cambian, pero los adolescentes a menudo experimentan antes de consolidarse, y los adultos sueñan. Las relaciones homosexuales se encuentran entre las tres principales fantasías sexuales de los heterosexuales, y algunos personajes muy sorprendentes –como Hans Christian Andersen– hacen sus sueños realidad. Las preferencias no son una elección que se pueda obviar a largo plazo; puede que te gusten ambos sexos, pero, si no es así, no hay vuelta de hoja.

Si en ocasiones te lo preguntas –al sentir un deseo fuerte y claro en una dirección concreta–, probablemente no eres homosexual, sino que sientes curiosidad. Si sientes un deseo firme y claro, no le des más vueltas y háblalo. El hecho de llamar a un teléfono de ayuda para gays y lesbianas no significa que te vayan a convencer ni que presupongan que lo eres, sino que hablas con personas que se han planteado las mismas preguntas que tú y han encontrado las respuestas adecuadas. Tu propia respuesta, una vez hallada, podría transformar tu vida sexual y tu existencia en general; la pasión puede fluir, y actividades que parecían molestas con un género pueden resultar naturales y satisfactorias con el otro. Ni que decir tiene que el placer del sexo radica en saber quién eres en realidad.

En cuanto a la agenda política en global, por suerte en la mayoría de países todo lo anterior ha dejado de ser el «problema» que era cuando se escribió este libro por primera vez, a pesar de que en la mayoría de culturas sigue representando un reto y en otras aún va en contra de la ley, ya sea secular o religiosa. Sin embargo, los gustos sexuales de una persona no es asunto de nadie, y todo el mundo debería ser libre de seguir sus inclinaciones sin miedo y sin que eso se considere un favor. Si no es así, no sólo desperdicias tu vida fingiendo ser quien no eres, sino que potencialmente arruinas la vida de tu pareja, que sabe que algo no va del todo bien pero es incapaz de detectarlo. Sean cuales sean tus preferencias, sé sincero contigo mismo y tus seres queridos, y nunca pienses que puedes «curar» a una pareja de sus gustos imponiéndole los tuyos.

Este libro está escrito para lectores heterosexuales; pero, dentro del contexto de una relación amorosa, las conductas tomadas de toda la gama de preferencias posibles pueden ser de utilidad. No desestimes (ni juzgues) nada hasta que lo hayas probado por lo menos una vez.

confianza

Sin duda, es cierto que cuanta más confianza se tiene, más se disfruta del sexo. No se trata de arrogancia: la presunción de que uno mismo es un regalo de Dios será un antídoto instantáneo, sobre todo para las mujeres, aunque sólo sea porque sepan que, con esa mentalidad, un hombre no se habrá molestado en aprender lo suficiente para ser siquiera moderadamente útil. En el otro extremo, un compañero que empieza sin confianza sólo es encantador si en última instancia ambos se benefician del cuidado y los mimos; la inseguridad duradera e insistente es agotadora dentro y fuera de la cama.

Sin embargo, la verdadera confianza sexual —una persona relajada, consciente de sí misma, dispuesta a aprender del otro, a preguntar lo que sea necesario, contenta de tomar el control y que no se tambalea ante el fracaso o el rechazo— es primordial en los compañeros sexuales, en alguien que sea capaz de dar y recibir con la misma cantidad de placer.

Eso no tiene nada que ver con el aspecto. Hoy en día, casi todas las mujeres —y cada vez más hombres— temen ser rechazados por eso, pero se debe a la manipulación que los medios hacen de la imagen corporal. Si no te gusta tu cuerpo, cambia de opinión; si a tu compañero no le gusta tu cuerpo, cambia de compañero. Nota para ella: los hombres casi siempre están más centrados en la sensación y los sentimientos de aceptación que ofrece el sexo que en tu tamaño, silueta o grado de firmeza. Si te ha abrazado alguna vez vestida, ya conoce tu silueta; si cuando estás desnuda tiene una erección, no sólo lo acepta sino que lo desea. Nota para él: a las mujeres apenas les importa la silueta, así que relajaos, por favor.

No obstante, puede que él tenga otras inseguridades. Se le pide que demuestre potencia de una forma mucho más obvia que a ella, y las revistas masculinas tal vez le hayan convencido de que, si no lo logra, será rechazado. Sin embargo, en lo relativo a la erección, siempre hay otras maneras, y para la mayoría de las mujeres son igual de aceptables, siempre que sea en ocasiones. Si en general estás nervioso, la respuesta es acabar en la cama sólo con compañía con la que te sientas relajado y luego probar. Como ocurre con todas las actividades humanas, el camino hacia la maestría está en el juego.

Sea cual sea el tamaño, experiencia y habilidad —o incapacidad— de cada uno, el buen sexo es uno de los mayores afianzadores de la seguridad porque coloca a cada miembro de la pareja justo en el centro de la atención del otro. Además, los halagos auténticos, la demostración de afecto y la ausencia de comparaciones completarán el hechizo mágico. Ella dice: «Demuéstrame que me consideras guapa y lo demás vendrá». Puede que las palabras del hombre sean distintas, pero el mensaje esencialmente será el mismo.

cassolette

Es un término francés que significa «perfumador». Hace referencia al perfume natural de una mujer limpia, su mayor atractivo sexual después de la belleza (algunos dirían que incluso por encima de esta). Procede de todo su ser, del pelo, la piel, los pechos, las axilas, los genitales y la ropa que ha llevado: es su propio aroma, y no hay dos mujeres iguales al respecto. Los hombres también poseen un perfume natural, del que las mujeres son conscientes; pero, mientras que un hombre puede quedar prendado del perfume personal de una mujer, ellas en general simplemente notan si un hombre huele bien o mal. A menudo la impresión que tienen de un hombre viene determinada por accesorios condicionados como los olores del trabajo o la loción para después del afeitado.

Como es tan importante, ella necesita conservar su perfume personal con cuidado y aprender a usarlo como parte de su poder de atracción con la misma habilidad con la que utiliza el resto de su cuerpo. (Hoy conocemos la explicación científica que hay detrás: las feromonas, una especie de vínculo afectivo de velocidad biológico, que hace que uno sea atractivo, relaje a un compañero potencial y cree el ambiente necesario. Dicen: «Estoy interesada... Soy interesante»). En concreto, el perfume personal de una mujer puede ser un arma de largo alcance (nada seduce a un hombre de forma más fiable, y puede ocurrir subliminalmente), pero al mismo tiempo un hombre hábil puede captarlo, si es del tipo olfativo y si conoce a la mujer, y determinar cuándo ella está sexualmente excitada.

La susceptibilidad y conciencia acerca de los perfumes humanos limpios varían en ambos sexos. Las mujeres tienen un mejor sentido del olfato, pero los hombres responden a él más como si se tratara de un atractivo. No se sabe si son o no diferencias innatas, como la incapacidad de oler espárragos, o si se deben a un bloqueo inconsciente. Algunos niños no entienden el sentido del juego de la gallina ciega porque saben por el olor quién les está tocando; algunas mujeres huelen que están embarazadas. Los hombres no huelen algunos productos químicos relacionados con el almizcle a menos que les inyecten la hormona sexual femenina. Las filias y las fobias humanas se basan mucho más en el olor de lo que admite nuestra cultura de desodorante y loción para después del afeitado. Mucha gente, sobre todo las mujeres, dice que cuando se trata de ir o no a la cama, se deja guiar por la nariz.

Eso significa que es triste que, culturalmente, estemos condicionados a ponernos desodorante y perfume. Sería mucho mejor agua y jabón, a pesar de que los desafortunados que sudan mucho podrían tener problemas. Un bocado de cloruro de aluminio en la axila es una de las mayores decepciones que puede proporcionar la cama, y un compañero sin ningún olor sería otra. Si el olor y el sabor se vuelven desagradables, probablemente se deba a un cambio en la dieta o una infección; ambos se pueden solucionar, y debería hacerse sin demora. No hay excusa para el mal aliento o para sólo comer ajo. Si las relaciones sexuales normalmente se producen al final de un día largo, caluroso o duro, hay que establecer el ritual de ducharse juntos antes. Sin embargo, si descubrís que el perfume del otro os resulta desagradable, puede ser reflejo de un desagrado más emocional. Tomáoslo en serio.

Muchas mujeres se depilan el vello de las axilas, presionadas por la idea de que la ausencia de vello es sexy. Existen diversas opiniones al respecto: la moda dicta que las axilas deben estar depiladas, pero el vello capta nuestro aroma de feromonas. Se podría interpretar como un argumento para lucir más vello corporal en general, pero el vello facial masculino no tiene la importancia de los pelitos de una mujer. Son antenas y desprenden un polvo que las presenta en la habitación, o en las relaciones sexuales. Están ahí para acariciar al hombre; él puede hacer lo mismo con más cautela. Al dar un beso profundo en la axila, se te queda el perfume del compañero.

En el beso genital, empezad con los labios cubiertos, luego rozad los labios cerrados, luego ábrela; cuando ella dé el beso al hombre, debe proceder en el mismo orden. Es la manera más completa de ser conscientes el uno del otro, incluso antes de empezar a tocarse. Ella se sentirá mucho más cómoda si él le dice claramente que le gusta su olor y sabor. Muchas mujeres se engañan pensando que su olor natural, sobre todo el de la vagina, es demasiado fuerte. Él puede darle la vuelta a esta creencia, más o menos al instante, mostrando entusiasmo.

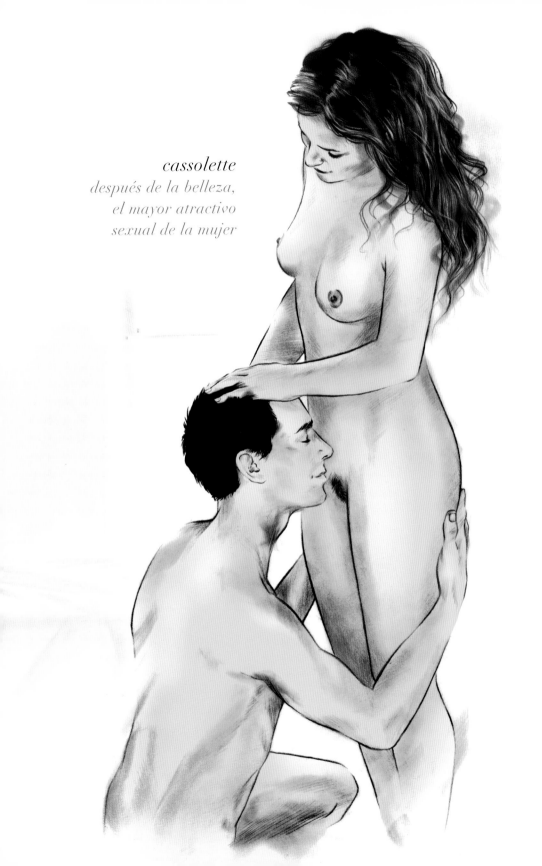

cassolette
despúes de la belleza,
el mayor atractivo
sexual de la mujer

vulva

Son las partes externas femeninas, el equivalente al escroto y la piel del pene del hombre, inmortalizadas de forma muy bella en la exposición de la artista feminista Judy Chicago, *The Dinner Party*: 39 imágenes de la vulva que simbolizan a 39 mujeres que sirven de inspiración. Se puede acariciar, chupar, apretar, lamer, estimular con suavidad con un vibrador, subir por un lado y bajar por el otro. El perineo femenino —entre la vagina y el ano— es tan sensible como el del hombre; incítalo con suavidad con la punta del dedo. El punto de la U (*véase* disparadores, página 153), entre el clítoris y la vagina, también se puede presionar con suavidad en movimientos circulares, utilizando el nudillo con cuidado o la punta del pene; provoca sensaciones distintas según esté o no erecto. Si ella está sensible después del clímax, le ayudará a subir a la cima de nuevo.

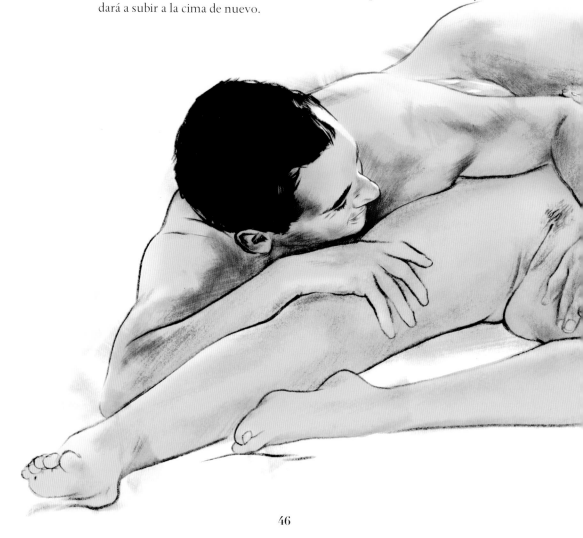

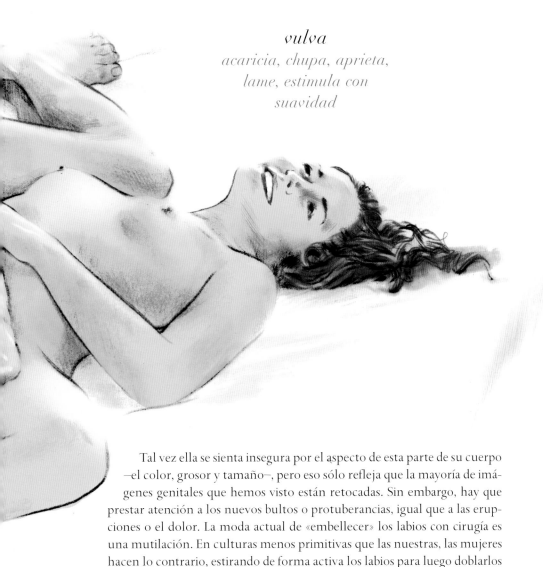

vulva
acaricia, chupa, aprieta,
lame, estimula con
suavidad

Tal vez ella se sienta insegura por el aspecto de esta parte de su cuerpo —el color, grosor y tamaño—, pero eso sólo refleja que la mayoría de imágenes genitales que hemos visto están retocadas. Sin embargo, hay que prestar atención a los nuevos bultos o protuberancias, igual que a las erupciones o el dolor. La moda actual de «embellecer» los labios con cirugía es una mutilación. En culturas menos primitivas que las nuestras, las mujeres hacen lo contrario, estirando de forma activa los labios para luego doblarlos con orgullo en formas que recuerdan a la papiroflexia.

vagina

Es tan mágica como el pene, y para algunos hombres un poco terrorífica: por suerte, la mayoría de angustias se superan con información; no obstante, influyen en algunos complejos masculinos. Los mojigatos la tratan como si fuera radioactiva. «Toda magia –dijo un brujo papú– irradia de ella como los dedos lo hacen de la mano», y gran parte de los desaires femeninos a lo largo de la historia proceden de este tipo de base freudiana.

Es una pena, ya que para ella la vagina es tan poderosa y a la vez tan vulnerable como el pene para él, la fuente de la tranquilizadora sangre mensual, de orgasmos silenciosos, del deseado nacimiento. En teoría, sólo el primer tercio de la vagina es realmente sensible; sin embargo, como símbolo de su apertura y feminidad, toda ella se encuentra en el centro de la sexualidad femenina.

Suele ser un poco húmeda, ya que si no las mujeres chirriarían al caminar, y se humedece de forma más o menos abundante con la excitación sexual. Algunas mujeres también eyaculan en el orgasmo, aunque esto no es algo universal (*véase* disparadores, página 153). Aparte de eso, cualquier mancha, secreción, erupción, sangrado o dolor indica infección y debe examinarse. También hay que realizar citologías y vacunas regulares para protegerse del cáncer del cuello del útero. El olor normal de la vagina varía mucho según la mujer y el momento, pero siempre debería ser agradable y sexualmente excitante. Para su cuidado y mantenimiento, no la irrigues, ya que destruye las secreciones sanas y las feromonas que atraen al hombre. Una vagina sana se limpia por sí sola.

Independientemente de si él ha explorado o no alguna vez la vagina de una chica con detenimiento, utilizando los dedos, los ojos y la lengua, debería explorar la de su pareja. Debería aprender a besarla, ya que su pareja tiene dos bocas en vez de una.

clítoris

En la primera edición de este libro se comentaba que «el hombre de mentalidad fálica tiende a correr hacia el clítoris para quedarse tranquilo». Hoy en día sabemos que ese hombre tendría toda la razón: el clítoris y el falo son de hecho iguales, aunque adaptados a cada sexo. El estudio de la uróloga australiana Helen O'Connell demuestra que el clítoris medio –tanto lo que se encuentra por encima de la superficie como la sección mucho más grande alojada en la pelvis– es igual de grande que un pene flácido, está hecho exactamente del mismo tejido eréctil, tiene una protuberancia parecida a un pene y presenta un glande diminuto con su propio prepucio. Sin embargo, el muy engreído tiene el doble de terminaciones nerviosas que su homólogo masculino.

A causa de una falta de conocimiento o a un exceso de desconfianza, la sociedad nunca le ha dado al clítoris el mismo peso simbólico que al pene. No obstante, los más conscientes saben que su función es prender fuego a la vagina igual que «las virutas de pino se pueden encender para… prender fuego a un tronco de madera» (Freud). La humorista Carol Leifer lo expresó de forma sucinta: «Hacer el amor con una mujer es como comprar una propiedad: ubicación, ubicación, ubicación» (*véase* placer clitorial, página 142). Es una lástima que algunas culturas sientan la necesidad de extirparlo, a pesar de que también las culturas occidentales, hasta hace muy poco, utilizaban la circuncisión como una cura para los «problemas femeninos».

En cuanto al papel que desempeña el clítoris en el clímax, no tiene ningún sentido fomentar el debate sobre los pros y los contras. Todo el mundo tiene derecho a experimentar un orgasmo de tantas maneras como quiera y pueda. Sin embargo, hay que añadir que muchas mujeres nunca llegan fácilmente al orgasmo con el coito, y pocas no lo experimentan a través de la estimulación del clítoris. Por supuesto, es el único órgano humano diseñado puramente para el placer.

monte de Venus

Es la gruesa almohadilla de grasa situada por encima del hueso púbico femenino y que actúa como parachoques en el coito y que, lo que es más importante, incorpora una capa de terminaciones nerviosas que sirven para trasmitir sensaciones al resto de la zona cuando se mueve o la mueven.

Muchos hombres no son conscientes, si están demasiado dedicados a la estimulación directa del clítoris, de que la mayoría de las mujeres pueden llegar al orgasmo si se limitan a sujetarlo suavemente con la mano y a masajearlo o sacudirlo, ya sea antes de poner un dedo en la vagina, mientras se pone o sin ponerlo (*véase* vello púbico, páginas 72-74).

Él puede agarrarlo (encaja a la perfección con la palma de la mano) o descansar la base de la mano en él al tiempo que utiliza los dedos en los labios, o puede tocar toda la zona, el monte y los labios cerrados, con la palma y los dedos. Luego puede practicar viendo qué sensación puede provocar con la mujer completamente cerrada. A su vez, ella puede tocarse el monte, rodeando el pene con los dedos, con la otra mano en el escroto, a pesar de que normalmente el efecto no es el mismo y a algunos hombres les parece que eso simplemente les hace cosquillas.

pechos

«En nuestros años de madurez —escribió Erasmus Darwin— cuando vemos un objeto que guarda algún parecido con la forma del seno femenino…, sentimos una oleada general de placer, que al parecer influye en todos nuestros sentidos, y si el objeto no es demasiado grande, experimentamos el impulso de acariciarlo con los labios como hacíamos en la más tierna infancia con el seno de nuestra madre.»

Los pechos son el segundo objetivo natural, pero a menudo el primero que alcanzamos. Sin embargo, su sensibilidad, tanto en los hombres como en las mujeres, varía mucho, según el estado físico y anímico. En lo referente a la sensibilidad, el tamaño no importa, como sucede con otros órganos sexuales. No obstante, si aun así provoca inseguridad, la fascinación por ellos es una cura más eficaz que la cirugía. Algunos pechos no responden en absoluto, ni siquiera en las mujeres que sin lugar a dudas no son frígidas; algunos reaccionan a roces extremadamente suaves; otros, a gestos muy bruscos (pero son estructuras sensibles, no dejes que la necesidad de un contacto contundente supere al sentido común). Rodear una y otra vez el pezón con la punta de la lengua o el glande, masajearlo suavemente con ambas manos, morder con cuidado y chupar suavemente como un bebé son las mejores tácticas, y ella puede hacer lo mismo con el hombre.

Si los pechos son lo bastante grandes para juntarse, se puede obtener un sorprendente grado de reciprocidad con el coito intermamario. Es un buen recurso cuando ella no tiene ganas de coito vaginal. La mujer se estira a medias sobre las almohadas, él se arrodilla a horcajadas (con el pulgar en el clítoris por si ella necesita ayuda) y con el prepucio, si tiene, totalmente retirado. Él o ella puede sujetar juntos los pechos; envolved el falo con ellos en vez de usarlos para frotar el glande. Debe sobresalir con claridad, justo por debajo de la barbilla de ella. El coito entre los pechos es igual de bueno en otras posiciones —cada uno estirado hacia un lado o con ella encima (sobre todo si tiene los pechos pequeños), o con el hombre sentado y la mujer arrodillada, experimentad según el caso. El orgasmo en esta posición, si ella lo consigue, es «redondo» como un orgasmo coital completo, y la mujer lo siente dentro. Los orgasmos de pecho que se obtienen lamiendo y masajeando se sienten «entremedio». La eyaculación del hombre así le ofrece a ella lo que se conoce como un «collar de perlas»; él debería frotar bien el semen en sus pechos cuando haya terminado (*véase* semen, página 62).

Los pechos, la vagina y el clítoris proporcionan la sensación más rápida y concentrada una vez se ha iniciado la relación, al menos en algunas mujeres. Muchas mujeres que se estimulan con facilidad también pueden sentir un placer muy especial amamantando a un bebé.

pechos
el orgasmo femenino en esta
posición es «redondo» porque ella
lo siente muy adentro

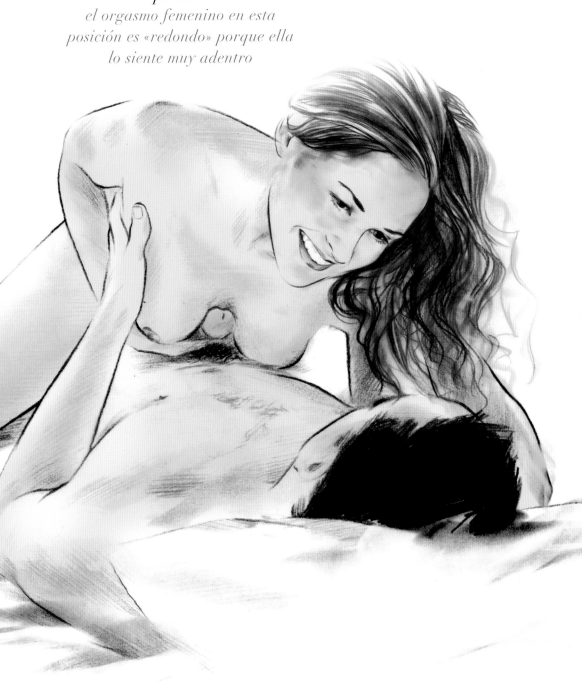

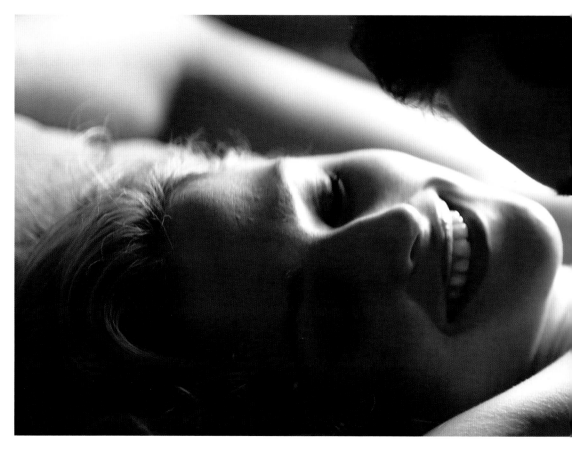

pezones

A diferencia de los pezones masculinos, los de una mujer pueden tener línea directa con el clítoris y la vagina. El hombre que logre establecer la conexión y se tome su tiempo puede hacer cualquier cosa. Rozar con la palma de la mano, con las pestañas, lamer y chupar como un bebé puede funcionar maravillosamente. Los orgasmos que una obtiene así son alucinantes. Entretanto, él puede sentir así una sacudida muy especial, que se intensifica aún más si ella está lactando realmente; un lactante masculino interesa a la mayoría más de lo que pensáis.

En el hombre es menos probable que la estimulación surta efecto. Pocos alcanzan un orgasmo por los pezones, pero prueba con unas plumas duras (*véase* plumas, página 113) o una fricción muy suave con la punta del dedo: los pezones masculinos duelen enseguida.

Si parece que no se produce efecto alguno, prueba a dibujar círculos suaves con un cepillo de dientes. No hay pruebas de que la cafeína cree una sen-

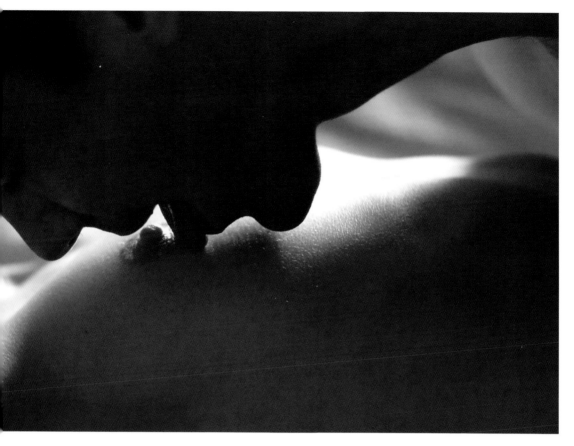

pezones
una línea directa con las partes más sensibles de la mujer

sibilidad temporal en los pezones, pero aun así vale la pena intentarlo. Las hormonas fluctuantes antes del período femenino pueden convertir la sensibilidad en incomodidad, y si pican, se hinchan, sangran o segregan sustancias, hay que examinarlos. Eso se aplica tanto a él como a ella.

Si a una pareja le gusta el dolor, pellizca ligeramente los pezones, luego con más fuerza. Después, una vez eliminada la presión, todo el cuerpo estará muy sensible durante horas. Si resulta atractivo, pasad a las pinzas para pezones; un par unido, con una en cada pecho de él y de ella, también es un acompañamiento ingenioso a todo movimiento que provoque un suave tirón. Cuando las retiréis, pellizcad con los dedos, luego soltad despacio para que la sangre vuelva con comodidad. Limitad el tiempo del juego: 15 minutos es suficiente.

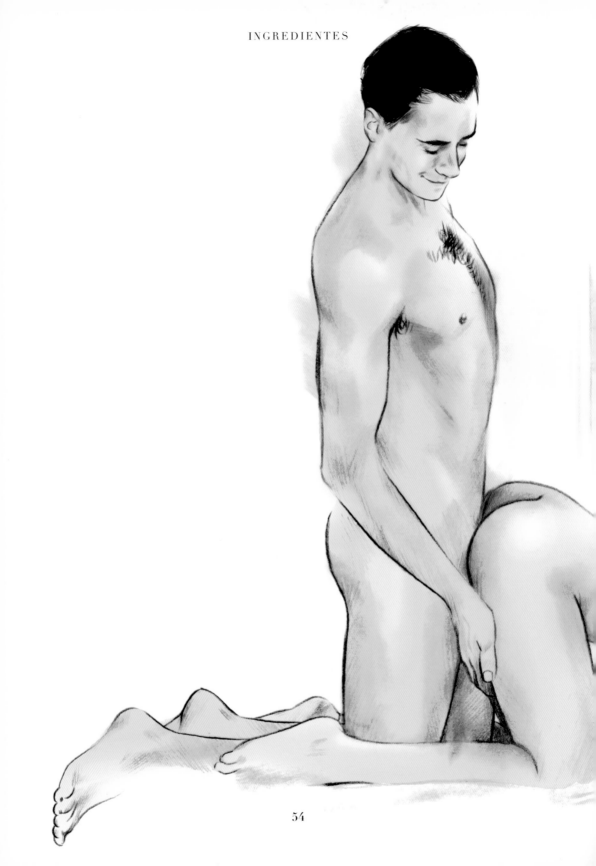

nalgas

Siguientes en apreciación después de los pechos, las nalgas alternan con estos como estímulo sexual visual en diferentes culturas e individuos. En realidad son el centro de atención original en los primates, pues la mayoría de simios las tienen de un color llamativo; al parecer, igual de atractivas resultaron para los neandertales, que produjeron algunas de las mejores estatuillas de la Edad de Piedra.

Las nalgas son una zona erógena importante tanto en los hombres como en las mujeres, aunque menos sensible que los pechos porque tienen menos nervios y una capa de grasa, de modo que necesitan una estimulación más fuerte (agarrar, masajear, dar palmadas, o incluso golpes más fuertes: *véase* disciplina, páginas 265-267).

El coito por detrás (*véase* por detrás, páginas 169-171) es muy placentero, pero hay que tener cuidado si ella tiene la espalda débil. En cualquier posición, los movimientos musculares del coito estimulan las nalgas de ambos sexos, sobre todo si cada uno sujeta el trasero de su pareja con bastante fuerza, con una nalga en cada mano. Vale mucho la pena cultivar estas sensaciones adicionales de forma deliberada. Visualmente, unas buenas nalgas excitan casi de la misma manera a ambos sexos.

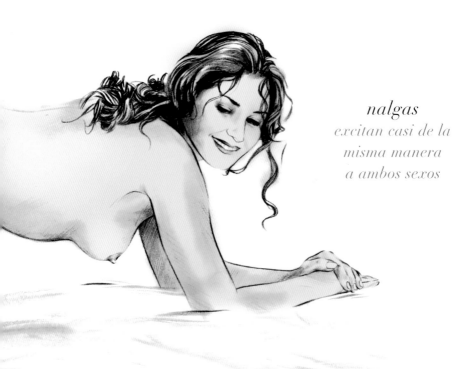

nalgas
excitan casi de la
misma manera
a ambos sexos

pene

Más que la pieza esencial del equipo masculino, aunque a menudo se describa de forma muy expresiva como una «herramienta», el pene posee una mayor importancia simbólica que ningún otro órgano humano, como señal de dominio y, por el hecho de tener voluntad propia, de «personalidad». Los amantes lo perciben y tratan como algo muy parecido a un tercer personaje. En un momento es un arma o una amenaza, y en otro, algo que comparten, como un niño. En cualquier caso, su textura, erectilidad, etc., son fascinantes para ambos sexos, y su aparente autonomía, un poco alarmante.

Como la vagina, el pene recoge angustias y folclore, y es el centro de todo tipo de manipulaciones mágicas. La autoestima masculina y la sensación de identidad tienden a localizarse en él, como la energía de Sansón se ubicaba en el pelo. Si no funciona, o si ella se burla de él o lo menosprecia, el resultado será desastroso. Eso explica la irracional preocupación masculina por el tamaño del pene. El tamaño no tiene nada que ver con la utilidad física en el coito, ni con la capacidad de satisfacer a una pareja, aunque a la mayoría de mujeres les excita la idea de un pene grande, y pocas declaran tener sensaciones más intensas con él (*véase* tamaño, páginas 60-61). En todo caso, lo que importa es el grosor. Tampoco tiene relación alguna el tamaño flácido con las dimensiones en erección: un pene grande, cuando está en descanso, se agranda menos con la erección. No hay manera de «agrandar» artificialmente el pene.

Salvo en muy raras ocasiones, el pene no es demasiado grande para una mujer. Si el pene, sea cual sea la longitud, golpea un ovario y hace daño a la mujer, no debería adentrarse tanto. La mujer que dice ser «demasiado pequeña» o «demasiado estrecha» por lo general está haciendo una declaración sobre su nivel de excitación. Necesita tiempo, comprensión y juegos preliminares. La forma también varía; el glande puede ser redondo o cónico. La forma cónica puede hacer que los preservativos que terminan en forma de tetilla resulten incómodos porque se queda trabado en esta.

A las mujeres que han aprendido de verdad a disfrutar del sexo suele fascinarles el pene de su amante, incluido el tamaño, como les ocurre a los hombres con los pechos, la forma, el olor y el tacto de la mujer, y aprenden a jugar con él de forma plena y con destreza. Circuncidado o no (*véase* prepucio, página 61), es un juguete fascinante. Descubrirlo, ponerlo rígido y manejarlo, hacerlo palpitar o eyacular, son una parte esencial de la unión. Es igual de importante para el hombre: no sólo refuerza su ego, sino que un buen trabajo manual u oral prácticamente garantiza una buena compañera sexual.

Cuidado y mantenimiento: si no está circuncidado, habrá que retirar del todo el prepucio para limpiarlo; si no se retrae más allá de la corona alrededor del glande, excepto en la parte frontal, hay que examinarlo (es una operación sin importancia y no significa necesariamente que deba ser circuncidado). Si no se retrae adecuadamente o se queda muy tenso y se estanca, también hay que examinarlo.

A menudo se desarrolla una leve asimetría con el tiempo, pero no duele a menos que sea pronunciada o dolorosa, en cuyo caso hay que acudir al médico. Por otra parte, no se debe doblar un pene erecto, ni utilizar una posición en la que pudiera doblarse con fuerza por accidente. (Normalmente ocurre con la mujer encima si ella no tiene cuidado cerca del orgasmo, o al ponerse a él dentro cuando le falta un poco para estar completamente rígido). Es posible, aunque difícil, que se fracturen los elementos hidráulicos que contiene el pene. Es muy doloroso y puede provocar dolor o torceduras en erecciones posteriores. El órgano normal hará frente a usos extremadamente duros, pero no a estos. (Hay que evitar también trucos tontos con succión y cosas parecidas, *véase* infladores, página 250).

Las llagas, secreciones, bultos, protuberancias, sangrados, etc. indican enfermedades y necesitan tratamiento. Aunque ambos hayáis demostrado que no tenéis enfermedades de trasmisión sexual —si no es así, el preservativo es obligatorio—, no practiquéis sexo oral con una persona que tenga un herpes en la boca, ya que puede dar pie a un herpes recurrente en el pene o la vulva, lo que es muy molesto.

Si el prepucio está seco tras la masturbación o por haber estado retraído durante mucho tiempo, el lubricante recomendado es la saliva. En la actualidad se venden cosméticas para el pene que añaden comodidad y sensaciones, pero alejaos de las que dicen ralentizar o acelerar la respuesta, ya que pueden anestesiar o irritar al hombre y, por asociación, a la mujer. Si él tiene problemas en este sentido, es mejor utilizar métodos menos «inmediatos» (*véanse* eyaculación precoz, página 185, y rendimiento, páginas 148-149).

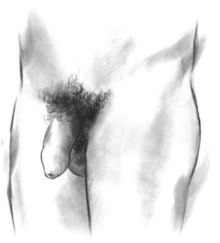

pene
tiene más importancia simbólica
que ningún otro órgano humano

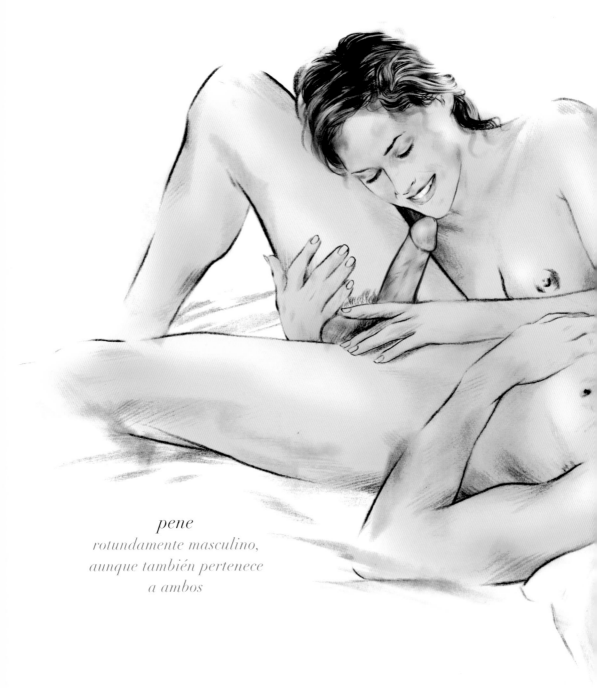

pene
rotundamente masculino,
aunque también pertenece
a ambos

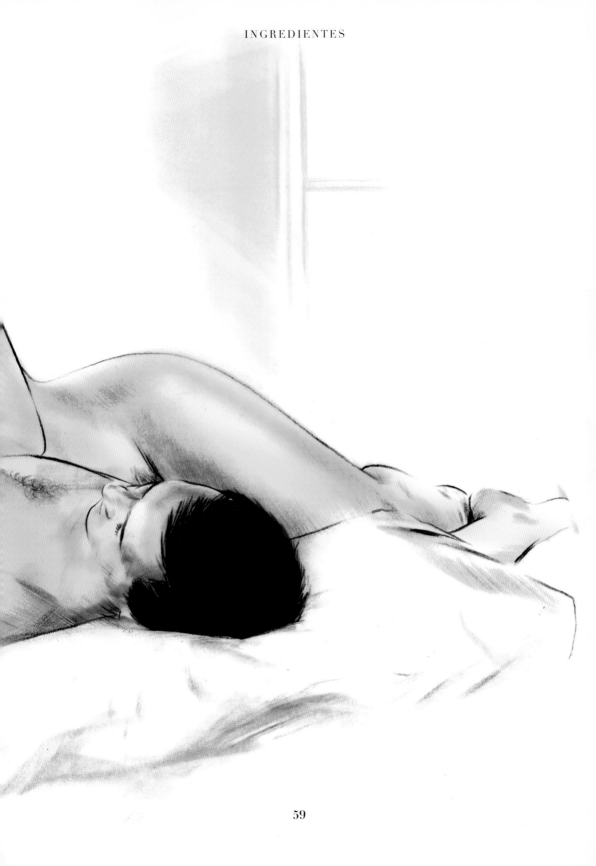

tamaño

La preocupación por el tamaño de los genitales es casi tan común en los hombres como la sensibilidad hacia los pechos y la figura en las mujeres; pero no es importante en cuestiones sexuales. El pene «medio» es de unos trece centímetros cuando está erecto y de entre siete y diez centímetros en reposo, pero hay penes de todos los tamaños. Los más grandes pueden ser espectaculares, pero no más eficaces, excepto como estímulo visual. Los más pequeños funcionan igual de bien en la mayoría de posiciones, mejor que los más grandes, ya que sólo los primeros centímetros de la vagina son sensibles.

El tamaño sin estar erecto también carece de importancia en el hombre: algunos hombres no presentan cuerpo carnoso antes de la erección, pero el pene se extiende completamente con facilidad. Lo mismo sirve para el peso de los testículos: varía, pero tiene poco que ver con el funcionamiento. Por lo general la causa de tener los genitales pequeños es que hay músculos activos en la capa de debajo de la piel.

Por consiguiente, la excesiva preocupación por el tamaño es una angustia irracional, a menudo provocada por el hecho de que los hombres consideran que tienen el pene pequeño porque lo ven desde arriba, y los de los demás hombres los ven grandes porque los ven de frente. No creáis en la publicidad exagerada de lociones, pociones, ejercicios de estiramiento o cirugía: no hay forma fiable y segura de aumentar el tamaño. Ella debería aprender a no hacer comentarios sobre el pene a menos que sean positivos, y él, a no darle vueltas. Los pocos casos en los que los genitales masculinos son realmente enanos suelen ir ligados a importantes complicaciones en el glande y se pueden tratar, aunque son escasos.

Todo lo dicho también se aplica al tamaño de la vagina. Lubricad, añadid muchos preliminares, esperad hasta que ella esté muy excitada antes de iniciar la penetración. Mientras no le duela —en cuyo caso hay que parar al instante—, una mujer estrecha proporciona al hombre sensaciones más intensas. Tampoco existen vaginas demasiado grandes: si parece que no encaja, cambiad a una postura en la que ella tenga los muslos apretados. A largo plazo, haced ejercicios de Kegel (*véase pompoir*, página 188) para mantener los músculos tonificados, aunque una gran abundancia de sexo también funciona y ella lo disfrutará más. Aparte de los puntos después del parto, por lo general la cirugía para estrechar la vagina refleja una falta de confianza por parte de la mujer o exigencias inadecuadas del hombre.

Salvo raras excepciones, los hombres y las mujeres están universalmente adaptados. La única excepción es el caso de un pene muy grande y una mujer muy pequeña, en cuyo caso ella debería colocarse con cuidado encima; de lo contrario, se golpeará un ovario (algo que duele tanto como si él se da un golpe en un testículo por accidente), y él debería evitar empujar con mucha fuerza hasta que sepa que no le hará daño. En cuanto al tamaño de otras estructuras, como los pechos, pueden depender de la excitación individual, pero toda complexión tiene sus oportunidades sexuales incorporadas: usadlas.

prepucio

El corte de esta estructura quizá sea el ritual sexual más antiguo. Aún persiste, tanto por motivos culturales como supuestamente de salud. Algunos creen que el cáncer de pene y de útero es menos habitual cuando se realiza (un mito), o que ralentiza el orgasmo (de lo cual no hay pruebas). Probablemente no haya mucha diferencia, en la masturbación ni en el coito; aunque, si no se tiene, hay toda una gama de matices con el glande cubierto que el hombre no puede captar. Si se sujeta la piel hacia atrás con fuerza con la mano de ella durante el coito, funciona como acelerador tanto para circuncidados como para los que no lo son, y proporciona una sensación única.

Las mujeres que han experimentado con ambas opciones están divididas. Algunas opinan que los glandes circuncidados parecen «más limpios» e incluso pierden la excitación al ver un prepucio no retraído porque les parece «femenino», mientras que a otras les encanta la sensación de descubrimiento que implica el repliegue. Si él está circuncidado y ella prefiere la otra opción, se puede retirar el prepucio; en el caso contrario, hay que encontrar otras diversiones. En cuanto a su función, probablemente exista por protección inmunológica y como ayuda para la lubricación, y la gran cantidad de terminaciones nerviosas no hace daño.

Ya que estamos en esta zona, un breve comentario sobre el frenillo, la «pequeña brida» que conecta la parte inferior del grande con el falo. Sensible al estiramiento –probablemente es lo que provoca la sensación durante las subidas y bajadas de la práctica manual–, la circuncisión puede apretarlo o a veces eliminarlo del todo. Si está intacto, prueba a colocar la palma de la mano lubricada encima del glande, y a masajear con el pulgar el frenillo; con el meñique encima, y dibujando círculos cada vez más pequeños, dale lametazos o ejerce una presión única constante mientras él se relaja. Sin embargo, reserva estos recursos hasta que él esté listo para eyacular más o menos al instante.

En resumen, el hombre circuncidado no sufre ninguna desventaja (ni ventaja) importante, pero mucha gente prefiere poder escoger, y que sus hijos también elijan.

escroto

Básicamente, es una fábrica de esperma. Los testículos producen; el escroto controla que lo sigan haciendo a la temperatura adecuada, se eleva cuando el hombre tiene frío y desciende cuando tiene calor. No hay por qué alarmarse ante la asimetría —es normal que un testículo sea más pequeño y que el izquierdo cuelgue un poco más bajo—, aunque si existen bultos extraños o dolor, hay que examinarlos de inmediato. También es una zona de piel muy sensible, y hay que tratarla con cuidado, ya que la presión en un testículo es muy dolorosa para su propietario. Es agradable rozarlo con suavidad con la lengua o los dedos o agarrarlo con la mano, o probar con la punta del dedo por la línea central visible e incitar con suavidad el perineo entre el escroto y el ano. Ella puede metérselo en la boca.

semen

No hay relación sexual sin que se vierta un poco de semen. Se puede eliminar de la ropa o los muebles con un cepillo rígido, cuando la mancha se haya secado, o con un producto de limpieza diseñado para eliminar la sangre. Si lo derramáis sobre vosotros, provocad su absorción con un suave masaje. Si queréis una eyaculación muy abundante, él puede masturbarse una hora antes hasta casi llegar al orgasmo, pero no del todo, para incrementar la secreción de la próstata. Si el semen sabe mal, intentad modificar la dieta del hombre, y si con eso no cambia, que se haga una revisión, ya que puede ser un indicador de problemas de salud. Tal vez a ella le guste saber que una eyaculación media proporciona unas cinco calorías y una dosis de vitamina C.

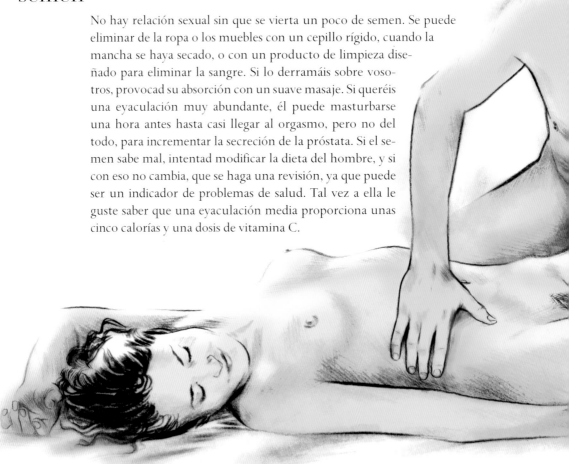

piel

Es nuestro principal órgano sexual extragenital, subestimada por los hombres, que se concentran en el pene y el clítoris, y mejor comprendida por las mujeres. Ella dice: «El olor y el tacto de la piel del hombre probablemente tiene más que ver con el atractivo sexual (o al contrario) que cualquier otro rasgo, aunque tal vez no seáis conscientes».

La estimulación de la piel es un componente esencial del sexo. Tanto la sensación al tocarla, como la frescura, la textura y la tirantez generan todo un abanico de sentimientos sexuales. Las llamadas zonas erógenas son las más ricas en terminaciones nerviosas: los labios, los lóbulos, los pies, las nalgas, los pechos y los genitales. La sensibilidad varía para ambos según el estado de ánimo, y en el caso específico de la mujer, según el ciclo menstrual. Sin embargo, se puede fomentar en algunas personas con énfasis, así como añadiendo otras texturas, sobre todo pelo, goma, piel o ropa apretada. Es una parte muy infravalorada de la respuesta sexual humana, y hay que jugar con ella de pleno si te excita (*véanse pattes d'araignée*, página 110; roce, páginas 112-113 y baño de lengua, página 120: usa la información para educar tu piel y la de tu pareja).

piel
la frescura, la textura y la tirantez generan todo un abanico de sensaciones sexuales

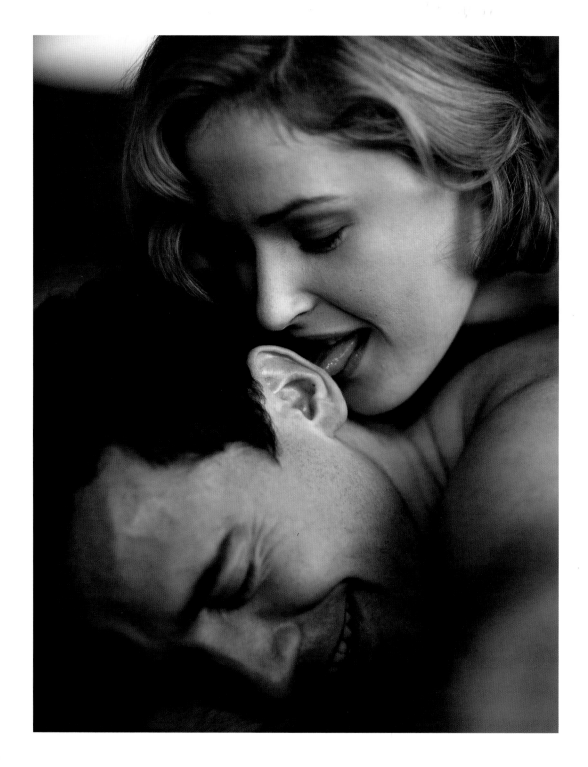

lubricación

La lubricación más natural procede de la mujer; el equivalente masculino aparece sólo justo antes del orgasmo, demasiado tarde. Una vagina excitada está preparada para la fricción. Si está demasiado húmeda, sécala suavemente con un dedo envuelto en un pañuelo. No intentéis eliminar la lubricación con lociones ni pócimas, ya que pueden herir la vagina.

Si ella está demasiado seca, quizá se deba a que no está lo bastante excitada. Sólo hay que invertir tiempo y esfuerzo. La sequedad más duradera puede deberse al estrés, infecciones, medicación, depresión, altibajos hormonales y algunos estados médicos. Consultad con un médico.

Si se necesita más lubricación, la saliva es el mejor medio natural. También hay que tener en cuenta la gran cantidad de productos que ofrecen sensaciones adicionales, olores y sabores, aunque los basados en aceite destruyen los preservativos de látex, los que tienen base de silicona destruyen los juguetes sexuales de silicona, y algunos son anestésicos. Asegúrate de utilizar lubricante si él penetra en algún lugar que no está preparado por naturaleza, como los pechos, la axila o el ano.

lóbulos de las orejas

Una zona erógena subestimada, junto con la adyacente piel del cuello —la pequeña zona situada detrás de la oreja es una gran excitante gracias al nervio vago— y la nuca. Como sucede con las zonas extragenitales, son más sensibles en las mujeres que en los hombres, cuya piel es literal y metafóricamente más gruesa. Una vez reconocido (con caricias suaves, chupando, etc., durante la intensificación y antes del orgasmo, para condicionar la respuesta), los lóbulos pueden provocar el clímax completo sólo con tocarlos. Hay que tener en cuenta que a algunas mujeres les parece insoportable el ruido de una respiración fuerte y les quita las ganas del todo, así que hay que tener cuidado (*véase* soplar, página 121).

Los pendientes pesados ayudan, y en realidad pueden mantener una excitación erótica subliminal, sobre todo si son lo bastante largos para rozar el cuello cuando ella gire la cabeza. De hecho, esa es la función original de los grandes pendientes españoles y orientales en forma de candelabro.

Pero, además, una colocación segura y el manejo habilidoso de otro tipo de joyas corporales también pueden proporcionar un placer erótico adicional en una zona concreta.

lóbulos

pueden provocar el clímax completo sólo con tocarlos

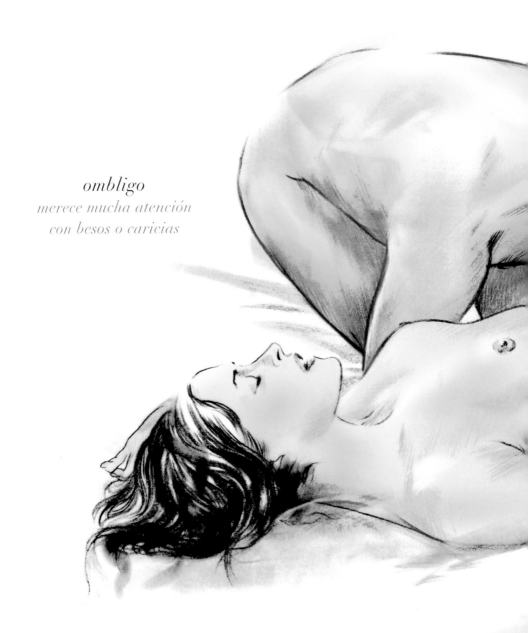

ombligo
merece mucha atención
con besos o caricias

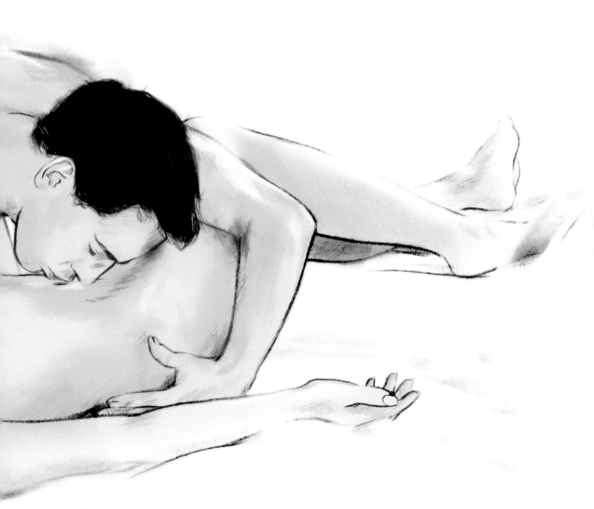

ombligo

Fascinante para los amantes, como todos los detalles del cuerpo humano. No sólo es decorativo, sino que contiene multitud de sensaciones sexuales cultivables. Encaja en los dedos, la lengua, el glande o el pulgar, y merece mucha atención cuando se besa o acaricia. El coito en el ombligo es practicable (existen historias de parejas ingenuas que pensaban que era la manera habitual, y, en la infancia, muchas fantasías sobre cómo se lleva a cabo el sexo se centran en él). Si ella es gruesa, puede levantar la piel a ambos lados del ombligo para crear unos labios. En cualquier caso, el dedo o la punta de la lengua se adentran en él de forma natural en ambos sexos.

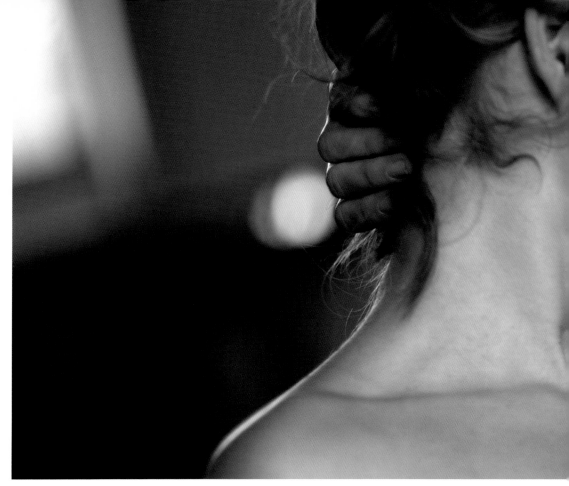

axila

Receptora clásica de besos, se puede utilizar en vez de la palma de la mano para silenciar a tu pareja cuando llegue al clímax. Si utilizas la palma de la mano, frótala primero encima de tu zona de la axila y la de tu pareja. También es un punto clave para las feromonas, que se adhieren, tras la transpiración, al vello de la axila y generan excitación (*véase cassolette*, páginas 43-44). Por eso la versión original de este libro indicaba que el vello de la axila «no debería afeitarse bajo ningún concepto». Hoy en día, la depilación es más o menos universal para la mujer, y conocida para él.

El coito axilar es una variación esporádica. Hay que llevarla a cabo igual que el coito intermamario (*véase* pechos, página 50), pero con el pene debajo del brazo derecho, bien abajo para que la fricción se produzca en el pene, no en el glande. El brazo izquierdo de ella le rodea el cuello al hombre, que agarra la mano derecha de la chica detrás de ella con la mano derecha. Ella sentirá la presión contra los pechos, ayudada por el pulgar del pie de él, que presionará el clítoris si ella quiere (*véase* pulgar, página 71).

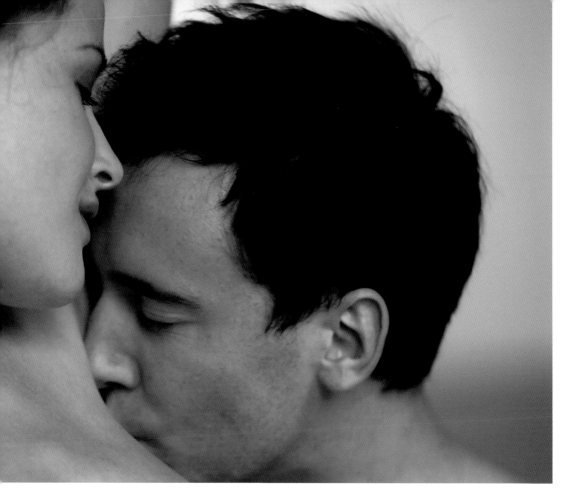

axila
receptora clásica de besos

pies

Poseen un gran atractivo sexual para algunas personas; ellos pueden llegar al orgasmo entre las plantas de los pies de la mujer. Su sensibilidad erótica varía mucho. En ocasiones, cuando son la única parte del cuerpo que puedes tocar, sirven como canales de comunicación, y el pulgar es un buen sustituto del pene (*véase* pulgar, página 71). Las cosquillas en las plantas excitan a algunas personas hasta volverse locas; para otras, suponen una agonía, si bien aumentan su excitación general. Podéis probarlo como estímulo o, brevemente, para probar la eficacia de un amarre (*véanse ligottage*, páginas 252-253, y cuerdas, páginas 256-257). Si se presiona con firmeza en la planta, en el arco, resulta erógeno para la mayoría de la gente. Los hombres son mucho menos receptivos que ellas, pero responden con la misma facilidad si se actúa con destreza.

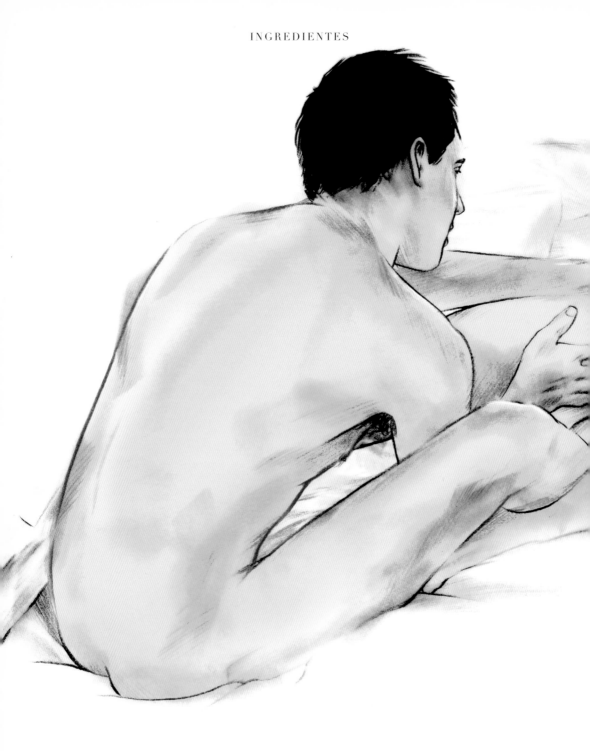

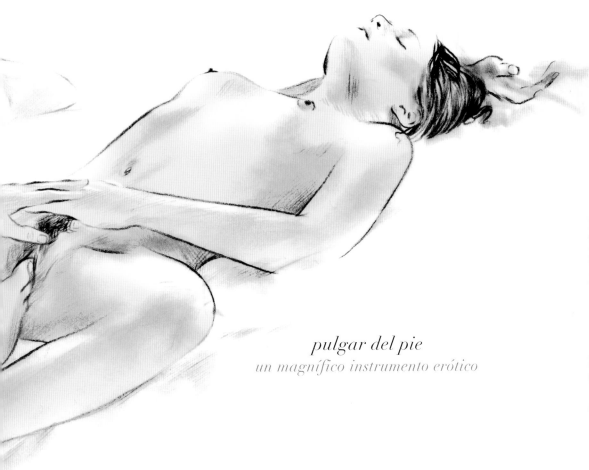

pulgar del pie
un magnífico instrumento erótico

pulgar

La yema del pulgar del pie masculino, aplicada en el clítoris o la vulva, suele ser un magnífico instrumento erótico. El pulgar se puede utilizar en el coito intermamario o axilar o en cualquier momento en que él esté a horcajadas sobre ella, o esté sentado de cara con ella sentada o estirada. Hay que asegurarse de que la uña no esté afilada. En un restaurante, uno puede quitarse un zapato y el calcetín a escondidas, estirar la pierna y mantener a la mujer en un orgasmo casi continuo con las cuatro manos completamente a la vista encima de la mesa y sin señal alguna de contacto, aunque ella pueda parecer distraída. Ella tiene menos posibilidades, pero puede aprender a masturbar al hombre con el pene entre sus dos pulgares del pie. Se dice que los pulgares tienen un vínculo nervioso directo con los genitales, y se los puede besar, chupar, cosquillear o atar con resultados muy estimulantes.

pelo

En la mitología antigua, el pelo es un signo de virilidad —así lo atestiguan Sansón o Hércules—, y algunas de estas asociaciones sexuales han perdurado hasta el presente. Nuestra cultura, que aprendió en el pasado a relacionar el pelo largo con las mujeres y el corto con el hombre, se revolucionó cuando los jóvenes rechazaron el estereotipo para llevar el pelo largo. Freud pensaba que el pelo largo femenino actuaba como un consuelo para el hombre porque era un sustituto del falo que las mujeres no tienen. Sea como fuere, hoy en día el pelo largo masculino tiende a ir vinculado a una idea menos ansiosa de la masculinidad.

El juego sexual con el pelo largo es muy amplio debido a su textura: se puede tocar, rozarse el uno al otro con él, y en general utilizarlo como un recurso más. A menos que forme parte de una pelea de broma, tirar de él elimina la excitación y os sacará de vuestro trance sexual. Se puede enrollar el pelo largo o una trenza para crear un sustituto de la vagina, o enlazar el pene con un bucle de pelo.

A algunas mujeres les excita la abundancia de vello masculino porque da un aspecto viril, y a otras les repele porque les parece algo animal.

El vello facial masculino es otro foco de convencionalismos: a veces todo el mundo lo lleva por necesidad social o convención; otras veces se lo persigue, o se restringe a los marineros, los pioneros y personas creativas como artistas y cocineros. Schopenhauer, filósofo alemán del siglo XIX, rechazaba la barba porque le parecía presuntuoso llevar un signo sexual en plena cara. En la actualidad uno puede hacer lo que quiera, o lo que le guste a su pareja.

vello púbico

Aféitatelo si lo prefieres; algunas personas lo hacen. Sin embargo, si te lo afeitas una vez, sentirás picores durante un tiempo cuando crezca. Hoy en día algunas mujeres prefieren eliminarlo por moda o para lograr un desnudo completo, o bien prefieren la dureza del pubis desnudo.

Intenta cepillarlo con suavidad y aprende a acariciar con él: se puede peinar, retorcer, besar, sujetar, incluso tirar de él. Si se trata con habilidad, en la mujer puede llevar todo el pubis hasta el punto del orgasmo.

Ella puede rasurarse el vello púbico de forma creativa, limitando el triángulo a

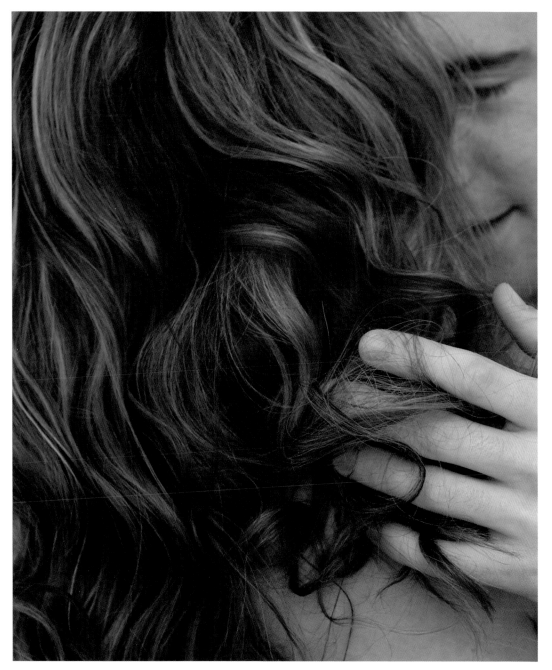

pelo
agárralo, tócalo, utilízalo para dar placer

la mitad del pubis con una franja descubierta a cada lado, eliminando el vello que sobresale de un tanga o el bañador, o rasurando lo suficiente para que la vulva quede completamente al descubierto.

Un mito que ha resultado ser muy persistente es que se puede saber si una rubia es natural por el color del vello púbico. En realidad, a menudo es muchos tonos más oscuro que el pelo de la cabeza; por lo tanto, en las mujeres de pelo negro puede ser casi azul.

Los hombres pueden afeitarse si quieren, o si a su pareja le gusta, pero es difícil afeitar el escroto. Tal vez tenga que afeitarse el pene y la base para utilizar preservativos y evitar que los pelos se enganchen, lo que puede ser muy doloroso.

salud

Ojalá la sociedad respetara el vínculo entre la salud y la sexualidad. Evidentemente, la buena salud se ve reforzada por una buena vida amorosa. Todo el mundo merece sexo si quiere. Presuponer que una enfermedad o discapacidad elimina ese deseo es catalogar el sexo en términos puramente físicos, negar que existe gracias al afecto, el apoyo, el amor, e ignorar que es una necesidad humana básica.

Una mala salud puede minar con facilidad el deseo sexual. Uno no debe forzarse, ni presionar a la pareja, si sufre una enfermedad. A largo plazo, no sólo el dolor o la falta de funcionamiento dificultan las cosas, sino también la vulnerabilidad y una baja autoestima, sobre todo si la enfermedad afecta directamente a partes sexuales. Puede que sientas tal necesidad y dependencia, que el sexo parezca una carga. Quizá te sientas tan furioso con tu mal estado de salud (o la buena salud de tu pareja), que la intimidad te resulte incómoda. Lo que no necesitas es que toda esa gente agrave tu problema dando por supuesto que has perdido el deseo, o que nunca lo has sentido. Ser humano es ser por lo menos potencialmente sexual, pero algunos médicos suponen que los jóvenes enfermos no necesitan educación sexual y que el adulto enfermo nunca necesita sexo.

Ambas suposiciones son erróneas. Todo el mundo tiene derecho a un sexo cariñoso, aunque no tenga pareja. Todo aquel que pueda pensar en el sexo puede sentir deseo. Todo aquel que sienta algo en la boca, los pechos, el clítoris o el pene —o pueda fantasear con sentirlo— tiene por lo menos el potencial de la excitación. Todo aquel que pueda mover los dedos, la lengua o los pulgares —o relatar sus fantasías— puede excitar a su pareja. Si nada de eso es posible o simplemente no se desea, entonces los brazos, los besos y el agarrar de la mano proporcionarán una sensación de conexión que a menudo puede ayudar mucho a compensar la ausencia de sexo.

El conocimiento es poder, así que reúne la mayor cantidad de información posible sobre tus posibilidades, o las de tu pareja si es la persona enferma (*véase* recursos, páginas 276-279). Lo que sienta bien ahora tal vez no sea lo que hacía sentir bien antes de que irrumpiera la enfermedad. No te alarmes si tu estado ha afectado a los genitales, pues el cerebro puede suplantar las sensaciones ausentes; se calcula que más de la mitad de las mujeres con lesiones en la médula espinal pueden llegar al orgasmo mediante intervenciones con la mano o la boca.

Sed prácticos y proactivos —si os unís a un grupo de autoayuda sobre la enfermedad o discapacidad correspondiente, obtendréis ánimos y apoyo— y trabajad con lo que tenéis, no con aquello de lo que carecéis. Si interviene el cansancio, haced el amor justo después de despertaros. Si se trata de dolor o rigidez, tomad analgésicos y un baño caliente media hora antes. Escoged posiciones que eviten el peso en las partes vulnerables del cuerpo; ella puede ser penetrada por detrás si no puede con su propio peso, o estar encima si él no puede empujar. Si la erección resulta difícil, no des por supuesto que es inevitable hasta haber investigado la posibilidad de la «pastillita azul». Y, en cualquier caso, no presupongáis que el coito es el sexo por excelencia; la mano, la boca o un vibrador pueden cumplir a la perfección el objetivo. Si el deseo es bajo o el orgasmo constituye todo un reto, comprueba los medicamentos; algunos minan la respuesta sexual, pero se pueden cambiar, tras la debida conversación con vuestro médico.

Si estás hospitalizado o internado, deberías pedir intimidad, o bien exigirla si es necesario. Si estás solo o los dos miembros de la pareja tienen la movilidad limitada, algunos miembros del personal de atención están dispuestos a ayudar, desabrochar la ropa, colocar las extremidades y limpiar después, aunque será necesaria una negociación prudente.

Si ni siquiera te atreves a mencionar el tema a los profesionales sanitarios, recuerda que ellos habrán oído muchas veces la pregunta: «¿Puedo tener relaciones sexuales?». Si no confías en tu profesional sanitario —o él o ella son erotófoboss (algunos lo son)—, no pueden ayudarte, y debes cambiar de profesionales. Si el médico prescribe de forma activa que no haya sexo, cuestiona esa opinión. Si la prohibición es firme, acéptala sólo si estás seguro de que el médico sabe cuánto significa para ti la pasión. Un buen profesional se dará cuenta de que detener el sexo durante un período de tiempo es descorazonador. Es necesario repetirlo: para la mayoría de la gente, la buena salud se sustenta, y la mala salud mejora, gracias a una vida sexual cariñosa y regular.

edad

La única relación que hay entre la edad y el rendimiento sexual se traduce en que cuanto más tiempo amas, más aprendes. Los jóvenes (y algunos que no lo son tanto) están firmemente convencidos de que nadie hace el amor más allá de los cincuenta años, y que sería bastante obsceno si lo hicieran. La nuestra no es la primera generación que sabe que no es así, pero probablemente sí la primera a la que no le han lavado el cerebro para que sienta vergüenza al admitirlo. Nadie tiene por qué perder ni sus necesidades sexuales ni la función sexual con la edad; al contrario, puede que lo mejor esté por venir.

En el caso de las mujeres, el fin de la ovulación significa el final de la fertilidad, y a algunas les afecta de forma sutil en la autoestima. Para otras, representa la liberación total de las preocupaciones de la contracepción, y eso, sumado a un mayor conocimiento sexual y a una oleada de cambios hormonales, puede provocar que, a determinada edad, la propia mujer quede desconcertada por su elevado nivel de deseo. También cabe recordar que la capacidad de llegar al clímax en una mujer aumenta con los años.

En cuanto a los síntomas de la menopausia, en la actualidad existe un gran debate sobre la HRT (Terapia de Reemplazo Hormonal, por sus siglas en inglés). Aún no está claro, y el mejor consejo es tomar una decisión informada tras haber hablado con regularidad con un médico. Si las pruebas demuestran que no es aconsejable, existen soluciones médicas o de salud natural para los problemas a corto plazo de sudores nocturnos, arrebatos de calor, sequedad de la vagina y los riesgos a largo plazo de problemas cardíacos y reducción de la densidad ósea. El sexo, en pareja o sola, siempre ayuda.

Los hombres, que no sufren un cambio físico tan radical, pueden aun así padecer una dolencia y pasar por una «menopausia masculina» emocional, que coincide con el momento en que se dan cuenta de que no han hecho lo que soñaban durante la juventud, y que sería mejor hacerlo ya. Eso puede llevar a agotarse de forma imprudente, o simplemente a una nueva evaluación de los objetivos y oportunidades, muy parecida a la de la adolescencia. Las mujeres cada vez experimentan más esta misma situación, el nido vacío para ambos puede ser un indicio de mortalidad que en sí mismo dé paso a una serie de sueños perdidos en la madurez.

En los hombres que han superado las primeras siete décadas, la erección espontánea se produce con menos frecuencia (una ausencia absoluta de erección probablemente se deba a un mal estado de salud y debería motivar una visita inmediata del médico), la eyaculación tarda más en producirse y la frecuencia del coito disminuye. Sin embargo, si se cuenta con una pareja que apoya y es receptiva, buena salud y uno no cree que debe perder ímpetu, el sexo activo dura toda la vida.

Si la actividad es baja y a ambos os parece bien, estupendo. El sexo no es obligatorio. Sin embargo, la mitad de las parejas de más de 65 años hacen el amor con regularidad, y buena parte del resto ha parado por fragilidad física o de la relación, no por problemas sexuales. Lo que te impide tener relaciones sexuales con la edad es exactamente lo mismo que lo que te impide montar en bicicleta (mala salud, pensar que parece una tontería o no tener bicicleta). La diferencia es que en el caso del sexo sucede más tarde que en el de las bicicletas. Así que no entréis en el mito del rendimiento limitado por la edad: en cualquier caso, a menudo tiene una base cultural; por ejemplo, el 90 por ciento de mujeres francesas de cierta edad piensan que el sexo es importante, frente al 30 por ciento de sus homólogas británicas que piensan lo mismo. *Vive la France!*

Lo más importante es no abandonar nunca el sexo durante un período largo, ya que si lo hacéis, probablemente tengáis problemas para volver a empezar. Mantente en solitario si de momento no tienes pareja. Algunos aspectos que ayudan en esta situación son: tener relaciones sexuales por la mañana, cuando los niveles de testosterona del hombre son elevados; asegurarse de tener a mano un tubo de lubricante para la sequedad vaginal; que ella tenga la iniciativa y ayude con la mano y la boca; que él se dé cuenta de que la mano y la boca pueden ser igual de aceptables que el pene, y una gran capacidad por ambas partes de experimentar y ampliar el repertorio.

Dos advertencias: no dejéis de usar anticonceptivos hasta que ella lleve sin el período dos años (si no llega a los 50 años) o un año (si tiene más de 50 años). Además, no dejéis de usar protección si existe alguna duda sobre el historial sexual. En realidad, una pareja de 60 años es una amenaza mayor que una de 20 años porque es probable que tenga más experiencia (*véanse* sexo seguro, páginas 96-98, y contracepción, páginas 144-145).

Dejando a un lado estas advertencias, cuanto mayor eres, más intimidad real puedes tener, basándote no sólo en impulsos hormonales, sino también en la capacidad de deshacerse de las propias inseguridades y sentir un deseo profundo hacia la otra persona. Más seguro, informado y con más experiencia, sabes dónde va cada cosa y qué hacer con ello, qué te funciona a ti, qué os funciona a los dos, o —si hace poco que estáis juntos— cómo descubrirlo. La edad aporta paciencia y amabilidad, y una mayor capacidad tanto de dar como de recibir. El sexo adquiere más importancia, no menos, con el paso del tiempo. Como con tantas otras cosas, en la última etapa de la vida ya lo has probado todo y te consolidas con lo que más te gusta, juntos. Una parte del sexo más espectacular y feliz que se pueda imaginar está ocurriendo, ahora mismo, entre personas que se considerarían parte de la «tercera edad».

mapas sexuales

Todos nacemos como seres sexuales. Los fetos tienen erecciones, y a los pocos meses los niños se tocan los genitales. Sin embargo, al crecer no somos los mismos seres sexuales: el término de John Money «el mapa del amor» —un esquema mental del amante perfecto— podría rebautizarse como «mapa sexual», y todos los mapas sexuales son distintos. A través de mensajes tempranos, acontecimientos emocionales, experiencias de pareja y los ritos de iniciación de nuestra cultura, todos acabamos con una idea única de lo que debería hacer un compañero sexual y lo que el acto sexual debería implicar. Por instinto, todos sabemos qué nos atrae y qué nos repele.

En cierto sentido, eso carece de importancia. El mapa sexual individual no influye en el valor que nos otorgamos o en la opinión de un compañero. No importa si uno puede poner en práctica las posturas más complicadas o no, si ha tenido multitud de compañeros sexuales o es virgen.

En otro nivel importa mucho, ya que los mapas sexuales respaldan lo que hacemos y cómo respondemos. Pueden distorsionarse, podemos acabar creyendo que todos los hombres se excitan cuando una quiera, aunque no es así, o que el buen sexo sólo ocurre de forma espontánea, lo que no es cierto. Además, los mapas sexuales a menudo no son conscientes; puede que no nos percatemos de que nuestras expectativas son poco realistas o poco útiles, y por tanto podemos estar condenados a la decepción. «El sexo —como dijo una vez la actriz Shirley MacLaine— rara vez implica sólo sexo.»

La respuesta a todo es el conocimiento. Nunca es demasiado tarde en la vida para descubrir qué supone para ti el sexo. Tampoco nunca es demasiado pronto en una relación para conocer las expectativas de la pareja. Es muy recomendable explorar los mapas sexuales de cada uno para cualquier contacto erótico, y absolutamente necesario para todo lo que dure más allá de la primera noche. No des por supuesto que tu pareja conocerá tus gustos, manías, odios, miedos, prejuicios y sueños a menos que se los digas, y no supongas que conoces los suyos a menos que te los haya contado. Desmenuzad todos los gustos, juntos, sin sentiros amenazados.

El conocimiento es importante por otros motivos: informa, mejora y optimiza los mapas de los jóvenes en crecimiento. Hoy en día sabemos, gracias a una investigación competente, que la educación sexual aumenta de forma activa la edad en la que los adolescentes tienen relaciones sexuales por primera vez y reduce la cantidad de riesgos que corren. No hay excusa para negar a los jóvenes el conocimiento. Como se lee en la primera edición de este libro: «Una buena educación sexual empieza con el respeto hacia el pudor de tus hijos, contestando a sus preguntas y dejándoles ver que lo consideras un tema de interés agradable, natural, y privado, pero no secreto».

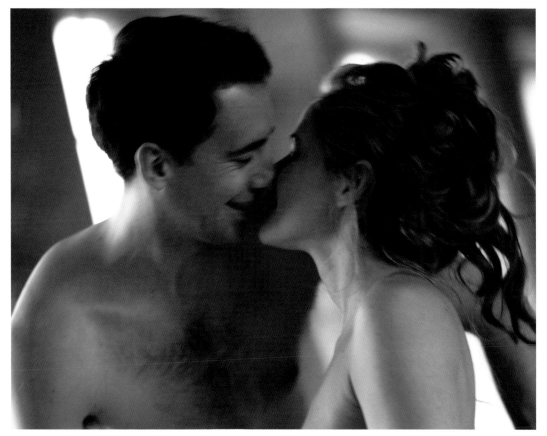

fidelidad

los amantes deben encontrar sus propias fidelidades

fidelidad

Pocos pasamos por la vida con una experiencia sexual limitada a una sola pareja, las cifras de infidelidad aumentan año tras año y mucha gente lleva varias relaciones en paralelo. Sólo hay que ver la infidelidad de cinco a siete de la tarde o el nidito de amor que monta el hombre rico para su amante. Sin embargo, la mayoría de la gente sigue siendo monógama en sus relaciones a largo plazo, por lo menos mientras las cosas no se tuerzan.

Las mujeres están igual de programadas que los hombres para traicionar, y si sus estadísticas son más bajas, es debido a la falta de oportunidades, no al instinto. (Además, por lo general las encuestas miden la actividad lujuriosa, mientras que la tentación de la mujer es enamorarse.)

Existen tantas causas de infidelidad como personas, pero en general en el caso de la mujer se debe a un cambio de lealtad cuando la relación central resulta decepcionante, y en el del hombre, a un estímulo de la autoestima cuando la relación central la anula. Todo eso puede suceder a la inversa. Sin ánimo de defenderla, tal vez sea porque los seres humanos tienen tres tipos de necesidades —de sexo, de romance y de una relación profunda—, y no siempre somos capaces de cubrirlas todas, a largo plazo, con una sola pareja.

Sin embargo, sean cuales sean las tentaciones, la fidelidad no es sólo un buen ideal, sino una buena idea. Somos más capaces de amar —y de hacer el amor— si no mentimos ni nos mienten. El engaño activo siempre perjudica una relación. La sinceridad absoluta que tiene como objetivo eludir la culpa, o que representa un acto de agresión a la pareja, puede tener el mismo efecto. El problema real surge del hecho de que las relaciones sexuales pueden ser cualquier cosa, para distintas personas según la ocasión, desde un juego hasta una comunión total de identidades. Los desengaños se producen cuando cada miembro de la pareja lo ve de una manera.

No existe una respuesta fácil. Toda relación sexual implica responsabilidad, porque hay dos o más personas implicadas: todo lo que, por así decirlo, excluye a propósito a un compañero es doloroso, aunque para ser personas completas, en algún momento tenemos que evitar la unión total: «Yo soy yo y tú eres tú, y ninguno de los dos estará a la altura de las expectativas del otro». Las personas que se comunican sexualmente deben encontrar sus propias fidelidades.

Unas últimas palabras sobre los celos. No juguéis nunca a «vengaros» tonteando. Puede hacer que una pareja descarriada claudique a corto plazo, pero a la larga es el peor comportamiento posible. Una relación que no se sostiene sin esas manipulaciones no vale la pena. Si eres celoso, bien sea por inseguridad o por una baja autoestima, pide ayuda. Si tu pareja es propensa a la traición, huye.

compatibilidad

No se refiere a si estáis «enamorados» o tenéis química, sino a si las piezas del rompecabezas encajan cuando emprendéis el largo recorrido. Si encajan, ninguna fuerza externa os hará tambalearos; si no combinan, por muy bien que os sintáis, siempre permanecerá la sensación de que falta algo. Se trata de tener los mismos valores, propósitos, objetivos. Cuando dos personas tienen la misma visión del mundo, en palabras del novelista y aviador Antoine de Sanint-Exupéry, «miran juntos en la misma dirección».

Sexualmente, el mirar en la misma dirección depende al principio de preferencias sexuales complementarias. Si a ella le gusta él y él también se gusta a sí mismo, olvidaos, por lo menos en la cama. Además, depende de la importancia que se le dé al sexo, a lo que es aceptable (erotismo, infidelidad, fetiches, etc.), y a la cantidad y frecuencia. Si se logra una buena combinación, la conexión será muy profunda.

La mayoría de incompatibilidades sexuales que surgen una vez terminado el primer arrebato amoroso se deben a la pérdida del amor, no de la lujuria. Sin embargo, si os mantenéis en forma sexualmente, será mucho más difícil desenamoraros. Bien hecho, el sexo no sólo se basa en la compatibilidad, sino que la crea.

deseo

Al principio lo que despierta el deseo es la inseguridad. Nos sentimos inseguros ante la respuesta del otro, y la posibilidad de que tal vez no consigamos lo que queremos crea una suerte de foco obsesivo. De ahí el «amor cortés» medieval, el «enamoramiento» de la psicóloga Dorothy Tennov, *Romeo y Julieta* y la mayor parte de las letras de la música contemporánea. Cuando se produce la consumación, sentimos una ola de gratitud y estupefacción.

Para que el deseo aumente, lo que se necesita a continuación es un reconocimiento mutuo. No es imprescindible un compromiso —hoy en día la sociedad ha superado el momento en que una mujer sólo podía permitirse la lujuria cuando ya llevaba el anillo en el dedo—, pero creer que la persona que deseamos va a seguir deseándonos por la mañana reduce las barreras emocionales y nos permite tomarnos en serio el deseo. Este libro trata de todo lo que se desarrolla a continuación.

Si el deseo se extingue pronto, probablemente se debe a que, en ocasiones, cuando ya tenemos lo que queremos, ya no nos interesa, y lo más sensato para ambas partes en ese momento es dejarlo ahí. Sin embargo, cuando se instaura el amor, un descenso temporal no debería ser motivo de pánico, abandono ni infidelidad. Nadie puede disfrutar del sexo cuando está muerto de cansancio, acaba de dar a luz, los niños aporrean la puerta o está en medio de una calle abarrotada. Si el deseo se pierde del todo y de forma permanente, es probable que se deba a problemas médicos u hormonales, depresión o crisis en la relación, y no es una deslealtad sino una decisión sensata acudir al médico o a un terapeuta de parejas (*véase* recursos, páginas 276-279). Hacer caso omiso del problema y aguantar empeorará el conflicto a medida que la falta de placer se filtre poco a poco en la sangre. Al final sólo

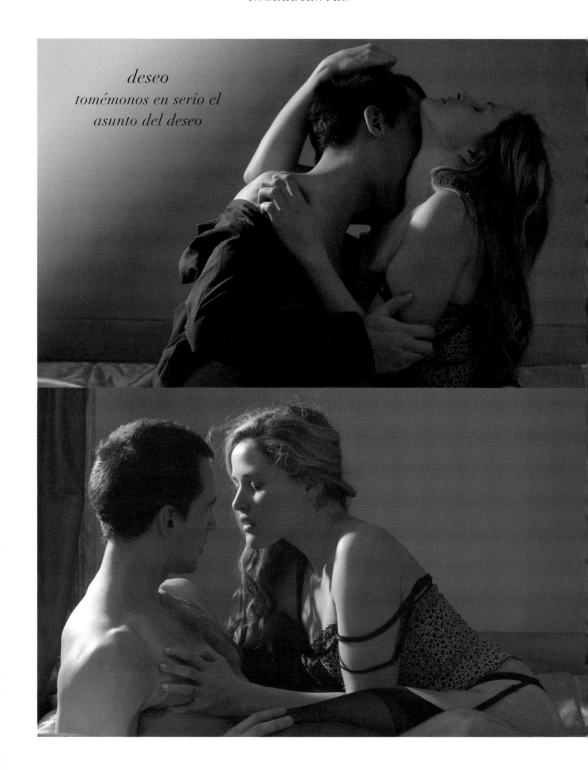

deseo
tomémonos en serio el
asunto del deseo

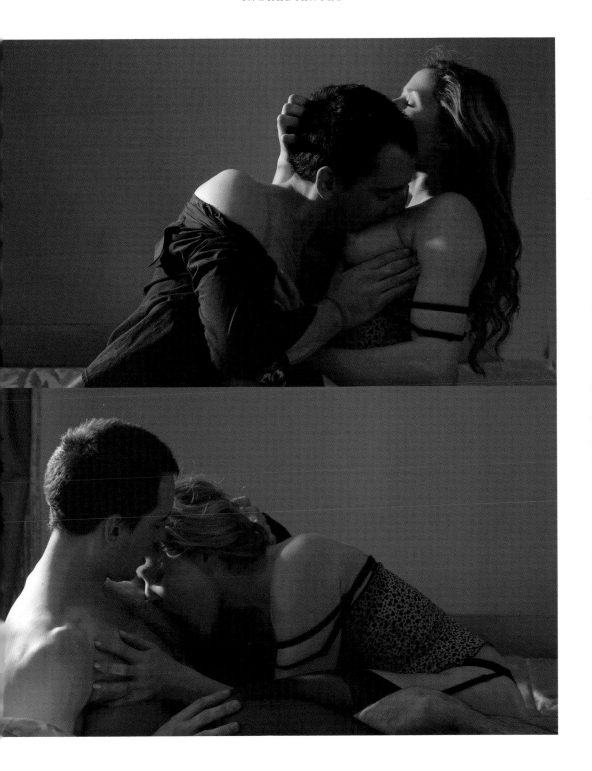

quedará una reacción negativa, y la caricia de la pareja se convertirá en algo que te provoque rechazo.

Aparte de estas situaciones, es razonable pedir a los dioses del amor un fuerte y duradero deseo mutuo, pero los veteranos saben que los dioses ayudan a aquellos que se ayudan a sí mismos. El deseo será más fuerte cuando las relaciones sexuales sean más eficaces; eso significa que los dos miembros de la pareja deberían saber cómo excitar de forma creativa y llevar al otro al clímax con naturalidad, por mucho aprendizaje que requiera llegar hasta ahí. Al final, los perros de Pavlov dejaban de salivar cuando no aparecía comida; conviene asegurarse de que la mayoría de comidas satisfacen a ambos comensales la mayoría del tiempo.

No obstante, el deseo intenso no es sólo cuestión de pasión, sino también de sentimientos, y por ello, entre otros motivos, el título de este libro contiene palabras que hacen referencia a ambos. Si queremos seguir deseando, necesitamos seguir sintiendo; si el resentimiento y la irritación conducen a la anestesia emocional, esta llevará inevitablemente a la anestesia psicológica y a la paralización total de la experiencia sensorial. Eso no significa que los sentimientos tengan que ser siempre positivos, ya que incluso la mejor relación contiene algo de lo que el terapeuta sexual David Schnarch describe como reacciones «de reptil». Pero para seguir sintiendo pasión, hay que tener el valor de seguir sintiendo. Enfurécete si quieres, pero no te desentiendas.

Recuerda que el deseo será más fuerte en situaciones en las que se le conceda el máximo espacio y esfuerzo; si os deseáis, actuad en consecuencia. Un amante con verdadera dedicación trabaja en su arte, y se da cuenta de que ese arte no es menos valioso por tener que trabajarlo. Cuanto más sexo tiene uno, más quiere. Incluso con la limitación biológica del hombre, que es cierto en su caso, y aún más cierto para ella.

amor

Utilizamos la misma palabra para las relaciones entre hombre y mujer, madre e hijo, hijo y padre, y entre prójimos, y con razón, porque conforman una gama continua. Al hablar de relaciones sexuales, parece conveniente aplicar la palabra «amor» a cualquier relación en la que exista ternura, respeto y consideración mutuos, desde una total interdependencia en la que la muerte de un compañero destroza al otro durante años, a una noche agradable seguida de una despedida afectuosa pero definitiva. Todos los grados intermedios forman parte del amor, valen la pena y forman parte de la experiencia humana.

Algunos cubren las necesidades de una persona; otros, de otra, o de la misma persona en diferentes momentos. Ese es el verdadero conflicto de la ética sexual, y es básicamente un problema de compresión de uno mismo y de comunicación. No se puede dar por supuesto que tus «condiciones de amor» son aplicables a (o aceptadas por) cualquier otra persona; no se puede suponer que no cambiarán de forma impredecible en ambos debido a la experiencia amorosa, y no tienes por qué conocer tu propia mente.

Si vas a amar, esos son los riesgos que hay que asumir, y no depende sólo de si vais a tener relaciones sexuales o no, aunque estas conformen una experiencia potencialmente tan abrumadora que la tradición acierta al señalarlo. A veces dos personas se conocen muy bien, o creen haber solucionado las cosas mediante la conversación, y tal vez estén en lo cierto. Aun así, si merece llamarse amor, se trata de una experiencia con un posible final abierto. La tradición ha intentado reducir las víctimas estableciendo todo tipo de esquemas morales, pero estos nunca funcionan del todo en la práctica. Tampoco son muy útiles para clasificar los méritos de diferentes tipos de relaciones (*véase* fidelidad, páginas 79-80).

Si el amor sexual puede ser —y es— la suprema experiencia humana, también debe ser un poco peligroso. Puede ofrecernos los mejores y los peores momentos. En ese sentido es como subir montañas: la gente demasiado tímida se pierde toda la experiencia; los razonablemente equilibrados y resistentes asumen el riesgo por la recompensa, pero se dan cuenta de que existe una diferencia entre eso y aguantar estúpidamente. Además, en el amor se juega el cuello otra persona aparte de ti. Por lo menos puedes asegurarte lo máximo posible de que no explotas o haces daño a alguien, de que no te llevas a un novato a la ascensión y lo abandonas a medio camino cuando el asunto se pone difícil. Hacer que firmen un consentimiento antes de empezar tampoco es una solución. Hay muchos argumentos a favor de la idea, surgida en la Inglaterra victoriana, de no ser un canalla («persona carente de sentimientos refinados o caballerosos»). Un canalla puede pertenecer a ambos sexos.

Cuando se escribió este libro por primera vez, el mundo estaba viviendo la reformulación de la sexualidad más radical jamás vista, y la posterior reformulación del amor. Entonces la predicción fue que el sexo y el amor podían disociarse, y el sexo sin ataduras es sin duda más común hoy en día. Sin embargo, la mayoría necesitamos una conexión antes de hacer algo más que puro teatro. Puede que el amor no sea lo único necesario, pero es primordial para toda satisfacción, excepto la más básica. Asimismo, cuando el rumbo se tuerce en una relación, el buen sexo placentero puede hacer que todo vuelva a su cauce. Cuando haces el amor, haces exactamente eso.

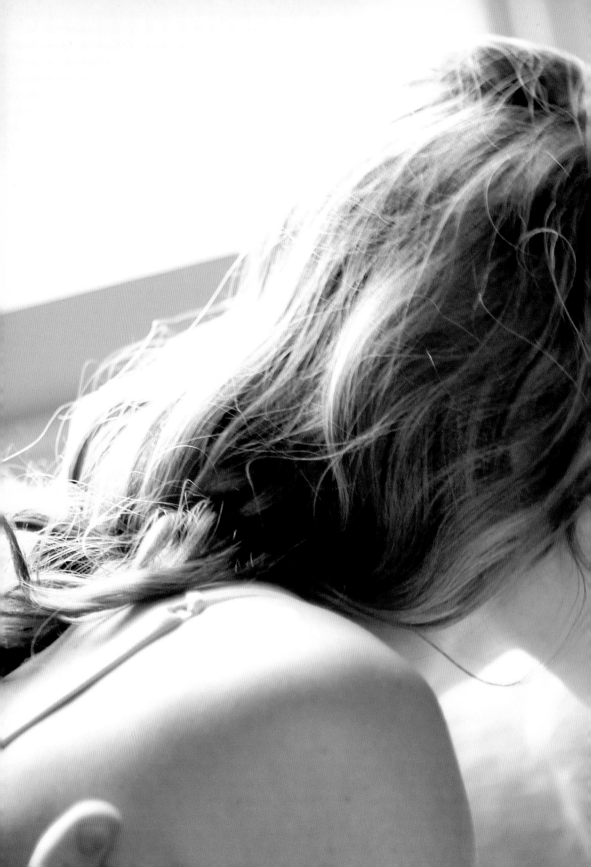

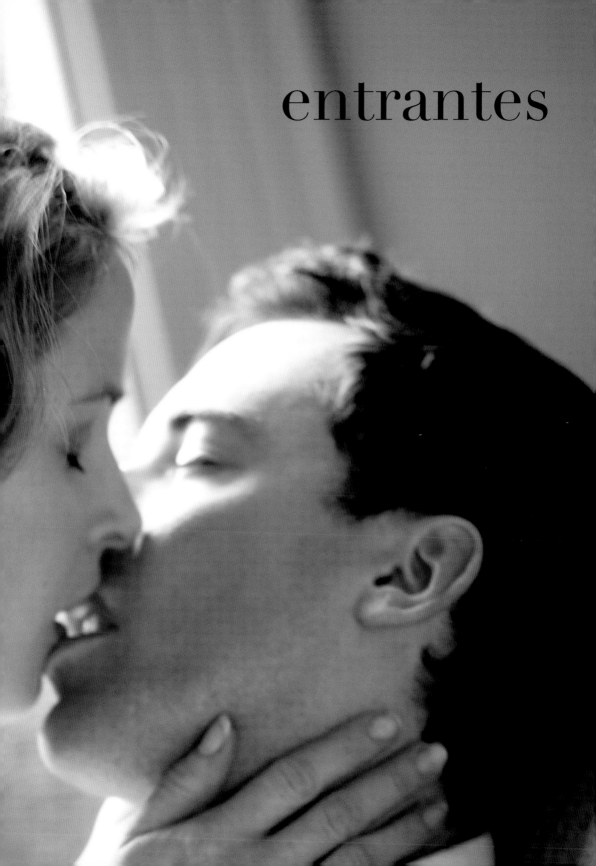

entrantes

sexo real

Es el tipo de sexo que nuestra cultura y la mayor parte de la propaganda de los medios de comunicación no reconocen: no porque el coito, la masturbación o el sexo oral no sean auténtico sexo, pero hay otras cosas que también son sexo real, que la gente necesita, pero que no entusiasman a nuestra época. Podemos enumerar algunas: estar juntos en una situación de placer, de peligro, o simplemente de descanso; tocarse, aunque eso no implique ninguna de las zonas tradicionalmente eróticas; recursos pasados de moda como cogerse de la mano (la permisividad provoca más orgasmos, pero nos saltamos los sencillos placeres de mirar, sonreír, coquetear, tener citas, besar

sexo real
ternura, caricias, estar juntos

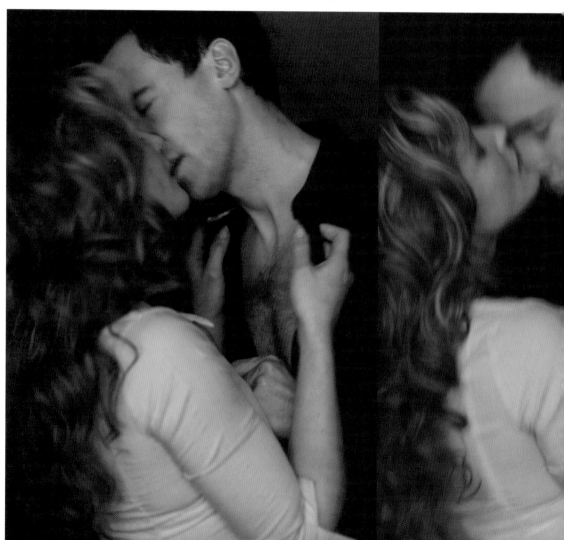

o simplemente estar cerca el uno del otro, es decir, los elementos de unión que los hombres obsesionados con la vagina consideran sensiblerías); dormir juntos incluso sin tener relaciones, o sobre todo después de tenerlas.

La mayoría de mujeres lo saben, pero son tan tímidas a la hora de decírselo a los hombres, por miedo a parecer demasiado sentimentales, como los hombres a la hora de manifestar preferencias o necesidades contundentes. No te estanques en la idea de que sólo lo que la abuela llama sexual es sexual si lo que te preocupa es el amor, y no tanto llevar a cabo un pentatlón olímpico. Los miembros de nuestra cultura que viven obsesionados con la parte olímpica no obtienen grandes logros utilizando las opciones más suaves, a menos que con el uso se den cuenta de la importancia real de esos elementos.

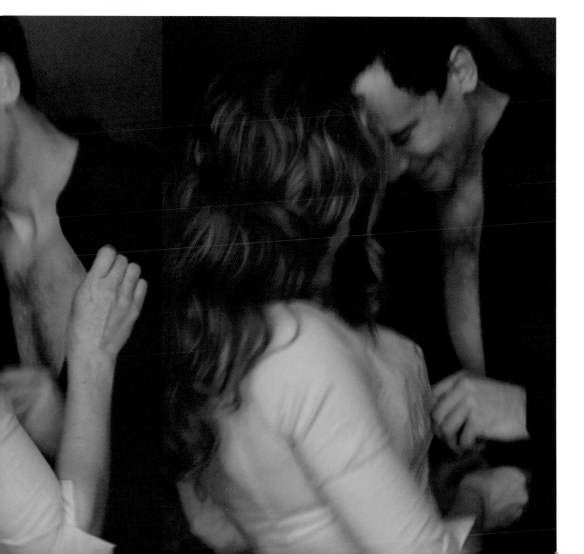

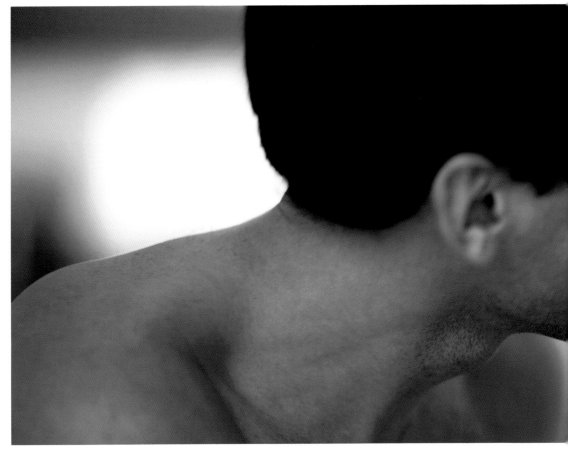

comida

La comida es una introducción clásica al sexo. Antiguamente, en Francia o Austria, uno reservaba una habitación de restaurante sin pomo en el exterior de la puerta. Al mismo tiempo, existe un dicho francés que dice que el amor y la digestión se acostaron juntos y la descendencia fue la apoplejía. No es del todo cierto. Por otra parte, justo después de una comida pesada no es el momento ideal, ya que es fácil hacer que tu pareja se encuentre mal, sobre todo la mujer si está debajo.

Una comida puede ser una experiencia totalmente erótica en sí misma: para comprobar cómo puede una mujer excitar a un hombre comiendo una pata de pollo o una pera sin dejar de mirarlo a él, al estilo caníbal , véase la encantadora parodia en la película *Tom Jones*, de 1963, o sus equivalentes escandalosamente sensuales de *Tampopo* y *Nueve semanas y media*.

Una comida de dos es, con toda seguridad, una introducción directa al

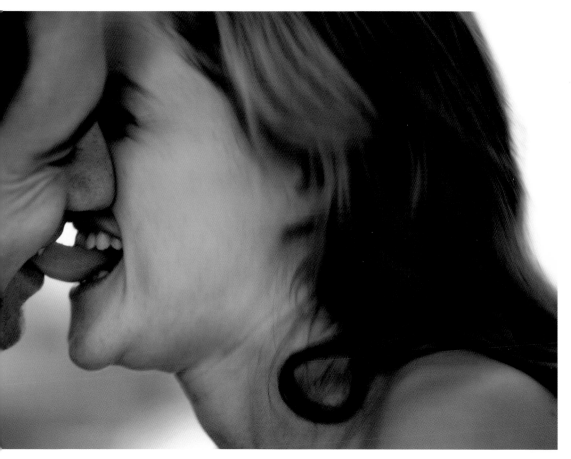

comida
una comida puede ser una experiencia totalmente erótica en sí misma

juego amoroso (*véanse* pulgar, página 71, y mando a distancia, página 246), pero no os excedáis con el alcohol. Estudios recientes demuestran que disminuye la inhibición y aumenta la euforia, sobre todo en las mujeres, pero es la causa más común de los problemas de erección inesperados. Si os tomáis el sexo en serio, desarrollad el gusto por el agua mineral.

Algunos disfrutan con los juegos que mezclan comida y sexo (helado en la piel, uvas en la vagina, etc.), fantásticos para la oralidad regresiva, pero complicados para un escenario doméstico común. Cuidado con las comidas muy azucaradas, que pueden provocar infecciones por levaduras, y las comidas aceitosas, que pueden destrozar el preservativo.

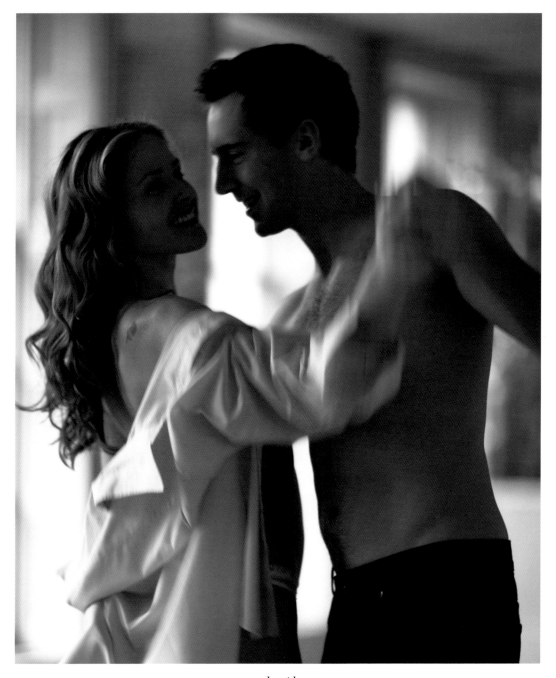

baile
los buenos amantes bailan bien juntos

baile

Todo baile en pareja está orientado a las relaciones sexuales. En este sentido, los puritanos tenían toda la razón. El desarrollo de bailes sin contacto se ha producido porque hoy en día uno no necesita una excusa social para abrazar; pero, de hecho, la mayoría de bailes actuales son mucho más eróticos, ya que uno no está demasiado cerca para ver al otro. En el mejor de los casos, este tipo de baile no es más que sexo con mando a distancia (*véase* mando a distancia, página 246).

La mayoría de buenos amantes bailan bien juntos. Se puede hacer en público o en privado, vestidos o desnudos. Desnudaros el uno al otro mientras bailáis es una sensación maravillosa. No os apresuréis para llegar a la relación sexual completa, bailad hasta que la erección de él sea insoportable y ella esté a punto de llegar al orgasmo, gracias al ritmo, la imagen y el perfume de cada uno. Incluso entonces no debéis parar.

La mayoría de parejas pueden realizar la penetración y seguir bailando, abrazados o al estilo limbo, unidos sólo por el pene, siempre que tengan la altura adecuada. Por desgracia, eso significa que la mujer tiene que ser por lo menos igual de alta que el hombre, lo que no suele ocurrir. Si no, él tiene que doblar las rodillas, lo que resulta agotador. Si no podéis bailar durante la penetración, y si ella es baja, levántala para adoptar una de las posiciones hindúes de pie, con las piernas alrededor de la cintura, los brazos en el cuello, y seguid así. Si pesa demasiado para levantarla, puedes darle la vuelta y tomarla agachado por detrás, continuando con el baile.

La seducción, o la incitación, en el baile es natural. Sólo se necesitan la presión suave, el ritmo, la imagen y el olor y el conocimiento de los métodos de mando a distancia para llevar el baile hacia su conclusión erótica.

sexo femoral

Otro truco, como el sexo con ropa (*véanse* páginas 94-95), para conservar la virginidad, evitar el embarazo, etc., utilizado en las culturas antiguas a las que les preocupaba la virginidad y que no disponían de anticonceptivos, o en las culturas actuales que recomiendan la abstinencia antes del matrimonio. Para nosotros, corresponde a la categoría de sustitutos.

Se practica por delante o por detrás, o en cualquier otra postura en la que ella pueda juntar los muslos. El pene se coloca entre ellos, con el falo entre sus labios, pero el glande fuera de la vagina, y ella presiona con fuerza. Proporciona a la mujer sensaciones especiales, a veces más intensas que con la penetración, así que vale la pena probarlo. Con los preservativos y otras formas de control de la natalidad, y el sexo seguro, no es necesario ser tan rígido con la técnica como lo eran nuestros ancestros, que debían intentar mantener el esperma fuera de la vagina a toda costa. Con cuidado, se puede hacer por detrás con el glande realmente en el clítoris, con resultados impresionantes. Es una buena variante para la menstruación, o para unas caricias antes de que él penetre de la forma habitual.

sexo con ropa

Una técnica de sexo fuerte sin coito: ella se deja puestas las medias o el tanga, él realiza todos los movimientos del coito normal hasta donde permita la ropa. Es la variante etnológica preferida, principalmente para las relaciones premaritales. Al parecer, se llama *droogneuken* en holandés; pero, por extraño

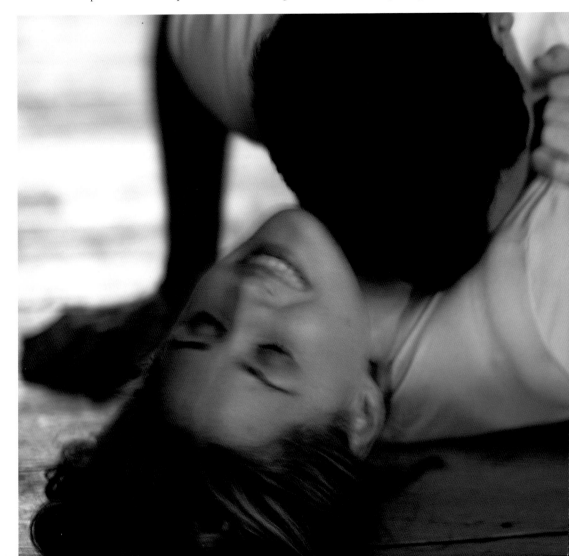

que parezca, muchas culturas no tienen una palabra especial para denominar esta práctica.

No es fiable como anticonceptivo o protector, a menos que la posición de eyaculación sea completamente interfemoral, es decir, con el glande fuera de la vulva, con o sin ropa. A algunas personas les gusta como entrante o durante los períodos menstruales. El hombre puede acabar irritado si insiste demasiado o hay material de almidón como el de los tejanos, así que hay que procurar hacerlo con suavidad. Muchas mujeres pueden llegar a un buen orgasmo de esta manera.

sexo con ropa
todos los movimientos del coito normal

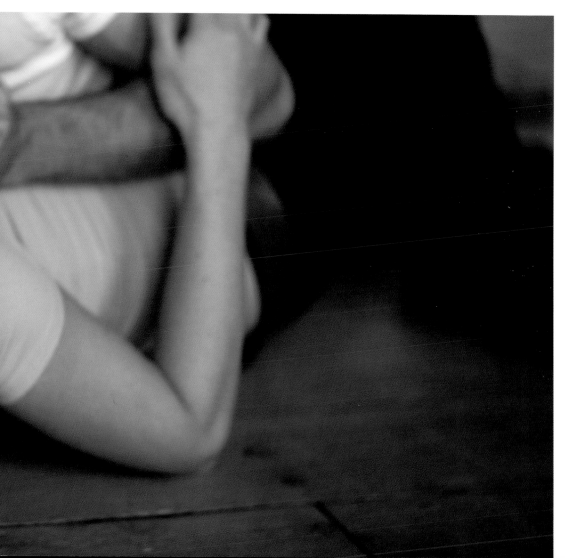

sexo seguro

Por suerte, hemos superado el momento en que el VIH era una sentencia de muerte automática. Sin embargo, en algunos lugares del planeta sigue siéndolo, y en todo el mundo las infecciones de trasmisión sexual han alcanzado cifras sin precedentes. No debemos despreocuparnos.

Las amenazas son muchas. La gonorrea y la sífilis perviven, y la primera se ha vuelto más difícil de erradicar debido a las cepas resistentes. También existen el herpes, la tricomoniasis, la vaginosis bacterial, el afta, la hepatitis vírica, las ladillas, la sarna, el VIH, por supuesto, el virus del papiloma humano (verruga) y la clamidia. Ahora sabemos que el virus del papiloma provoca la mayoría de casos de cáncer de útero, y la clamidia puede ser causa de infertilidad (*véase* recursos, páginas 276-279). Por todos estos motivos, ofrecemos las siguientes pautas.

• Sea cual sea tu edad, sexo o experiencia sexual, podrías correr un riesgo. Cuando quedó patente que el sida no iba a diezmar al mundo desarrollado (obviando el hecho de que aún castiga al mundo en vías de desarrollo), se consolidó la convicción arrogante de que la protección era opcional; craso error, pues cada día más de un millón de personas en todo el mundo contraen una ETS. Tampoco es cierto que las ETS sean un problema exclusivo de los jóvenes y las personas sexualmente activas, que, de hecho, a menudo están informadas y tienen cuidado. Los amantes mayores, recién divorciados y convencidos de que ellos y su cohorte están seguros, con frecuencia no son prudentes.

• El riesgo procede del intercambio de fluidos corporales, así que hay que pensar en la saliva, la sangre, la orina y las heces igual que en el semen y los fluidos vaginales. La penetración es clave, pero un rasguño o mordisco que rompa la superficie de la piel también es peligroso, así como el sexo oral, que constituye el factor de riesgo que todo el mundo ignora porque lamer a tu amante con preservativo parece algo muy remilgado. Sin embargo, la infección en este caso es más que posible, y las mujeres corren un riesgo mayor.

• Los principales seguros de que disponemos son el preservativo (masculino y femenino), el DIU y el guante médico, utilizados para el coito, el sexo anal, los juguetes sexuales y el sexo oral. No vamos a fingir que el látex mejora las relaciones sexuales, pero a veces hay que hacer lo que es necesario.

• Probablemente ya conocéis el procedimiento, pero revisemos el cuidado del preservativo: guardadlo lejos de la luz solar, no lo guardéis más tarde de la fecha de caducidad, utilizad uno nuevo para cada relación, comprobad

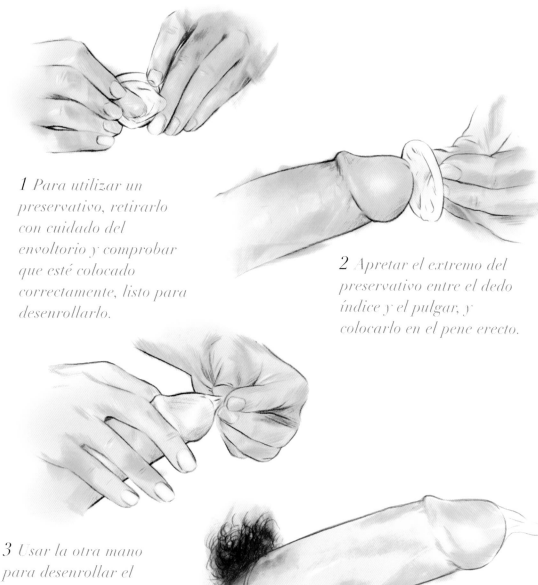

1 *Para utilizar un preservativo, retirarlo con cuidado del envoltorio y comprobar que esté colocado correctamente, listo para desenrollarlo.*

2 *Apretar el extremo del preservativo entre el dedo índice y el pulgar, y colocarlo en el pene erecto.*

3 *Usar la otra mano para desenrollar el preservativo con suavidad hacia abajo. Seguir apretando el extremo entre el índice y el pulgar.*

4 *Asegurarse de que el preservativo está desenrollado a lo largo de todo el pene.*

que no haya rasgaduras ni roturas, colocad el preservativo en su sitio desde el principio hasta el final del contacto sexual; si se rompe, tomad un anticonceptivo de urgencia. Sobre todo, seguid el lema del ejército británico en la Segunda Guerra Mundial: «Póntelo antes de ponerla».

• La prueba del preservativo es una buena manera de saber si has encontrado un compañero decente y sensible. Si tu nuevo amante no usa protección, estás en la cama con una persona tonta, irresponsable y despreocupada.

• Cuando tu nuevo amante se ha convertido en un amor duradero y comprometido, haceos pruebas antes de tener relaciones sexuales sin protección, y sed fieles. ¿Es poco romántico sugerir haceros pruebas? Sí, pero también es ser realista. Aunque tu pareja haya tenido sólo otra pareja y esa persona haya tenido una sola pareja, etc., sigues vinculado potencialmente a una cola de infecciones sin demostrar y desconocidas. Si os queréis, las pruebas son la mejor manera de demostrarlo. Si no os queréis, con más razón necesitáis estar seguros.

• Con los juguetes sexuales utilizados por compañeros poco duraderos, poned un preservativo antes de usarlos y, entre uso y uso, limpiadlos con trapos antibacterias o con las almohadillas de limpieza especiales que venden en las tiendas eróticas.

• Comprobad vosotros mismos con regularidad si hay algo poco habitual: picores, erupciones, bultos, verrugas, secreciones, fiebre, el glande inflamado, molestias abdominales y hemorragias o dolor durante el acto sexual, orina o defecación.

• Reaccionad ante los síntomas haciéndoos una revisión inmediatamente. El personal médico responsable de la salud sexual ya lo ha visto todo. La mayoría de infecciones, si se detectan a tiempo, pueden tratarse con antibióticos. Las excepciones son el herpes, algunas variedades de la hepatitis y el virus del VIH, que son para toda la vida (*véase* recursos, páginas 276-279). Si has contraído una ETS, o has corrido el riesgo de que ocurra, díselo a tu pareja actual y pide consejo médico sobre si debes decírselo a las parejas anteriores.

• Las revisiones médicas regulares son convenientes aunque ambos seáis fieles, ya que algunas ETS pueden permanecer latentes. Además, nunca puedes estar del todo seguro de la fidelidad.

sexo telefónico

No nos referimos al sexo telefónico de pago, sino a la excitación amorosa entre dos personas que se conocen. Las limitaciones —disponer sólo de sonido, sin imágenes ni tacto— pueden hacer que una pareja que esté separada se vuelva loca de frustración, pero también pueden ser su principal atractivo. El mundo desaparece y lo único que queda es el puro placer y dos voces.

Con el sonido como única respuesta, hay que decir más, describir con minuciosidad, ser muy claro. Se desarrollarán códigos que señalarán el cambio de ánimo o movimiento de cada uno: el mayor volumen o el ritmo de la respiración cuando se acelera, se ralentiza, empieza a llegar; palabras y frases escogidas que despiertan recuerdos o fantasías. Cread un escenario, contad la historia por turnos, haced preguntas íntimas y contestad, haced una confesión lujuriosa o de amor. En el caso de la mujer, es probable que los dedos, el vibrador y el sonido hagan todo el trabajo; si él ansía también las imágenes, que ella lo haga delante de un espejo y se describa (*véase* espejos, página 241).

Cuando tengáis una sincronización excelente, pasad a los juegos de control. Que te dirijan a distancia provoca una excitación especial, así como saber que tu amante se está excitando bajo tu dirección y está haciendo justo lo que le ordenas. Si tienes el control, mantente también en ebullición, de modo que cuando el otro esté a punto, puedas ser el primero en dar permiso para «correrse», y unirte al otro en el clímax.

palabras

«Para las mujeres..., el punto G está en los oídos», dijo la escritora Isabel Allende, pero a él también le puede hervir la sangre si se usa el tono adecuado. El vocabulario común es esencial. Los gustos son muy particulares, y en gran medida innegociables, y lo que a uno le puede parecer excitante, el otro puede considerarlo demasiado grosero, frío o agresivo.

Con una pareja nueva —o con una pareja antigua pero una nueva palabra—, hay que susurrar y calibrar la respuesta. Si ves que se estremece, no la vuelvas a usar. Si eres tú el que siente rechazo, dilo y buscad entre los dos una alternativa excitante. Si ninguna funciona, como la pareja de *El amante de Lady Chatterley*, bautizaos a vosotros mismos como John Thomas y Lady Jane.

Si no os sentís cómodos hablando sucio pero queréis conseguirlo, practicad las frases clave mientras os dais placer solos. Si no os sentís cómodos ni queréis lograrlo, relajaos, no es obligatorio.

tecnología

Ha tenido mala prensa, debido a la adicción, las ciberrelaciones, etc. Sin embargo, no se debe culpar al medio, ya que ofrece más posibilidades que desventajas. Mientras no se utilice internet para huir de relaciones reales, la tecnología es positiva por los mismos motivos que el sexo telefónico (*véase* página 99): ofrece un nuevo enfoque, nuevas posibilidades y cubre una necesidad en un mundo donde el amor puede ampliarse sin límites.

Es obvio que internet es un recurso clave para obtener inspiración e ideas. Contiene una gran riqueza de material: erótico, líneas de ayuda, orientación *on line* y páginas web de interés especial para todos los gustos, como la que explica cómo crear tus propios juguetes sexuales caseros con melones, globos y botellas vacías de líquido detergente. La información *on line* sobre sexo se expande tan rápido, que no tiene sentido enumerarla.

Este no es un libro sobre cómo encontrar un compañero sexual, así que pasemos por alto las citas por internet, excepto para repetir las advertencias habituales sobre seguridad. Por muy cercano que se sienta uno a alguien con quien ha chateado, hay que tratarlo como en cualquier cita a ciegas, es decir, con cuidado. No des detalles, no quedes a solas sin redes de seguridad, no te lo tomes de forma personal si, en la cita, no hay química y desaparece por la noche. Las páginas de citas serias recomiendan esto en sus directrices; léelas, aprende y ten en cuenta que internet crea una intimidad rápida pero falsa que puede confundir el juicio.

Por otra parte, el uso de las nuevas tecnologías para propósitos eróticos es la quintaesencia del sexo seguro, ya que no se produce intercambio de fluidos corporales. El texto, el correo electrónico, las cámaras web y los *teledildonics* se pueden utilizar para animaros durante la jornada laboral, antes de la acción ampliada de la noche, para soportar separaciones más prolongadas y para poner en práctica fantasías peligrosas o poco prácticas sin riesgo. En el caso de los textos y correos electrónicos, la clave está en la descripción (dónde estás, qué llevas puesto, qué te estás haciendo, qué te gustaría hacer al otro). Que no te paralice el miedo a la ortografía y la gramática, pues es irrelevante; en cualquier caso, un control excesivo de los protocolos del lenguaje no sólo puede inhibirte, sino quedar *on line* como demasiado prolijo. Sin embargo, no pretendas hablar sucio, pues en blanco y negro puede parecer brusco o estúpido. Cuenta lo que ocurre, lo que haces, imaginas, quieres y, sobre todo, sientes.

Puede que la respuesta no sea instantánea, así que cubre los huecos entre el envío y la respuesta. Ella debe aprender a mantenerse a tono, a pesar de las pausas, hasta que el clímax sea inminente. Los vibradores son muy útiles en este caso.

frecuencia

La frecuencia adecuada para el sexo es la que ambos deseéis. No se puede tener demasiado sexo (*véase* excesos, página 201), aunque él puede reducir su fertilidad a corto plazo si tiene demasiadas eyaculaciones, y no conviene convertir el sexo en un asunto tan ansioso que tengas que establecer un horario diario. Dos o tres veces por semana es una media estadística. Las parejas recientes lo hacen con mucha más frecuencia; las estables, normalmente menos. Algunas personas siguen un horario bastante regular, a otras les gustan los fines de semana intensivos a intervalos.

La gente que se ciñe al orgasmo coital, normalmente opta por menos orgasmos que la que mezcla el coito con juegos orales, manuales o de otro tipo, que aumentan la cantidad de orgasmos que la mayoría de hombres puede tener en una sesión. Deberíais crear vuestra propia mezcla: si un miembro de la pareja necesita más, los métodos complementarios son útiles para cubrir sus necesidades y hacerlas encajar con las tuyas.

En general, con la edad disminuye la frecuencia (*véase* edad, páginas 76-77). No te obsesiones con la frecuencia y no te asustes con las encuestas, que a menudo se basan en exageraciones de los informantes. Piensa que habrá momentos en los que uno de vosotros no tenga ganas, por preocupaciones, cansancio o una respuesta traumática a hechos importantes de la vida como un nacimiento o una muerte. Si aun así no ocurre, comprueba las causas físicas, los medicamentos, el cansancio, el estrés, etc., y pregúntate si el enfado o el resentimiento son la causa original. No temas pedir ayuda a un experto (*véase* recursos, páginas 276-279).

prioridades

No son un problema al empezar una relación, ya que todo queda relegado a favor del sexo. A medida que nos establecemos, el sexo queda marginado. Según el Kinsey Institute, las mujeres actuales mantienen menos relaciones sexuales que en los años cincuenta porque tienen muy poco tiempo sin compromisos en su vida, un descubrimiento que, sin duda, les sonará a muchas.

La priorización del sexo puede generar un sentimiento de culpa. No queremos poner en peligro otros compromisos y poner el placer por delante de nuestras obligaciones. Sin embargo, el sexo no es un capricho, sino una necesidad. Consulta en la agenda qué se puede cancelar o posponer. Reserva una noche a la semana y un fin de semana al mes. No pretendas hacer el amor, sólo hablar, abrazaros, estar juntos; si se dispone de tiempo y espacio, el sexo surgirá.

Si añades niños, todo se vuelve más difícil y básico: difícil, porque es poco práctico incorporar el sexo a la vida familiar, y básico, porque tiene que pasar para mantener vivo el amor y a la familia unida. El sexo no se puede aplazar hasta que los niños sean mayores; de lo contrario, la relación saldrá por la puerta en cuanto los hijos vuelen del nido, o mucho antes. Con niños pequeños, a los que por razones de seguridad uno no puede impedirles la entrada al dormitorio, imponed una hora de dormir temprana y comprad un monitor de bebés. Con niños mayores, poned un cerrojo en la puerta del dormitorio y dejad claro cuándo no queréis que os interrumpan. Si os pillan con las manos en la masa, mantened la calma; los niños seguirán el ejemplo de vuestras emociones y, si no os avergonzáis, estarán tranquilos. Otra opción es dejarlos con los abuelos, amigos o canguros mientras os tomáis un tiempo para vosotros. No tengáis reparos, el sexo os hará mejores padres.

seducción

Si se utiliza en la acepción tradicional de la palabra —«atraer a alguien hacia un acto del que probablemente se arrepentirá»—, no es algo bueno. Por cierto, Casanova, el seductor por excelencia, fue atraído, presionado y forzado y no sólo se arrepentía, sino que a veces le molestaban sus relaciones sexuales.

Si se utiliza en el sentido de «inducir a alguien al sexo cuando ambos lo desean», es algo mucho mejor. La atención, los cumplidos, la intención clara, las caricias ligeras, el juego; el supuesto de que una persona quiere cortejar, y que la otra merece el cortejo: todo eso es muy elocuente por sí mismo.

En una relación estable, al menos intentad responder siempre a la seducción. Tal vez los hombres tengan menos opciones al respecto —si realmente no quieren, a menudo simplemente no pueden—, pero ninguno de los dos sexos se deja seducir si ha de hacer frente a un plazo que expira o un niño que grita, aunque tanto él como ella pueden ofrecer afecto y unos brazos abiertos. Por lo menos deberíais estar dispuestos a tocaros y besaros durante unos minutos para ver si el cuerpo responde. A menudo lo hace, aunque estés convencido de que no va a suceder. El sexo no es una obligación ni algo que se pueda exigir, y ambas partes deberían estar dispuestas a aceptar un no por respuesta.

En una relación nueva o potencial, reaccionar a los movimientos seductores es un juego distinto. Las reglas varían según la cultura, pero una norma básica es decir que sí si uno quiere y, si está seguro de que seguirá sintiéndose cómodo con la decisión al día siguiente, cuando esté sobrio. Nunca digas que sí si te sientes fuera de control (por el alcohol, las drogas o un chantaje emocional), culpable u obligado, o si no puedes practicar sexo seguro. Si una nueva pareja insiste en las relaciones físicas antes de que tú las desees, le importa más su placer que tu comodidad, así que no te merece. Todo esto sirve tanto para él como para ella. Di que no con claridad y confía en tu instinto.

Hoy en día algunas páginas web ofrecen «destrezas de seducción» que en realidad son cursos de formación camuflados —normalmente para hombres— sobre cómo ser más competentes socialmente, cómo descubrir qué quiere una mujer y cómo ofrecerlo de forma genuina y con cariño. Probablemente estos cursos fomenten una mayor capacidad de compromiso y permitan que este funcione. También hay otras páginas web para hombres y mujeres, e incluso algunos libros, que hablan de «víctimas» o «presas», y sugieren manipulaciones del tipo «Haz que se sienta insegura» o «No le llames, hazle sudar».

En cambio, el doctor Barefoot dice: «Expresa tus deseos con modestia y confía en todas las partes implicadas, luego déjalo y espera». Eso nos funcionaría a la mayoría.

baños

Bañarse juntos es un acto inherente al sexo y una introducción o un apéndice fantástico. Bañarse juntos tiene su encanto, aunque alguien tenga que recostarse contra las cañerías. Enjabonarse el uno al otro (hay que enjuagar antes de la penetración, o corréis el riesgo de alergias al jabón, sobre todo en la mujer) y secarse mutuamente son «juegos de piel» que llevan de forma natural a cosas mejores. Tras el coito, un baño juntos es una vuelta natural y suave a la vida doméstica o el trabajo. Hoy en día hay grandes bañeras lujosas y jacuzzis, así como bañeras calientes para el exterior, que aseguran entretenimiento para todo el año.

En la ducha, el coito es posible y divertido, si vuestras alturas coinciden; la cabeza de la ducha a menudo es el único punto adecuado en la mayoría de casas u hoteles para sujetar las manos de la pareja. Sin embargo, no tiréis hacia abajo de la instalación, ya que no aguantará el peso. Las fijaciones móviles de la ducha también ofrecen la posibilidad de estimulación con el agua, pero no la orientéis hacia la vagina, ya que el agua con presión, como el aire, puede provocar daños internos.

Ningún baño doméstico o de hotel corriente es lo bastante grande para tener relaciones sexuales sin castigarse los codos. Aparte de la novedad, tampoco tiene mucho sentido. Es más fácil con ella encima, y se pueden comprar juguetes sexuales resistentes al agua para que los use el amante que está fuera de la bañera con el que está dentro.

El sexo y los baños exteriores son otro asunto, pero revisa las costumbres y leyes locales. Las relaciones sexuales en el agua recuerdan a la experiencia de la ingravidez o del vuelo –una mujer demasiado grande para las posturas hindúes de pie y sujeta al compañero se vuelve lo bastante ligera para ser manejada, y se puede apoyar en ángulos a los que ningún acróbata podría sujetarse. Además, está el mar, en la oscuridad, cuando hace calor suficiente. En la playa, uno puede tener intimidad suficiente incluso durante el día, o bien resurgir vestido: los espectadores se lo tomarán como un rescate. Una piscina tiene peldaños adicionales y asideros útiles.

El agua no dificulta la fricción, aunque su relativo frescor puede implicar que se necesiten frotamientos bruscos para lograr una erección incluso en un hombre muy impaciente. Tal vez sea buena idea realizar la penetración antes de sumergirse, a ser posible, o que la mujer lleve un diafragma; el agua marina podría provocar infecciones y las piscinas con cloro también podrían ser irritantes, igual que para los ojos. Se pueden tener relaciones excelentes sobre la espuma si podéis disponer de una playa para vosotros solos, pero la arena es un problema, y sigue apareciendo días después. Un colchón flotante es realmente una cama de agua, pero cuesta mantenerse en él sin concentrarse.

Hay gente que combina el coito con la natación, incluso con el submarinismo, pero no dan detalles prácticos. El coito debajo del agua, si es más que un contacto simbólico, consumiría grandes cantidades de aire por la hiperventilación que produce el orgasmo.

Por desgracia, el sexo acuático suele ser poco seguro. Los preservativos pueden salirse o verse afectados por el agua, el calor o los productos químicos, mientras que los espermicidas pueden eliminarse y los lubricantes con base de agua disolverse. Para disfrutar de forma segura de alguna de las prácticas anteriores, ambos tenéis que estar libres de infecciones, protegidos con anticonceptivos o seguros del compañero de baño.

baño
una introducción o un apéndice fantástico

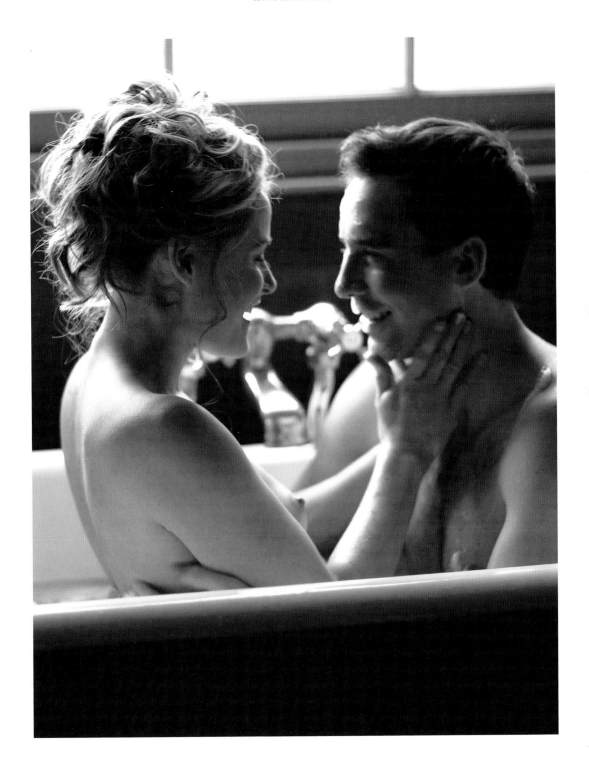

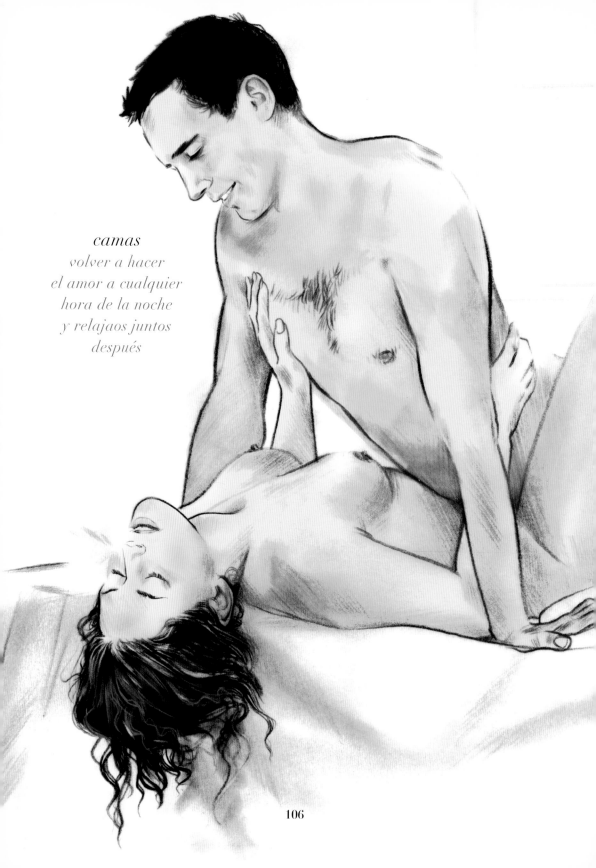

camas
*volver a hacer
el amor a cualquier
hora de la noche
y relajaos juntos
después*

106

camas

Sigue siendo la pieza más importante de los artículos sexuales domésticos. Por lo general, el sexo realmente entusiasta afecta, en un momento u otro, a casi todos los muebles de la casa, pero la cama es el lugar más común. La mayoría de camas del mercado están diseñadas por personas que piensan que su función es dormir en ellas. El problema surge del hecho de que la superficie ideal para la mayoría de necesidades sexuales debe ser más dura que cómoda para dormir durante toda la noche. Una solución es tener dos camas, una para el sexo y otra para dormir, pero eso es el ideal de la abundancia; en cualquier caso, la necesidad de moverse perturba la mejor parte de la noche, la relajación absoluta que sigue al amor completo. Las camas enormes o circulares parecen sugerentes, pero no tienen ventajas reales respecto de una cama de matrimonio completa.

Dado que uno usa los laterales y la superficie, la altura debe ser la correcta. La parte superior del colchón debería estar exactamente a la altura del hueso púbico del hombre; así, si él se pone a la chica boca arriba o boca abajo, ella estará a la altura adecuada por delante o por detrás. Para algunas operaciones, sobre todo con ataduras, los postes de la cama son esenciales, a ser posible altos, como los que sujetan los doseles de las camas antiguas, pero no en los pies de la cama, ya que tal vez queráis utilizar el final de la cama para agachar a la mujer, hacia detrás o delante (*véanse ligottage*, páginas 252-253, y cuerdas, páginas 256-257). Los enormes bastidores de cama antiguos tienen grandes ventajas porque no vibran ni se desploman. El colchón debe ser tan duro como podáis tolerar para dormir cómodos. Una cama doble es fundamental; todo lo que sea menor echa a perder el placer sexual de vivir y dormir juntos, así como la posibilidad de volver a hacer el amor a cualquier hora de la noche y relajarnos juntos al acabar. Si tenéis espacio, deberíais tener también una cama individual, por si uno de los dos se pone enfermo y se siente más cómodo solo. Las camas individuales juntas no caben en una relación sexual plena.

Además de la cama, necesitáis cuatro almohadas, dos muy duras para ponerlas debajo de las nalgas y dos blandas para dormir. El espacio debe ser cálido en todas las épocas del año, lo suficiente para dormir sin congelaros, y sin ropa de cama si queréis. Los edredones suelen ser mejores que las man-

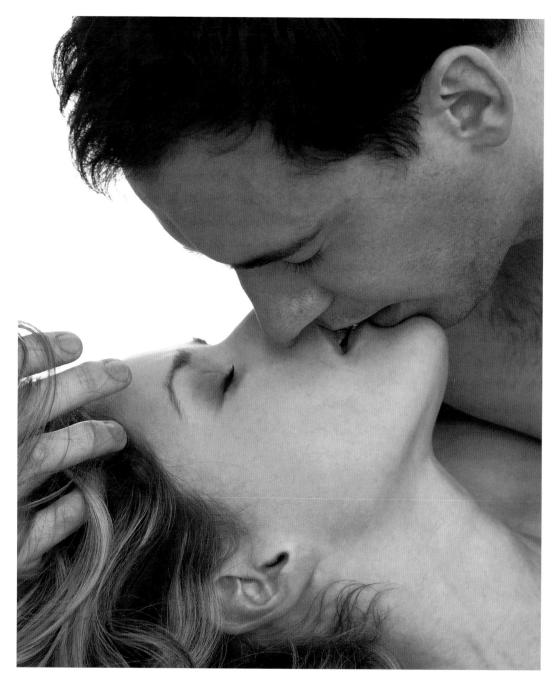

besos
un simple roce o una segunda penetración

tas, ya que se mueven contigo y no limitan. Las camas de agua sólo se encuentran en contadas ocasiones, y tienen un período natural de resonancia que tiende a imponerse. Hay que moverse a su ritmo, pero es una limitación estimulante.

besos

En cierto sentido, no es necesario enseñar los besos, pero es fácil estar tan obsesionado con la penetración que uno los pase por alto (*véase* sexo real, páginas 88-89). Los besos de labios y lengua son un gran añadido a las relaciones sexuales en todas las posiciones cara a cara. Los besos en el pecho son fundamentales si la mujer no quiere perderse toda una gama de sensaciones, mientras que los besos genitales (*véase* estimulación oral para ella, páginas 136-141) son un recurso tierno en sí mismo. Los besos se pueden dar en cualquier parte del cuerpo, con los labios, la lengua, el pene, los labios vaginales o las pestañas. Los besos con la boca abarcan desde una simple caricia hasta el beso caníbal, que deja morados.

Mucha gente mantiene el contacto con la boca durante toda la relación sexual, y por eso prefieren las posturas cara a cara. Los besos intensos con lengua pueden ser una segunda penetración, de modo que la lengua del hombre imita con exactitud el ritmo de lo que sucede en otro sitio, o puede hacerlo ella, penetrándole a él, para llevar el ritmo. Incluso sin penetración, algunas personas prefieren una batalla de lenguas, que puede durar minutos o incluso horas, y provocar varios orgasmos a la mujer. Esta forma de relación sexual fuerte sin genitales se llama *maraîchignage*.

Otro placer consiste en cubrir cada centímetro de la piel de ella con pequeños besos cercanos. Luego ella puede responder, utilizando pintalabios para marcar dónde ha estado. A partir de ahí hay sólo un paso para hacer lo mismo con la punta de la lengua (*véase* baño de lengua, página 120). Además, a diferencia del hombre, ella tiene dos bocas con las que besar, y algunas mujeres las utilizan con maestría.

Si él no la ha besado en la boca, los hombros, el cuello, los pechos, las axilas, los dedos, las palmas de las manos, los dedos de los pies, las plantas de los pies, el ombligo, los genitales y los lóbulos de las orejas, no la ha besado de verdad. Ella puede hacer lo mismo con él.

Un buen beso en la boca debería dejar al receptor sin aliento, pero no asfixiado. Lavaos los dientes antes de hacer el amor, y si estáis tomando whisky, ajo o algo parecido, hacedlo los dos.

pattes d'araignée

Literalmente «patas de araña», es la descripción francesa de un masaje erótico que provoca un cosquilleo utilizando las yemas de los dedos para hacer la
caricia lo más ligera posible, con el objetivo de estimular no tanto la piel
como el vello casi invisible de la piel. No se practica en los genitales, sino en
todas las otras zonas sensibles: los pezones y alrededores, el cuello, el pecho,
el estómago, la parte interior de brazos y muslos, las axilas, el hueco de la
espalda, las plantas de los pies y la palma de la mano, el escroto, el espacio
entre este y el ano. Usad las dos manos, mantened una
progresión constante con una mano y haced ataques
sorpresa con la otra.

La esencia es la extrema suavidad del roce, más
eléctrico que un cosquilleo. Las plumas (*véase* página 113), los guantes de piel (*véase* página 230) o los
vibradores (*véanse* páginas 262-264) ofrecen una
sensación muy distinta. Si eres ágil, no olvides
que tienes dedos en los pies y en las manos, y vello en varios lugares, incluidas las pestañas, para
variar las sensaciones. El modo original, de as-
cendencia francesa, de utilizar las puntas de los
dedos es difícil de aprender, pero inolvidable
para ambos sexos. Es uno de los dos estimulantes generales de la piel (el otro es el baño
de lengua, *véase* página 120), que funciona incluso en hombres que no son muy conscientes de su piel.

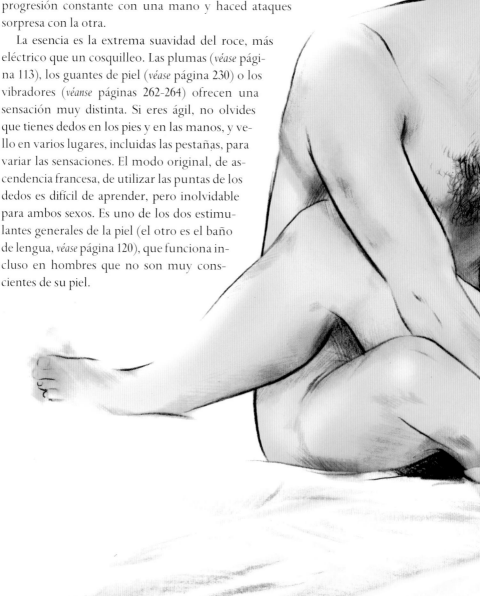

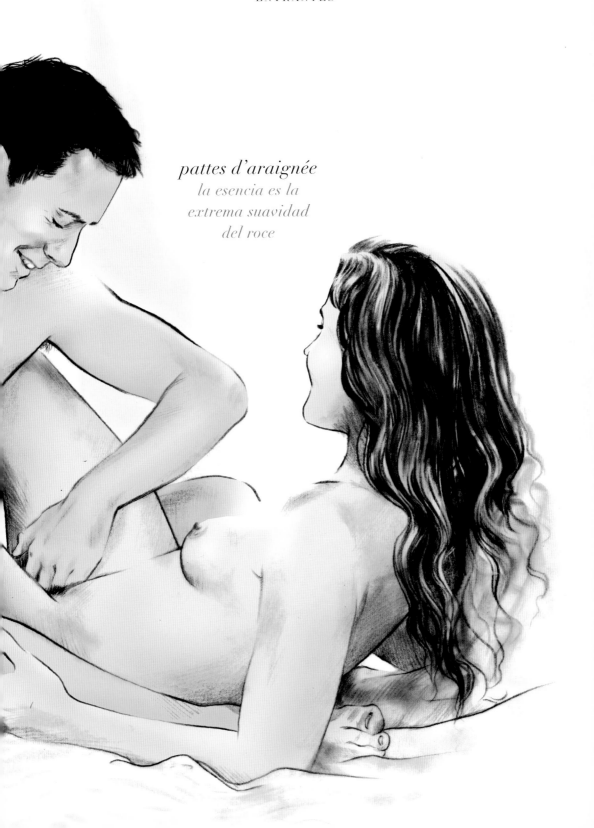

pattes d'araignée
la esencia es la
extrema suavidad
del roce

roce

Se trata del significado original de champú: masajear con suavidad todo el cuerpo. Es mucho más agradable si os masajeáis todo el cuerpo con un aceite compatible con los preservativos. Sentaos encima de algo que no os importe y masajeaos juntos o por turnos. Ella masajea los músculos del hombre, con los dedos y un vibrador si os gusta; él se concentra en los pechos, las nalgas, el lomo y el cuello de ella. Con la práctica, vale la pena cultivar estas sensaciones.

plumas

*probad con plumas suaves para lograr exotismo,
y con las ásperas para la excitación*

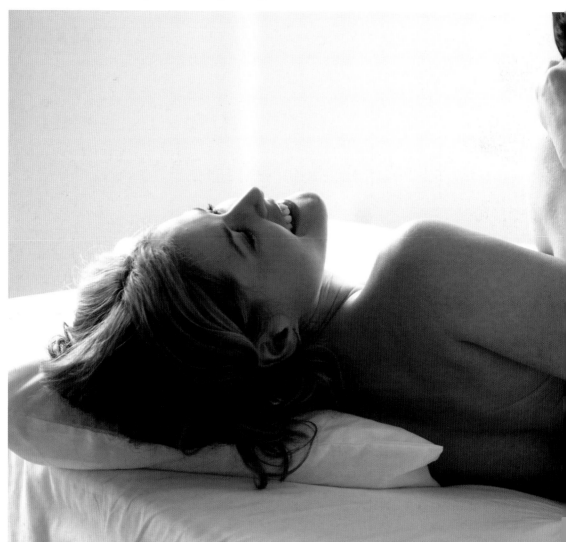

Siempre termina con estimulación manual de los genitales, seguida del coito y un baño compartido. El semen sería el medio ideal, pero siempre hay poco o llega tarde. Las lociones embotelladas sirven como sustituto.

plumas

Algunos las recomiendan para estimular la piel (los pechos, la superficie del cuerpo, la palma de la mano y las plantas de los pies). Probad con plumas suaves, como de pavo real, para lograr exotismo, y plumas rígidas y ásperas para la excitación, o las «mopas» de plumas que venden en las tiendas eróticas (*véase pattes d'araignée*, página 110).

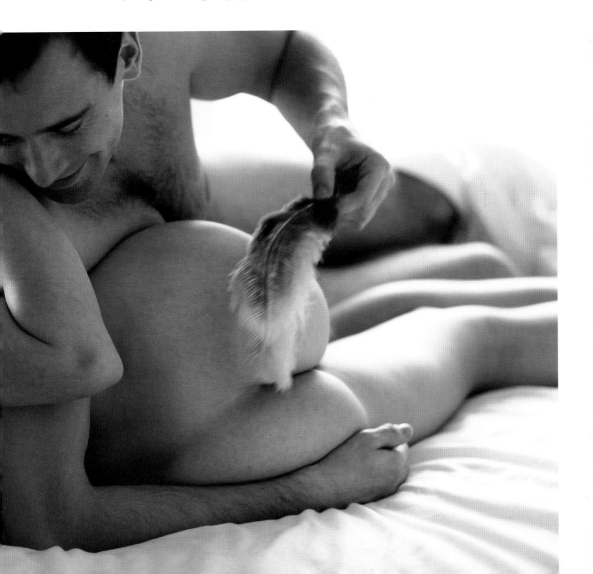

afrodisíacos

La historia y las leyendas urbanas están plagadas de comida «afrodisíaca», ya sea simbólica (espárragos fálicos, etc.), olfativa (el pescado, los tomates recién cogidos, que tienen un olor sensual) o mágica (las mujeres brasileñas tienen la reputación de verter café en las medias y luego hacer que sus novios se lo beban). El *Kama Sutra* recomienda la comida picante, Casanova confiaba en las ostras y el rey azteca Moctezuma decía que tomando 50 tazas de chocolate caliente al día era capaz de servir a su harén.

Es una obsesión comprensible. El deseo es tan vital, y la falta de deseo tan devastadora, que la humanidad está desesperada por conocer el secreto de cómo suscitarlo y controlarlo. Sin embargo, los ingredientes activos de los afrodisíacos más acreditados, entre ellos el chocolate antes mencionado, son en realidad tan reducidos que tendrían poco efecto, y los que funcionan con la sobreestimulación –como la tradicional cantárida y su homólogo moderno, el amilnitrato– pueden poner en peligro la vida.

En ese sentido, tenemos mucho que agradecer a la farmacología actual. Testosterona para ambos, dopamina para ella, un espray nasal que activa los receptores del cerebro: no tiene sentido ser más concreto, ya que el panorama habrá cambiado incluso antes de que este libro vaya a imprenta. Resulta especialmente intrigante la idea de los antidepresivos que provocaban en los sujetos investigados un clímax incontrolable cuando bostezaban, aunque no suena del todo práctico si uno se cansa o se aburre de forma habitual.

La ciencia acaba de descubrir que la emoción también puede ser un afrodisíaco. Mientras que la rabia profunda y el auténtico miedo matan el deseo, las versiones suaves de cada uno pueden tener el efecto contrario. Por eso algunas parejas se acuestan después de una pelea, de lo que se deduce que la incertidumbre alimenta la pasión, y que la angustia «segura» aumenta la excitación. Sorprendentemente, la pena también tiene su efecto. Si haces el amor después de la pérdida de un ser querido, no es que no tengas corazón ni seas raro, sino que afirmas la vida de la forma más básica posible.

Al final, para un uso habitual, la mayoría de amantes siguen el consejo de Eurípides y toman un poco de vino para lubricar y relajarse, además de la comida que elijan. Ese es el verdadero secreto: los afrodisíacos funcionan en gran medida porque uno cree que tendrán efecto. Si el caviar, el champán y las fresas te ponen a tono, funcionarán. Si la hamburguesa con patatas se coloca en el contexto de «esta es la noche», tendrá el mismo efecto. Además, ningún afrodisíaco es un salvavidas ni produce el mismo efecto que la suma del momento y lugar apropiados y la persona amada.

fantasía

El 90 por ciento de las mujeres y casi la totalidad de los hombres fantasean. Según los psicólogos, la fantasía es un puente entre los deseos prohibidos y nuestra parte socializada y civilizada: el niño aprende a jugar, amar, rebelarse, hacerse daño y hacer daño, pero de forma segura y siempre siendo «bueno». La tendencia a fantasear podría estar ligada a la testosterona, lo que probablemente explicaría la diferencia según el sexo. Sin embargo, algunos hombres, sobre todo cuando sufren estrés, apenas fantasean, mientras que algunas mujeres tienen un orgasmo fantaseando.

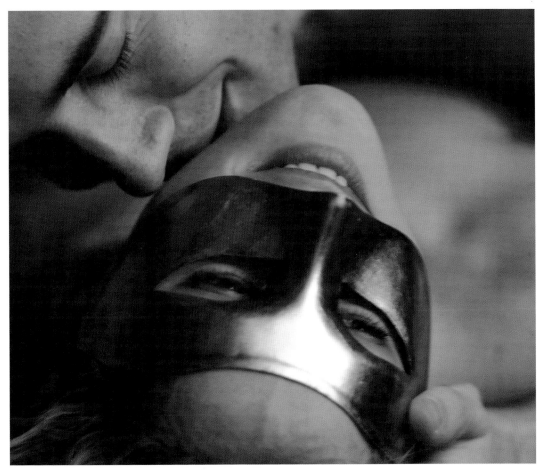

fantasía
mientras el cerebro sueña, el cuerpo responde

La fantasía no es el refugio de las personas con poca libido o que no tienen sexo. Cuanto más excitables somos y más experiencia acumulamos, más probabilidades tenemos de fantasear. Tal vez en ocasiones sentimos miedo, pero esos sueños no deberían asustarnos, y casi siempre fantaseamos no como un paso para hacer algo en la vida real, sino porque nunca lo haremos. Queremos dirigir nuestra propia película, con nosotros en el papel principal, que nos adoren, nos tomen, tener relaciones sexuales con alguien inaccesible, hacer cosas prohibidas, y todo eso en medio de la calle principal, en el Empire State Building, con toda la delantera de nuestro equipo doméstico o con todas las animadoras. Sabemos que nunca ocurrirá: esa es la clave, y también el consuelo.

Si la idea te atrae pero te cuesta empezar, tal vez sea porque sientas que debes ser «creativo». Relájate, no tienes que dirigir una película ganadora de Oscar; y en todo caso, cualquier fantasía tiene su punto de partida en la vida real. Recurre a un recuerdo personal fuerte, repítelo, vuélvelo a reproducir, y luego adáptalo. La mujer tiene más probabilidades de convertirlo en una historia. Él tiene más opciones de producir escenas individuales, a menudo con distintas compañeras. La clave es dejar que la película siga su curso, sin dudar. Así es como se toma el control absoluto.

En cuanto a contarse las fantasías, no es obligatorio, aunque si el silencio se basa en un sentimiento de culpa, conviene como mínimo explicárselo a un terapeuta. Asimismo, una fantasía de la pareja muy perturbadora es un tema de discusión y adaptación; no hay que presionar al otro para que acepte algo que detesta. Las parejas desinhibidas se contarán sus fantasías (prueba con la asociación libre justo antes del orgasmo si sois tímidos). En realidad, las parejas que se comunican las buscan y las introducen en el menú sin previo aviso: no existe comunicación más absoluta. Si la fantasía no os excita a los dos por igual, la respuesta sí lo hará. Así que decid una frase provocativa cada uno por turnos, para crear la historia. Poneos deberes, para producir una «redacción» como preámbulo para la próxima vez. Pídele a tu pareja que te diga (o te dé) lo que más le gustaría verte puesto cuando os reunís para hacer el amor, y llévalo en la siguiente ocasión. Tras algunos grandes orgasmos juntos, todas las fantasías se comparten, salvo las más extrañas.

Es tentadora la idea de pasar a la acción. Pero la esencia de la fantasía es que lo que uno sueñe sea a veces lo que, con razón, le dé miedo hacer, así que vigilad a la hora de hacer realidad la fantasía. Si tu fantasía es un trío, mejor cerrar los ojos y fingir que las manos de tu pareja pertenecen a otra persona, es una opción mucho más segura que reproducir escenas multitudinarias (*véase* grupos de cuatro o más, páginas 268-269).

Los juegos teatrales son otro asunto, más aceptable porque están absolutamente bajo vuestro control. En la intimidad interpretad al amo, el ama, el médico guapo, o la granjera encantadora. Él puede ser el sultán turco, cuya concubina elegida entra en el dormitorio desnuda y en la oscuridad se cuela bajo las sábanas a los pies de la cama y serpentea por todo el cuerpo del hombre para darle placer. Ella también puede ser Gulbeyaz —la esposa del sultán en el *Don Juan* de Byron—, que recibe a su semental preferido. Hacedlo por turnos.

respiración

No es sólo un ritual místico —aunque el *Kama Sutra* se concentra en ella—, sino una manera de conectar antes del sexo. De pie, sentados o estirados, utilizad la respiración vientre con vientre. Continuad hasta que estéis sincronizados, luego bajad el ritmo juntos, con cada respiración, hasta que sea profunda y constante.

Para pasar a la excitación, respirad hacia dentro y hacia arriba como si os saliera el aire por la coronilla; luego dejad escapar el aire haciendo ruido, con la pelvis meciéndose un poco hacia delante y los músculos del suelo pélvico estirando hacia arriba (*véase pompoir*, página 188). Si se practica antes de hacer el amor, esta «respiración ardiente» tántrica enseguida crea energía sexual. Si se hace durante el acto, ayuda a moveros juntos.

Utilizad la respiración también para controlar el orgasmo. Él puede respirar por la nariz y hacia el estómago, despacio y con constancia, para engañar a su cuerpo y que se contenga; cuando esté listo para adentrarse en el clímax, debería cambiar a una respiración por la boca corta y brusca. El truco para ella, cuando le cueste llegar al orgasmo, es hacer lo que no esté haciendo ya: contener la respiración en vez de dejar escapar el aire, o al revés.

Para algunas personas, la excitación no va ligada a la respiración, sino a no respirar a propósito; bloquear el acceso al oxígeno y la adrenalina es una forma natural de potenciar la sensación. Puede que ya estés dejando de respirar de forma espontánea en el momento del clímax. Para reproducirlo deliberadamente, contén la respiración mientras llegas al punto de no retorno (*véase* fase de meseta, página 183). Sin embargo, aunque te lo pidan, no bloquees las vías respiratorias de una pareja: la asfixia de la película *El imperio de los sentidos* (1976) puede parecer sensual, pero él muere al final. Se puede tener la misma sensación de forma segura con el coito invertido (*véase* inversión, página 161).

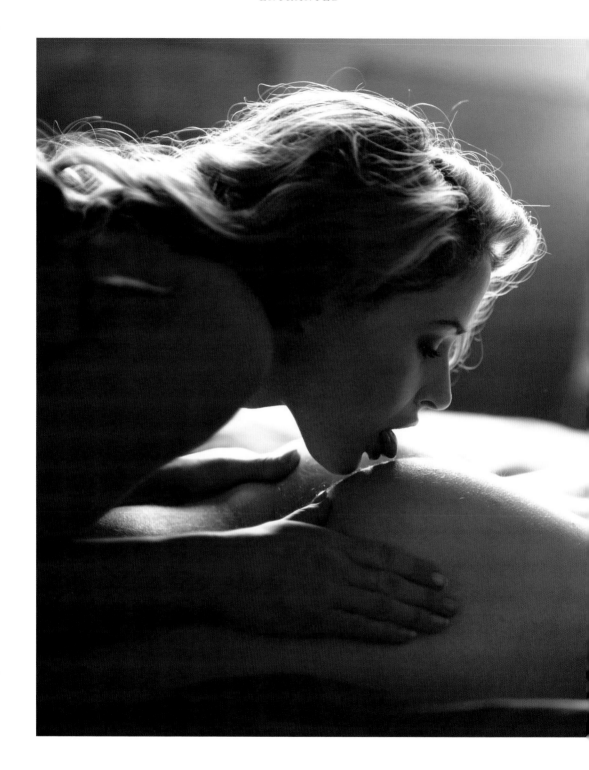

baño de lengua
recorre sistemáticamente
cada centímetro con largas
caricias, lentas y amplias,
con la lengua

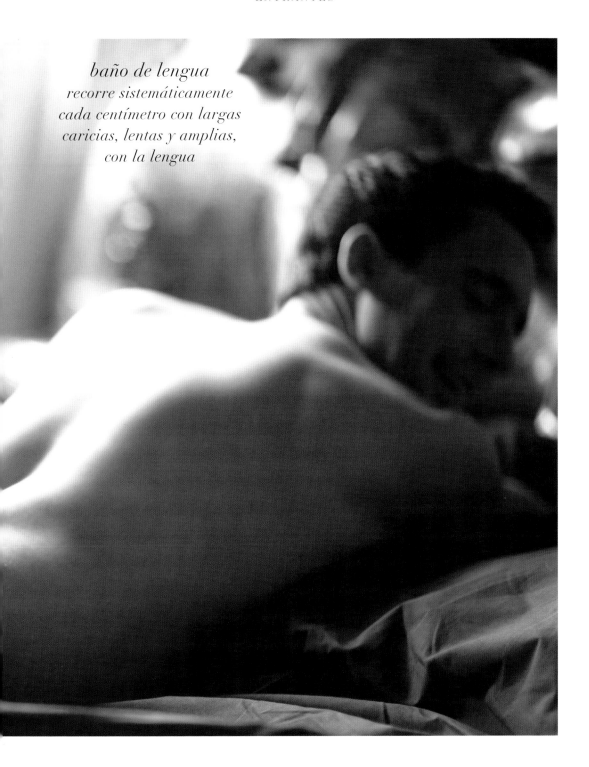

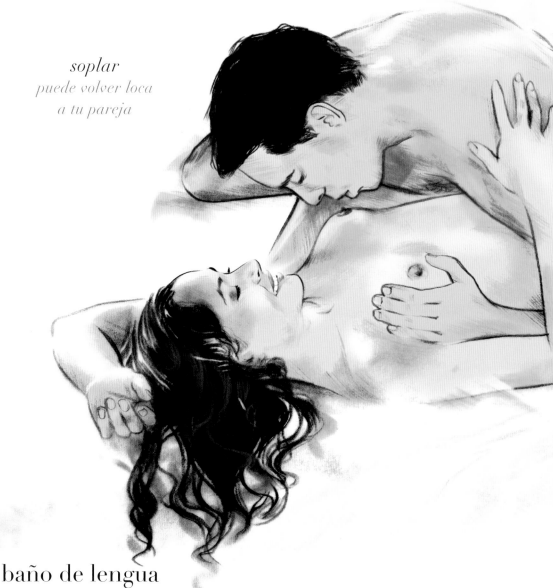

soplar
puede volver loca
a tu pareja

baño de lengua

Recorred de forma sistemática cada centímetro de vuestra pareja con caricias largas, lentas y amplias, con la lengua. Tened un vaso de agua a mano para humedecer la boca, o mordeos la lengua con suavidad para que la saliva siga fluyendo. Empezad por detrás, dadle la vuelta y cubrid la parte delantera después, para estar en posición de continuar hasta el coito o el sexo manual u oral. Si lo hace la mujer, cubre toda la superficie disponible mediante caricias lentas con la vulva abierta, y continúa con una estimulación pausada o poniéndose a horcajadas. Toda esta secuencia tiene fama de ser el truco femenino en las relaciones sexuales tradicionales en Croacia. Las versiones reducidas cubren zonas concretas de la misma manera.

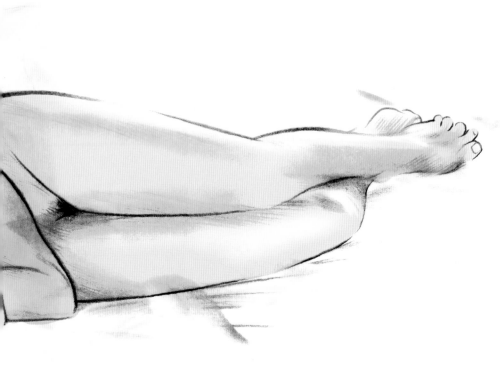

soplar

No en el sentido del argot (*véase* estimulación oral, páginas 136-141), sino en el de crear una corriente de aire en la piel de cualquier parte del cuerpo, ya sea con los labios o con un secador con el aire caliente encendido. La mejor manera de humedecer una zona erógena es con la lengua, aunque se podría empezar cuando la pareja sale de la ducha; para operaciones más extensas, usad loción o agua rociada como la lluvia fina que se utiliza para las plantas domésticas, o bien las distintas variantes que se venden en las tiendas eróticas de instrumentos para hacer cosquillas y espráis.

El aire en una superficie sensible húmeda produce una sensación que a algunas personas les hace perder la cabeza: experimentad a pequeña escala, utilizando los recursos naturales (la saliva y el aliento). En el caso de los lóbulos de las orejas, inspirad, no espiréis, o ensordeceréis a la pareja. En otros lugares, utilizad exhalaciones constantes y continuas con los labios a un centímetro de la piel. Es la secuela natural de un baño de lengua (*véase* página anterior). Para una operación de mayor envergadura, utilizad el secador y adjuntad un par de plumas a la boca del secador (*véase* plumas, páginas 113). No uséis una fuente de aire fuerte (*véanse* infladores, página 250, y peligros, páginas 260-261), ni sopléis en la vagina o en ningún otro orificio corporal (excepción de la boca).

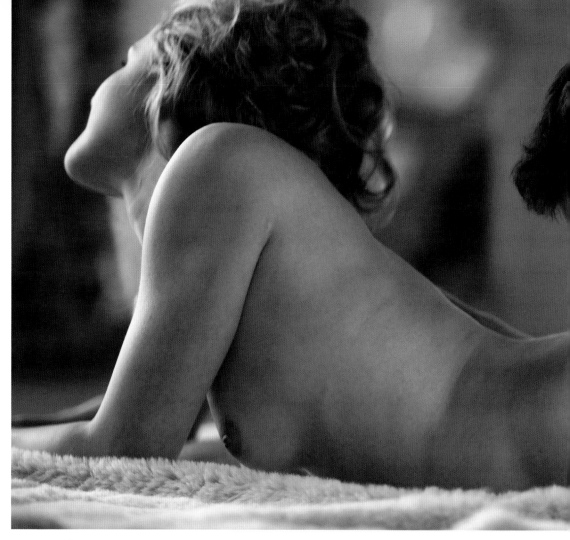

mordiscos

Los expertos hindúes en erotismo los distribuyeron en una extensa clasificaron. Un mordisqueo suave (del pene, los pechos, la piel, los dedos, las orejas,
los labios vaginales, el clítoris, el vello de la axila) forma parte del repertorio
general de la excitación. Los mordiscos fuertes en el momento del orgasmo
excitan a algunas personas, pero a la mayoría les hace perder la libido. Algunas personas tienen más tendencia a morder que otras; recordad que a menudo vuestra pareja os hará lo que en realidad quiere que le hagan.

Los moratones, en el cuello y otras partes, que excitan sexualmente a
algunos amantes cada vez que estos los ven, no se hacen mordiendo, sino
con besos de succión fuertes y continuos. Practicad en la palma de la mano.
Comprobad antes de empezar que el otro acepta que se le dejen marcas;
si no, que la succión sea suave. Si va demasiado lejos, la aplicación de un cu-

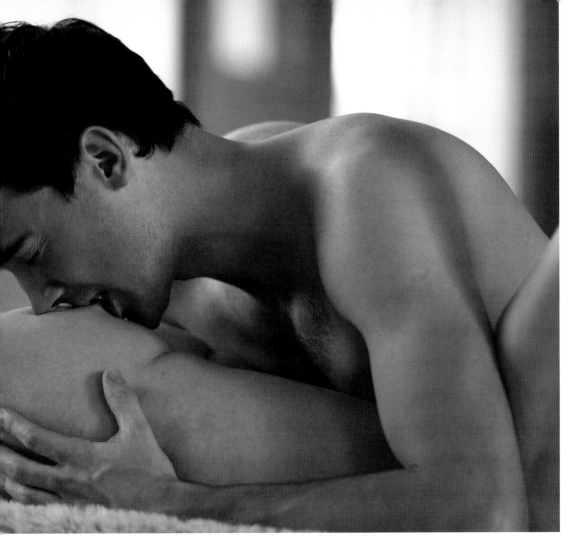

mordiscos
mordisqueo suave, presión fuerte, moratones

bito de hielo aliviará los daños, luego utilizad árnica y cubrid la marca con maquillaje.

Procurad no morder los genitales, o cualquier parte del cuerpo, durante el orgasmo o cerca del mismo. Las mandíbulas pueden contraerse y podéis morder con mucha fuerza. De hecho, no tengáis nunca un orgasmo con un pecho, un pene, un clítoris o un dedo en la boca. La necesidad de morder se puede canalizar en algo neutral como la ropa o el pelo, y siempre debería ser así si existe riesgo de sexo no seguro. Al parecer, en este caso, el programa de reflejos de los mamíferos es demasiado fuerte para el goce humano.

onanismo

Por mucho sexo que practiques, probablemente seguirás queriendo disfrutar de la masturbación con la mano, no sólo durante períodos de separación, sino cuando te apetezca tener otro orgasmo, o el control de tu propio cuerpo. (Ella también puede utilizarlo para aliviar el dolor del período o poner fin a la menstruación.)

A pesar de que en sus orígenes era una cuestión de celebración desinhibida –los antiguos egipcios pensaban que todo su mundo había sido creado por la eyaculación del dios Atum tras una masturbación–, el darse placer uno mismo pronto empezó a tener mala prensa. Los comentarios críticos empezaron cuando la humanidad se dio cuenta de que el semen estaba relacionado con la concepción, y los textos religiosos empezaron a decir que «derramar la semilla» era un despilfarro. Después, Samuel-Auguste Tissot,

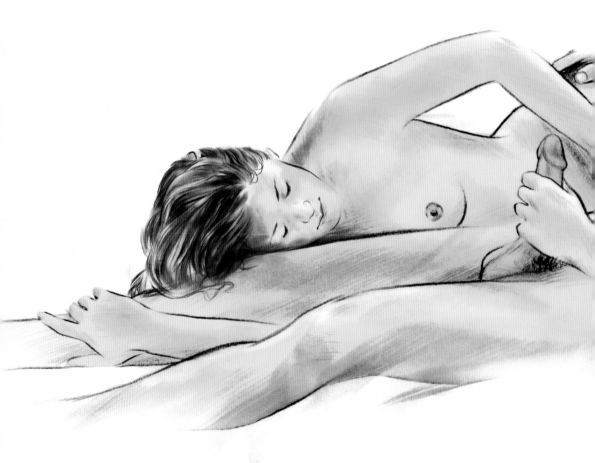

médico suizo del siglo XVIII, relacionó la masturbación con la visión borrosa y alimentó un mito duradero, y absolutamente erróneo. Hoy en día, los complejos son distintos, pero igual de fuertes, así que seamos claros: que uno se masturbe no significa que tenga una mala vida sexual, y si la pareja se masturba, no significa que él o ella estén insatisfechos. La masturbación en solitario es distinta del sexo en pareja, pero no inferior, de la misma manera que el sexo oral es diferente del coito. Podemos, y tal vez deberíamos, permitirnos disfrutar de ambos.

En solitario o juntos, no adquieras un hábito. La manera preferida será más rápida y fácil, pero puede que permita menos flexibilidad en las rutas hacia el orgasmo, mientras que la variedad mantendrá todas las opciones abiertas. Así que cambia por costumbre. Varía la posición, oprime una al-

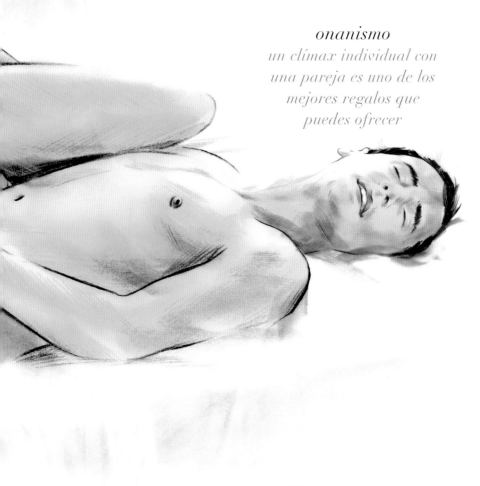

onanismo
un clímax individual con
una pareja es uno de los
mejores regalos que
puedes ofrecer

mohada, utiliza un juguete en algún orificio, juega en el baño, experimenta con un vibrador. Todo esto sirve tanto para los hombres como para las mujeres. En internet hay muchas más sugerencias.

Las parejas que se aman no sólo aceptan los patrones de masturbación mutuos, sino que los consideran una manera de aprender. Llegar al orgasmo solo delante de la pareja es uno de los mayores regalos que puedes ofrecer. Él debe observar con atención; según Masters y Johnson, pioneros en la investigación del sexo, ninguna mujer lo hace exactamente de la misma manera. La mujer tiene que aceptar que la fuerza de la masturbación masculina depende de la concentración, no de la agresividad. Si ella se excita en vez de desconfiar, todo pasará a un plano más elevado.

Algunas mujeres se sienten excluidas o rechazadas si encuentran a su pareja masturbándose. Si notas vibraciones cuando él cree que estás dormida y quieres intervenir, acaba tú a toda velocidad, o empieza despacio y con estilo, antes de sacarlo de su miseria. La imagen inesperada de una mujer procurándose un orgasmo cuando él no se puede mover resulta increíblemente excitante para la mayoría de hombres. Asegúrate de que él no puede soltarse. Veros gozar del último orgasmo por separado pero juntos es un gran final para cualquier sesión.

pelea

Las discusiones ocasionales, que todos los amantes experimentan, no tendrían nada que ver con el sexo si a algunas parejas no les excitaran directamente, a menudo sin saberlo. Que la verdadera rabia tiene efectos eróticos es algo que pertenece al verdadero folclore. Pero seamos claros. Ni él ni ella deberían tolerar la violencia real, ni nada que no cese cuando tú digas que pare; en caso contrario, ese tipo de comportamiento perdurará o irá aumentando, por mucho que el agresor se disculpe (*véase* recursos, páginas 276-279). La auténtica violencia maliciosa por parte de una pareja es una causa común de muerte o heridas. No lo aguantes, y no le des una segunda oportunidad: vete y/o acude a la policía. Los salvajes sádicos no se curan con amor.

Volvamos a la vía principal. Como ya hemos resaltado varias veces, nuestra imagen del amor no acepta los elementos de contundencia que existen en la sexualidad normal, que nos hace propensos a mezclar la energía erótica con auténtico rencor o rabia, y confundir dos cosas bastante distintas. La necesidad de cierto grado de energía en el sexo, en vez de ese tipo de amor apelmazado y etéreo que propaga la tradición, es estadísticamente bastante normal. Sin embargo, la manera de satisfacer esa necesidad no es valiéndose de riñas para alimentarla, sino aprendiendo cuáles son los usos intencionales del juego. Es cierto que una pareja muy dulce se puede bloquear con la agresión, o sentirse desconcertada por una petición del tipo «tómame». A él (o ella) probablemente le hayan enseñado a no tratar así a una pareja; de hecho, si es excesivamente dulce, puede que sienta una gran necesidad de hacerlo. Pero todo eso se puede hablar, tú puedes ayudar a tu pareja a aprender los usos del juego sexual sin necesidad de mezclarlo con rencores y frustraciones reales de la vida diaria que se os pueden ir de las manos. Si él es muy dulce, no le pinches, enséñale.

En una pareja con una energía normal, no te avergüences si discutís de verdad (la mayoría de la gente lo hace), pero no lo consideres un placer ni una manera de encender la excitación sexual de la pareja. Utiliza el juego. Fomenta las conversaciones de cama para desbloquear fantasías; preguntaos justo después del orgasmo: «¿Qué te gustaría hacerme, o que te hiciera, ahora?», donde «ahora» representa el nivel de la fantasía (*véase* canto de los pájaros por la mañana, páginas 194-195). Como casi siempre ocurre con los seres humanos, en general los simbolismos cumplen mejor su objetivo que las sentencias demasiado literales.

Algunas parejas se divierten mucho con peleas extensas, premeditadas o improvisadas, que recuerdan a la «lucha amorosa» de la tradición antigua. (Tal vez por eso la lucha libre con personas del mismo sexo −a menudo con el añadido del barro− se considera hoy en día excitante, y los luchadores de sumo son unos importantes símbolos sexuales en su país.) Los entusiastas se imponen dificultades: límites de tiempo, nada de mordiscos ni arañazos, etc. La mayoría de la gente tiene suficiente con una pelea bastante contundente pero razonable; otros practican complicados juegos del tipo «encontrar al culpable y pegarle» (no juguéis con errores reales). Las mujeres (y los hombres) que disfrutan con una sensación adicional de indefensión discrepan sobre si es más intensa cuando las sujetan o cuando están atadas: ambos sexos pueden extraer buena parte de la energía necesaria en el proceso real de búsqueda del orgasmo. Una vez se las entiende, ninguna de estas necesidades asusta, y se pueden parar pasando del sexo a la crueldad, o a los resentimientos normales que sienten dos personas que conviven. En realidad, tienden a suavizarlos.

Nada de lo que hemos dicho excluye la ternura en el sexo. Si no habéis aprendido que la energía sexual puede ser tierna, y la ternura, contundente, no habéis empezado a jugar como verdaderos amantes. Si tenéis una pelea real, aseguraos de terminarla en la cama. Por lo menos es la mejor manera de acabar.

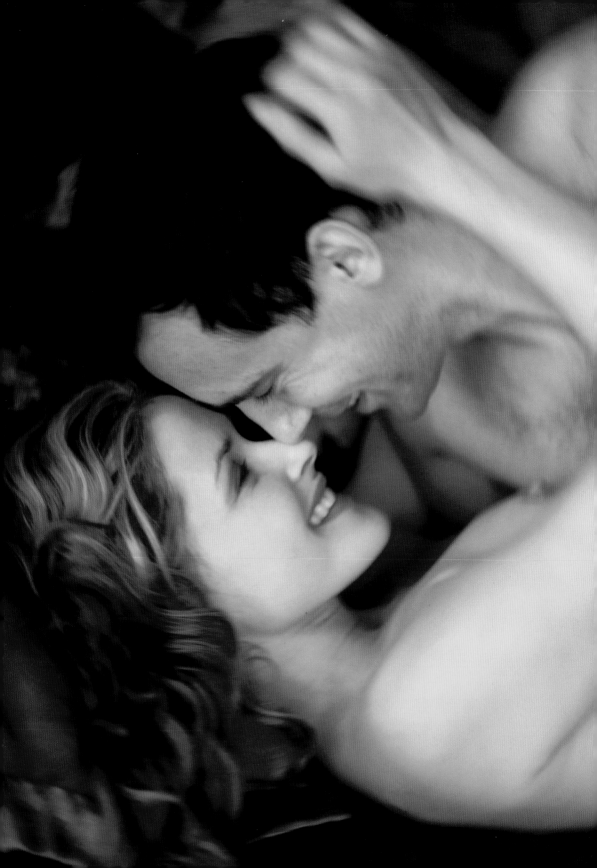

platos

principales

posturas

A lo largo de la historia se ha invertido infinidad de tiempo, sobre todo por parte de personas que enseñan pero no practican, en describir y poner nombres sofisticados a más de 600 posturas: coleccionarlas responde a una afición humana por la clasificación. La mayoría de posturas que no son extremas surgen de forma natural, y pocas de las extremas merecen más que una sola visita por curiosidad. Lo único que lamentamos es la pérdida de los nombres sofisticados, en árabe, sánscrito o chino, que se les ha otorgado en diferentes culturas y durante siglos.

Hoy en día la mayoría de la gente conoce las más obvias y ha aprendido cuáles provocan un orgasmo rápido o lento y cómo utilizarlas en serie. Algunas personas, por motivos simbólicos o anatómicos, sólo pueden llegar al orgasmo en una o dos de ellas.

Su exploración indicará cuáles encajan en situaciones especiales, como el embarazo, la discapacidad, las diferencias de altura, etc. Sólo probando se sabrá cuál funciona mejor, para llegar al orgasmo. A menudo las parejas empiezan probándolas todas, pero de forma casi inevitable acaban con una o dos, y recurren al libro para ocasiones especiales.

Algunas de las fantasías realmente salvajes de los manuscritos orientales sí tienen sentido: la mujer a horcajadas que, en los dibujos mugales, balancea lámparas encendidas en las manos, la cabeza y los hombros o dispara a un objetivo con un arco demuestra que puede volver loco al hombre sólo con los músculos vaginales mientras mantiene el resto del cuerpo quieto (*véase pompoir*, página 188). Otras son místicas o puramente gimnásticas. Todas las posturas que mostramos son practicables (y se ha probado si encajan, cuando no si se alcanza el orgasmo con ellas) y más o menos satisfactorias según la

posturas

*incluso el músico de mayor talento tiene
que practicar, pero en el amor, lo aprendido
nunca se olvida*

inclinación. Recomendamos que para cada truco nuevo organicéis una sesión previa de prácticas. Cuando una sofisticación que ambos deseabais —ya
sea una postura complicada o un truco como las ataduras, que se debe realizar rápido y con eficacia—, suele ser porque habéis intentado aplicarla «sin
preparación» y os habéis hecho un lío, habéis perdido el hilo y acabado la-
mentando el intento, que desecháis para siempre, lo que es una lástima.

Es bueno anticiparse; primero fantasead con ello, sentaos juntos, planead,
ensayad. Luego situad la verdadera prueba en los períodos de espera entre
los asaltos, cuando ambos estéis lo bastante excitados para no sentiros ridículos, pero no dispuestos a acabar del todo: probadlo mientras esperáis la siguiente erección. Recordad que incluso el músico de mayor talento tiene
que practicar, pero en el amor, lo aprendido nunca se olvida. Si funciona la
primera vez, deberías lograr la erección, en ese caso dejaos llevar. Eso significa que podéis ensayar algo nuevo para cada ocasión especial, dominando

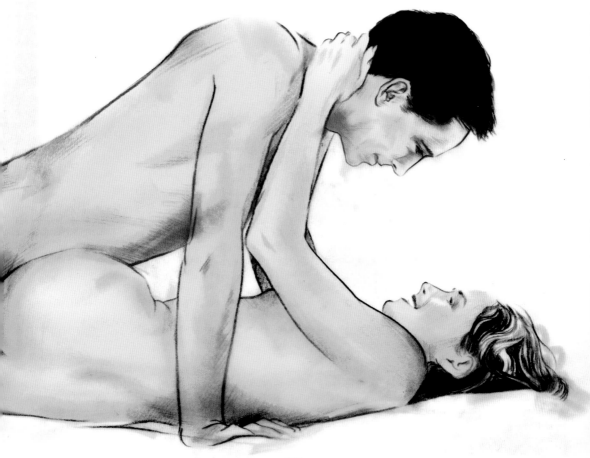

cada movimiento, pero conteniéndoos a propósito y sin ponerlo en práctica hasta el momento acordado. El hecho de haberos frenado hará que la recompensa sea mayor llegado el momento.

Para practicar, tenéis que intentarlo con una erección completa. Cuando la obtengáis, haced el esfuerzo y probad una nueva postura, ya sea sin movimiento, si estáis decididos a esperar a más tarde, o para cambiar tras algunos intentos a otra cosa. Por supuesto, si funciona bien, también podéis continuar de esa manera.

posturas
ensayad algo
nuevo para
cada ocasión
especial

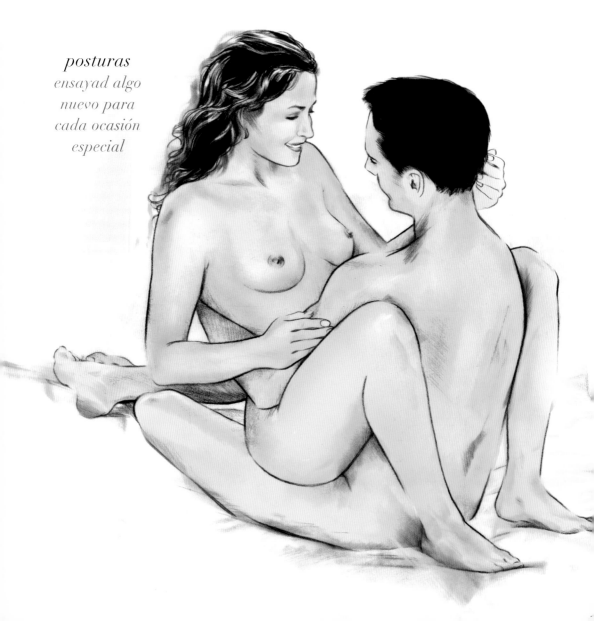

estimulación manual para ella

El sexo, para todos los hombres y muchas mujeres, empieza en la clase de manualidades, tanto cuando empezamos a descubrir nuestro propio cuerpo como cuando empezamos a tener acceso al de los demás. Para ambos sexos, es básico el entrenamiento: en el sexo mutuo, una buena manualidad no tiene competencia. Una pareja que puede masturbarse mutuamente con auténtica habilidad puede hacer todo lo que quiera, y la generación que ha sido educada para masturbarse con placer desde la preadolescencia empezará con muy buen pie para provocar ciertas actitudes sensuales. La estimulación manual no es un «sustituto» del coito vaginal, sino algo bastante distinto, que proporciona un orgasmo diferente, y el que uno se provoca a sí mismo es distinto del incitado por la pareja. En el caso del coito completo, es un preparativo, para provocar una erección en el hombre, o para ofrecer a la mujer uno o más picos preliminares antes de la penetración. Tras el coito, es la introducción natural a un segundo asalto.

Él tiene que observar cómo se masturba la mujer. La mayoría de hombres descuida los labios vaginales a favor del clítoris, pero toda la vagina necesita atención. El roce del clítoris puede ser tan alucinante para ella como lo es para el hombre una masturbación lenta, pero puede resultar dolorosa si es torpe, demasiado dura, sin lubricación (ya que el clítoris no produce su lubricación), si se repite demasiado a menudo o justo después de un orgasmo logrado así. El punto ideal de presión varía en cada momento, así que él debería permitir que la mujer le guíe al lugar correcto. La mayoría de hombres creen saberlo de forma automática, y a menudo se equivocan.

Para los preparativos, probablemente el mejor método sea con la palma de la mano en la vulva y el dedo del corazón entre los labios, moviendo la punta dentro y fuera de la vagina, mientras la base de la palma presiona con fuerza justo encima del pubis, aunque pocas mujeres llegarán al clímax sólo con eso. Lo más importante es el ritmo constante, de acuerdo con los movimientos de cadera de la chica, y alternando con estiramientos suaves del labio; luego un ataque completo en el clítoris y su campanilla con el dedo índice o el meñique, con el pulgar en el interior de la vagina. Para una respuesta más rápida, él puede sujetar a la chica abierta con una mano y trabajar con suavidad con todos los dedos de la otra. El hombre tiene que cambiar a la lengua de vez en cuando si la mujer se seca, para no irritarla (*véase* disparadores, página 153).

En cuanto a la penetración con toda la mano, la mayoría de mujeres la aprueban, mientras que a otras les gustan varios dedos, no sólo por la sensación de plenitud, sino también por la profunda intimidad que implica. Él debería acercarse con un dedo, luego dos, y así sucesivamente.

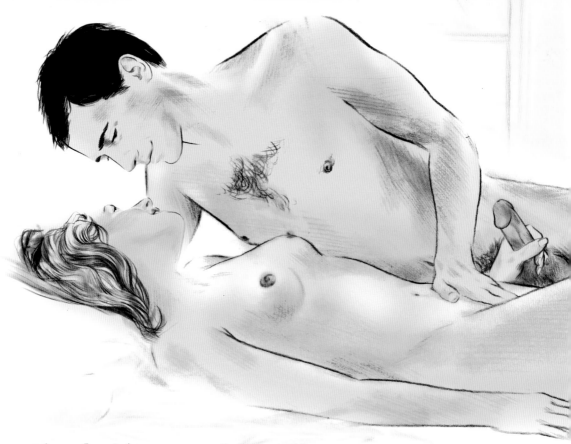

estimulación manual para él

Una mujer que posee el don divino de la lascivia y ama a su pareja le masturbará bien, y la que sepa cómo masturbar a un hombre –con sutileza, sin prisas y sin piedad– casi siempre será una pareja excepcional. Necesita una empatía intuitiva y disfrutar de verdad con un pene, sujetándolo justo en el lugar correcto, con la cantidad precisa de presión y movimiento, calcular los tiempos de su acción en ráfagas para coincidir con la sensación del hombre, hacer pausas o reducir el ritmo para mantenerlo en suspense, aumentar la velocidad para controlar su clímax. Algunos hombres no soportan una masturbación competente de verdad hasta el clímax a menos que estén atados (*véase* cuerdas, páginas 256-257) y prácticamente ninguno puede estarse quieto durante una masturbación lenta (*véase* masturbación lenta para él, páginas 269-271).

Las variaciones pueden ser infinitas, aunque ella no tenga la opción de retirar el prepucio, que de nuevo presenta dos matices bastante distintos. Si el hombre no está circuncidado, probablemente ella tendrá que evitar rozar el glande, a no ser que busque efectos muy especiales. Su mejor asidero está justo debajo de la hendidura, con la piel retirada a ser posible, y utilizando

estimulación manual para él

una mujer que sepa masturbar a un hombre con sutileza, sin prisas y sin piedad será una pareja excelente

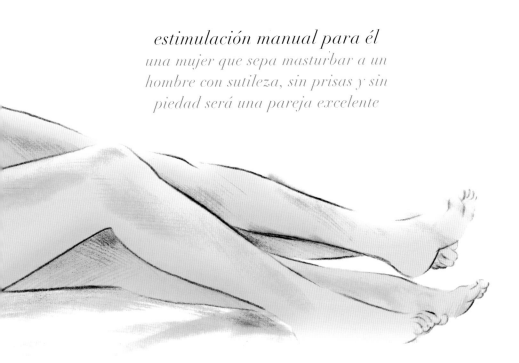

las dos manos, una sujetando el pene firme, o acariciando el escroto, la otra formando un anillo con el pulgar y el dedo índice, o agarrando con toda la mano. Ella debería ir variando y, en una masturbación prolongada, cambiar de mano con frecuencia. El manual erótico *Les Paradis Charnel* (1903) sugiere que ella junte las manos, con los pulgares cruzados y los dedos entrelazados, y cree una vagina para él, humedeciéndose las palmas de la mano primero con saliva, una manera clásica de terminar el coito tradicional sin riesgo de embarazo, aunque, por supuesto, no es un anticonceptivo seguro.

Para lograr un orgasmo completo, ella se sienta con comodidad en el pecho de él o se arrodilla a horcajadas sobre él. Durante toda sesión sexual prolongada, vale la pena provocar un orgasmo —por lo general el segundo o el tercero si él aguanta— de esta forma en concreto. Vale la pena dedicar tiempo y esfuerzo a perfeccionar esta técnica.

Otra técnica es hacer rodar el pene como si fuera masa entre las palmas de las manos, más para provocar una erección que un orgasmo. Ella puede probar a copiar el método favorito del hombre de masturbación individual. Si ella impone su ritmo, puede tener un efecto distinto y asombroso.

estimulación oral para ella

En la primera mitad del siglo XX, los besos genitales, o más bien los tabúes sobre ellos, eran el pretexto estrella para el divorcio, basándose en la perversidad, la crueldad, etc. Hemos avanzado algo desde entonces: ahora existen libros de texto que tratan el tema, y este aparece en películas. Aparte de las preferencias y aversiones personales, hoy en día la mayoría de la gente sabe que, cuando hay limitaciones de seguridad (*véase* sexo seguro, páginas 96-98), es uno de los mejores elementos de la intimidad sexual. Quién va primero es claramente una cuestión de preferencias, pero uno puede proporcionar a la mujer docenas de orgasmos preliminares de esa manera, todos los que pueda aguantar, y aun así ella querrá seguir adelante, de modo que más vale que el hombre se reserve para después.

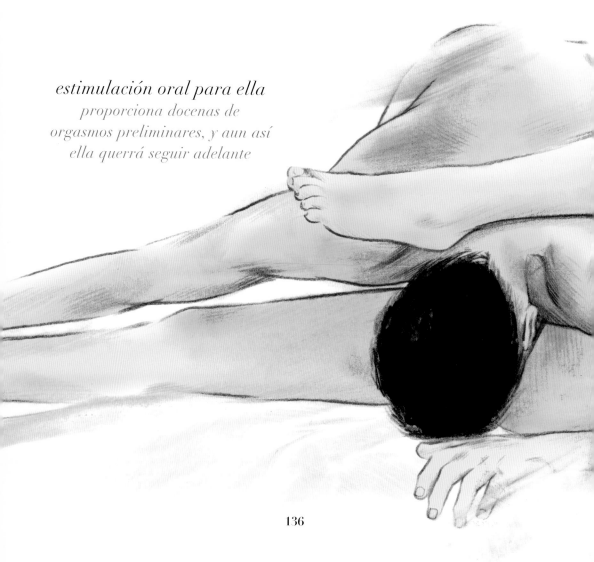

estimulación oral para ella
proporciona docenas de
orgasmos preliminares, y aun así
ella querrá seguir adelante

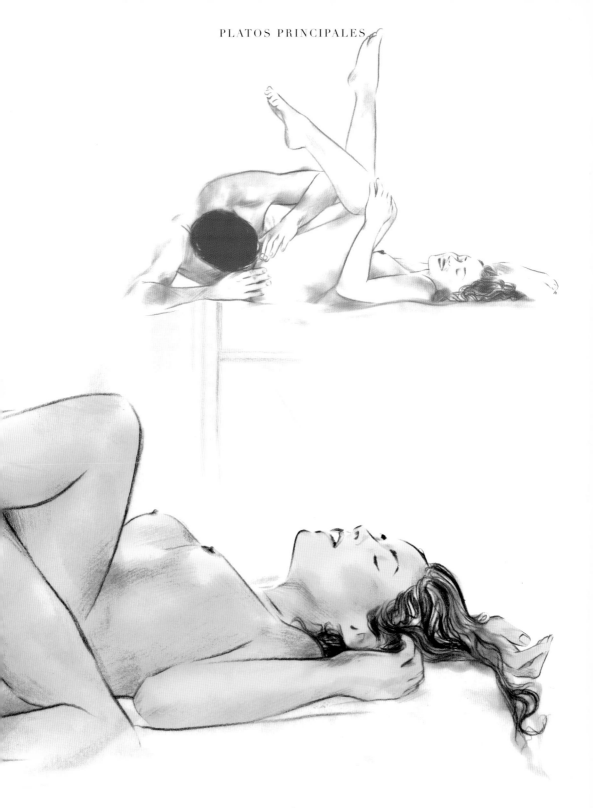

El olor genital es una parte importante del sexo oral, lo que significa que los dos miembros de la pareja deberían lavarse a menudo, pero no justo antes: deben conocerse el uno al otro lo bastante bien para decirlo si en algún momento es desagradable. Los anticonceptivos también pueden alterarlo. Los comerciantes de desodorantes íntimos y toallitas vaginales sólo dan muestras de inexperiencia sexual. Muchas mujeres no son conscientes de hasta qué punto sus *cassolettes* (*véase* páginas 43-44) son su arma secreta. Algunos hombres presentan una reacción intensa a este aroma natural sin darse cuenta, y un toque detrás de las orejas en un baile, antes, o en vez del perfume embotellado habitual, puede ser infalible. El aroma del hombre, en cambio, le gustará más a ella cuanto más lo quiera. Lavaos con regularidad, y utilizad los desodorantes.

Ella se puede arrodillar a horcajadas y entregarse, primero rozando, luego abriendo, mientras él acaricia con la lengua desde la vagina hasta el clítoris, tirando del glande femenino cada vez que lo alcance (*véase* placer clitorial, página 142).

Cuando es iniciativa del hombre, puede probar con la postura en cascada, si puede sujetar a su pareja. En realidad, sólo es una versión de pie del sesenta y nueve (*véase* página 143), pero le da a ella la sensación única de un orgasmo boca abajo. Para colocarla así, él la estira boca arriba en la cama, con la cabeza en el borde, se pone de pie a horcajadas en su cara, luego se agacha y la coge, con las piernas femeninas alrededor del cuerpo del hombre. Ella le puede devolver el beso si es acrobática, pero cerca del orgasmo sería mejor que lo deslizara entre sus pechos o lo cogiera con la mano, y se abandonara al orgasmo completo.

Para el primer beso genital con una mujer inexperta, él puede con la mujer boca arriba en la cama, sentarse en el borde, casi de cara a los pies de ella, besarla por todo el cuerpo, luego tender la mano y coger la pierna más lejana de ella y besarle el pie. Después él puede deslizar rápido el codo más próximo por la rodilla levantada de la chica, abrirla, y besar con suavidad los labios cerrados hasta que ella esté preparada para recibir caricias con la lengua cada vez más profundas.

Cada vez menos mujeres se sienten inhibidas por el sexo oral, aunque algunas no obtienen placer practicando sexo oral al hombre. Algunas mujeres al principio no pueden llegar al orgasmo sin un beso genital prolongado, un hecho que los libros amorosos indios reconocen. En el caso de una mujer muy tímida (o un hombre), probadlo en la oscuridad, pero probadlo.

estimulación oral para él

Un buen sexo oral es tal vez uno de los regalos más apreciados que una mujer puede hacer a un hombre, y vale la pena practicar para perfeccionar la técnica. Un beso genital espontáneo a la pareja es uno de los gestos más conmovedores de toda la experiencia sexual.

Probablemente ella obtendrá los mejores resultados con lo que los chinos llaman la postura de «la flauta de jade», un instrumento que se toca de la misma manera que una flauta dulce, de cara a él, con los pulgares por debajo y los dedos encima. La técnica que utilice ella depende de su pareja, de si, por ejemplo, si está circuncidado. No a todos los hombres les produce placer el contacto de la lengua o los labios con el glande. Para algunos, es el éxtasis; otros prefieren mover el prepucio por encima del glande cubierto con el pene sujeto. En la mayoría de parejas, los diferentes tipos de mordisqueos y recursos parecidos descritos en los manuales de sexo surgen de forma natural. Uno los descubre a base de enseñar y aprender.

Para una postura masculina más activa y un orgasmo rápido, ella se tumba boca arriba –mejor cualquier postura en la que él pueda estar de cara a los pies de la mujer, para que el pene siga la curva natural de la garganta– y él practica el coito oral con la plenitud y profundidad que ella pueda aguantar. Se llama «garganta profunda», y no es para la primera noche, ya que requiere negociación. Ella debe mantener los dientes separados y crear una vagina con los labios y la lengua, luego deslizar el pene lo máximo posible, espirar y finalmente tragar para completar la penetración. Entonces él puede empezar a embestir. El hombre debe mantener un poco el control, para evitar mordiscos involuntarios.

Algunas mujeres lo hacen y a otras no les gusta que el hombre llegue hasta el fondo y eyacule (si le quieren mucho, puede que eso marque la diferencia, pero no siempre). Aquellas a las que no les guste pueden parar justo antes de llegar ahí y cambiar a otra cosa (entre los pechos, por ejemplo), o comprimir con las dos manos para ganar tiempo, aunque hay que estar alerta y no siempre funciona. También se puede echar a perder el orgasmo de él.

Otras mujeres, una vez acostumbradas, no consideran que la experiencia esté completa hasta que su amante no eyacula. John Hunter, médico del siglo XVIII, escribió: «El semen, por el olor y el sabor, parecería una sustancia empalagosa; sin embargo, una vez en la boca, produce un ardor parecido al de las especias». Si lo que desagrada es la ligera amargura, y no la idea en sí, se puede evitar tragando rápido y de una vez para que no toque la lengua. (Si realmente es desagradable, él debería cambiar la dieta para incluir más fruta.) En cualquier caso, siempre se puede preguntar, y las parejas pronto conocen los gustos mutuos.

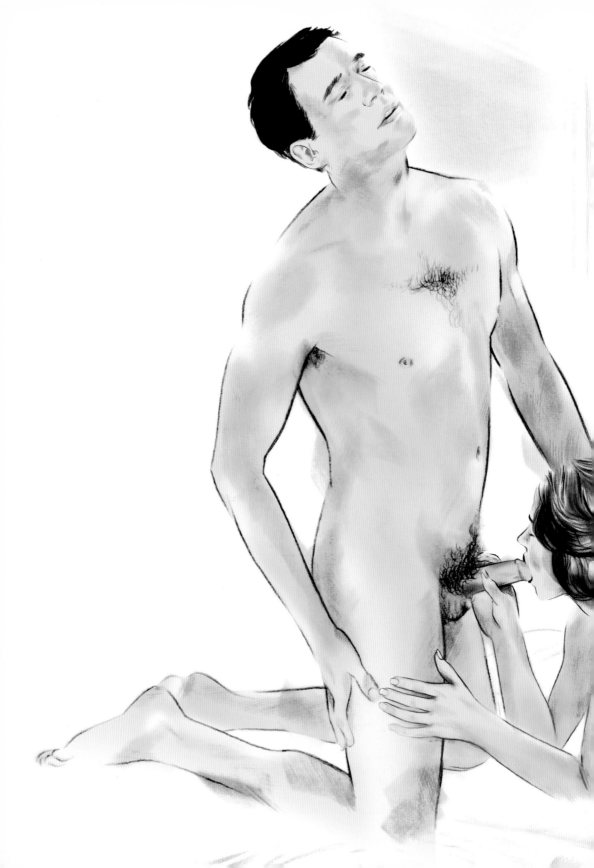

Ella dice: «Las arcadas son un reflejo absolutamente natural si se mete algo grande en la garganta, así que si ella tiene arcadas, puede que no sea porque lo deteste, sino porque no pueda evitarlo. Un pene grande también estira la boca bastante, así que sé considerado». Tirar de la cabeza de la mujer hacia él sin su permiso es uno de los pocos pecados de dormitorio casi imperdonables. El hombre siempre debe garantizar que ella controle el ritmo y la profundidad del beso.

Algunos hombres son incapaces de experimentar un beso genital, por breve que sea, sin eyacular de forma incontrolable. Deberían reservarlo hasta que necesiten otra erección, ya que es una manera muy eficaz de despertar a un muerto.

estimulación oral para él
uno de los gestos más conmovedores
de toda la experiencia sexual

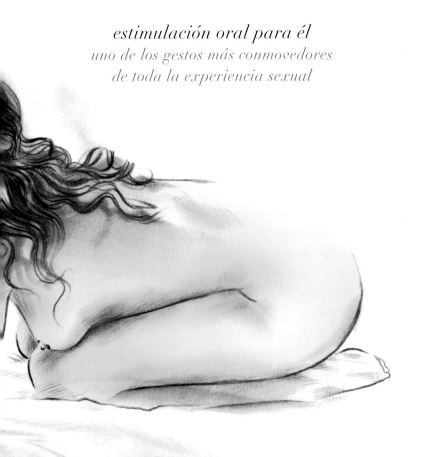

placer clitorial

A menos que hayas estado atrapado en la jungla durante los últimos cincuenta años, probablemente serás consciente de lo que las mujeres han sabido siempre, los expertos han negado a menudo y la investigadora sexual Shere Hite confirmó con rotundidad a mediados del siglo xx: lo que proporciona la mayoría de los orgasmos femeninos es la estimulación del clítoris. Por eso dedicamos unos cuantos párrafos al tema.

Empecemos con la cuestión de la validez. Los sexólogos (normalmente hombres) que sugieren que un orgasmo vaginal es un signo de una sexualidad más natural pasan por alto dos cosas: en primer lugar, la cuestión biológica, que indica que, como el pene y el clítoris son equivalentes —algo que ahora sabemos—, uno debería dirigirse al clítoris si quiere obtener de una mujer la misma respuesta enérgica que espera de un hombre; en segundo lugar, la experiencia femenina, que confirma que la mayoría de mujeres llegan al clímax con facilidad, rapidez y sin estrés con la estimulación del clítoris, mientras que el coito normalmente exige un esfuerzo, concentración y unas posturas muy bien elegidas o una mano amiga orientada al clítoris.

Movimientos con el dedo o la lengua arriba y abajo a lo largo del órgano, rápidos coletazos en la punta, chupar con suavidad el glande, presión muy centrada donde se retrae la campanilla: todo eso funcionará para ambos sexos. No hace falta que el hombre sea muy listo, sino que siga su instinto. Sólo una advertencia: adaptaos al tamaño. Donde a él le puede gustar la brusquedad, ella casi siempre querrá algo suave y lubricado; por eso el trabajo con la lengua es a menudo el medio elegido.

¿El coito logra alguna vez el mismo efecto? Por supuesto que sí; su mero simbolismo lo convierte en algo esencial para la actuación completa. Muchas mujeres cuya fisiología se lo permite alcanzan orgasmos supremos así, y las posturas de penetración que estiran o empujan con suavidad el clítoris (*véase* TAC, página 193) son muy funcionales. No obstante, para solucionar esto, la mayoría de parejas combinan y escogen posturas que permiten el acceso a la mano o el vibrador. Con ella encima o por detrás son las preferidas (*véanse* mujer encima, página 158; postura en forma de X, página 165; por detrás, páginas 169-171, y puente, páginas 191-192).

¿El coito por sí solo funciona? No necesariamente, y no si lo asocias con un concepto de obligación. Decir que una mujer «debería» llegar al orgasmo con la penetración es lo mismo que decir que un hombre «debería» alcanzar el orgasmo si se le estira de los testículos. A algunos les pasa, pero no a todos. Determinar la manera de llegar al orgasmo para cada sexo es, en nuestra opinión, un error.

el sesenta y nueve

Que ambos os practiquéis el sexo a la vez está bien, pero tiene algunos inconvenientes. Se necesita atención y cuidado para dar lo mejor a tu pareja; por lo tanto, no puedes enloquecer con ello, al revés que en el coito mutuo: el orgasmo inminente, sobre todo en la mujer, no es compatible con una técnica cuidada, y se puede llegar a morder al hombre. Otro defecto es que en el sesenta y nueve la mujer está mal colocada para utilizar la lengua en la superficie más sensible del glande (eso explica las acrobacias en algunas estatuas de templos indios, que intentan lograr la reciprocidad y un mejor enfoque para la mujer). Los besos genitales mutuos son maravillosos, pero si queréis lograr el orgasmo, por lo general es mejor ir por turnos.

Para algunas parejas, el sesenta y nueve en realidad representa el colmo de la sensación. Como la pérdida de control será absoluta, él debería comprobar primero que la mujer acepta que él eyacule en su boca. La posición con la mujer encima en la mayoría de libros está bien, sobre todo si ella combina el sexo oral con la estimulación manual, pero hace que el hombre tenga el cuello rígido. Es especialmente acertada la postura sin cojines, de lado y en posiciones invertidas, cada uno con el muslo hacia arriba para que ejerza de cojín en la cabeza de la pareja. El hombre puede abrir a la mujer del todo deslizando el brazo por el hueco de la rodilla que queda arriba.

El beso mutuo puede ser largo o breve, el breve es sólo de pasada, mientras que el largo puede durar minutos u horas, según el gusto y la velocidad. Ambos encajan a la perfección entre coitos, además de actuar como entremeses o resucitadores de cadáveres.

Si, por otra parte, lo hacéis por turnos, que empiece él, preferiblemente en la misma postura sin cojines, mientras ella hace muy poco. Luego puede ser su turno, o podéis seguir con el coito y postergar la felación hasta que él haya tenido un orgasmo, haya descansado y esté listo para la siguiente erección. Así ella puede entregarse y observar la técnica mientras lame.

contracepción

El descubrimiento que hizo posible el sexo despreocupado fue, por encima de cualquier otro, la contracepción hormonal. Antes de su aparición, dependía de cubrir la vagina con estiércol de cocodrilo o el pene con un trozo de intestino animal, y aun así la angustia hacía imposible el tipo de juego sexual extenso del que ahora todo el mundo puede disfrutar. Como rezaba el dicho, las parejas plantaban la semilla el sábado por la noche y el domingo rezaban para que la cosecha fracasara. Las mujeres (y sus parejas) que han experimentado la seguridad de los métodos modernos y descubierto la función lúdica del sexo no van a volver por voluntad propia a la antigua seguridad.

Sin embargo, el precio (justificable) de esa libertad es que para cualquier método, excepto los preservativos, ahora necesitamos la orientación de un experto para su prescripción y uso. Por lo tanto, la siguiente información no es exhaustiva —esta la debería ofrecer un profesional sanitario en una consulta (*véase* recursos, páginas 276-279)—, sino una guía orientativa.

La píldora sigue siendo el anticonceptivo más habitual. Las inyecciones, implantes y parches hormonales —y todas sus variaciones y combinaciones— funcionan a grandes rasgos de la misma manera y con el mismo efecto, pero no hay que acordarse todos los días. Las inyecciones e implantes son más permanentes, así que ella debe saber que no va a reaccionar mal a las hormonas antes de optar por esa vía. Los anticonceptivos de urgencia se pueden tomar hasta 72 horas (la píldora) o cinco días (el DIU) después del sexo, y son útiles en momentos de desastre anticonceptivo.

Los dispositivos intrauterinos (DIU), colocados en el cuello del útero, permiten la espontaneidad. Las nuevas versiones hormonales ofrecen una fiabilidad aún mayor. Con tiempo, todos estos métodos son reversibles. La clave es si ella quiere ingerir hormonas que protegen contra algunas enfermedades, aunque puedan hacer que otras sean más probables. Si ella sufre efectos secundarios, debería consultar a un profesional sanitario.

Los diafragmas ofrecen menos eficacia, pero también menos hormonas. Algunas mujeres consideran que taparse antes de tener relaciones sexuales es molesto, y otras encuentran resistencia en sus parejas (aunque si es el único método que ella puede usar, esa resistencia sólo conseguirá que ella se vuelva aprensiva). El diafragma, también puede retener la sangre menstrual si queréis tener relaciones sexuales mientras ella tiene el período, lo que resulta muy cómodo.

El preservativo, masculino y femenino, presenta la gran ventaja de ser el único método que ofrece una verdadera protección. Por lo tanto, no hay que hacer caso de su reputación como anticonceptivo «de introducción»; en todas las relaciones, salvo en las estables (y pasadas por pruebas), es mejor utilizarlos aunque ya estés usando métodos hormonales. La manipulación que implica dejar que la mujer le ponga el preservativo al hombre excita a algunas personas. Como truco especial, ella puede colocarlo con el dedo índice y el pulgar, y luego desenrollarlo con la lengua. Algunos preservativos masculinos con superficie rugosa o con otro tipo de decoraciones que se venden para variar la sensación vaginal son poco fiables. Comprobad que en los paquetes figuran los logotipos de control de calidad. Para obtener pautas sobre su uso, *véase* sexo seguro, páginas 96-98.

La vasectomía y la esterilización son los métodos anticonceptivos definitivos. La versión masculina bloquea los tubos a través de los cuales se desplazan los espermas para encontrarse con el ovario. La operación en el hombre se realiza con anestesia local; en la mujer es un procedimiento mucho más importante. En ambos casos existe un pequeño intervalo antes de que se inicie la protección real, y ninguno garantiza la seguridad frente a infecciones. Además, no es fácil cambiar de opinión, así que hay que contemplar ambas opciones como irreversibles, y si dudáis de la decisión, no lo hagáis. Sin embargo, hoy en día se pueden almacenar esperma u ovarios para utilizarlos más adelante en caso de que cambien las circunstancias.

Si las creencias religiosas obligan al método del calendario (*coitus reservatus* o «ruleta del Vaticano»), utilizadlo con cuidado y precisión si queréis tener opciones serias de fiabilidad. Lo mismo, se aplica a la marcha atrás (*coitus interruptus*). Cuando él esté preparado para el clímax total, ya habrá segregado esperma más que suficiente para dejarla embarazada miles de veces. Contemplad con el mismo terror otras medidas míticas: el sexo durante el período menstrual, la irrigación, el estornudo, orinar después y hacerlo de pie.

Si ella está embarazada y no quiere, buscad ayuda médica. Se tenga o no que tomar una decisión, es mejor contar con la ayuda de un experto. En muchos países, la interrupción del embarazo es un proceso no tan traumático médicamente como antes, pero eso no lo hace necesariamente menos traumático emocionalmente. Pide ayuda antes y después para prevenir daños emocionales, y no sólo nos referimos a la mujer.

En la mayoría de situaciones no hay motivo para no usar un anticonceptivo, así que si no lo haces, probablemente sea por lo que sientes en vez de por lo que haces. No es una reprimenda, sino una invitación a pensar en que si uno o ambos seguís cometiendo un «error», en realidad no es un error. Queréis tener un niño para tener a alguien a quien querer y que te quiera, para seguir el ritmo de vuestros amigos, para retener a tu pareja. Ninguno de estos motivos tiene nada de malo, pero ser consciente de ellos hará que tengáis más posibilidades de tomar las decisiones que realmente deseáis.

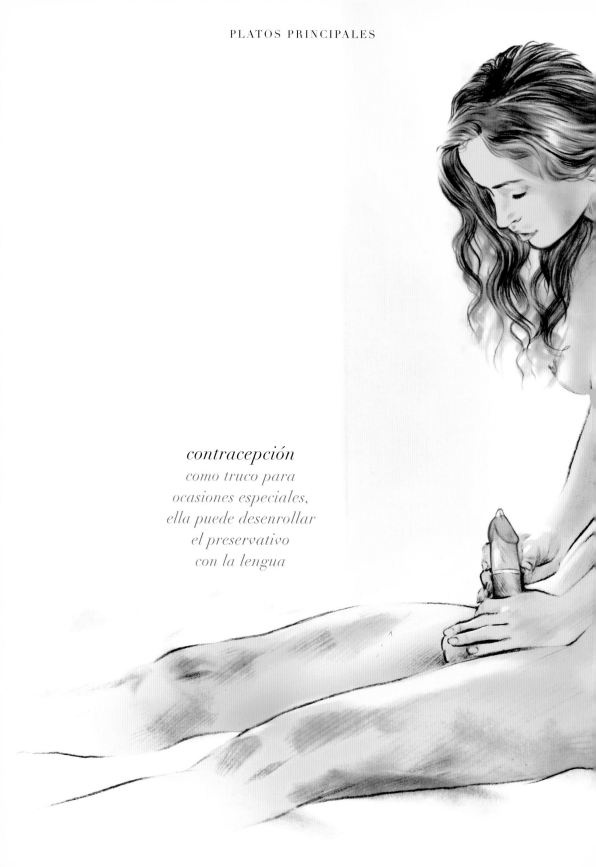

contracepción
como truco para
ocasiones especiales,
ella puede desenrollar
el preservativo
con la lengua

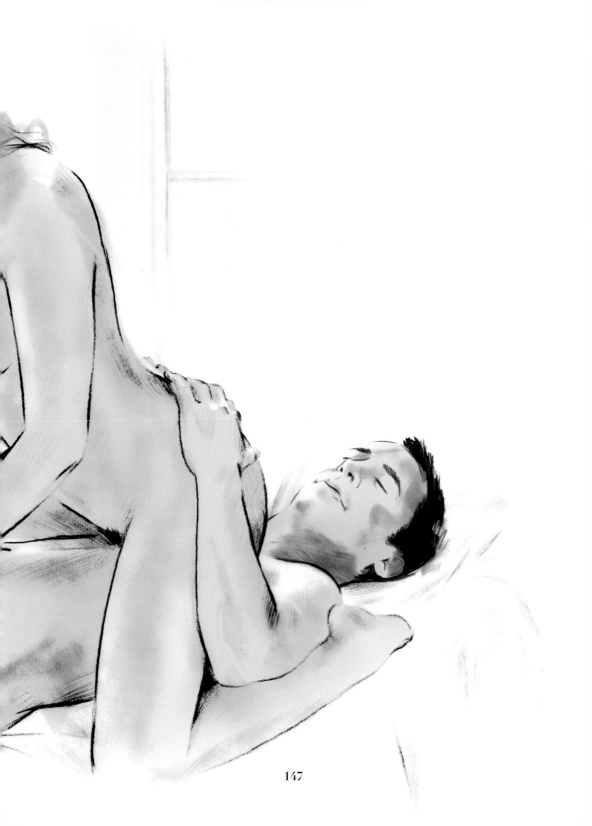

erección

Un gran poder para el hombre y una enorme validación para la mujer, que siempre debe sentirse halagada, aunque el momento y el lugar no os permitan continuar. Que él no pueda controlarla le añade autenticidad. Simboliza la virilidad, y mide el deseo. Es tan poderosa, que a menudo está prohibido mostrarla.

Es funcional y fascinante a la vez. Ya los bebés experimentan en el vientre materno la entrada de sangre que convierte el tejido blando en duro, así como la elevación de lo que estaba hacia abajo, que perduran hasta el final de la vida, salvo caso de enefermedad. Sin embargo, el ángulo cambia, de una media de 10 grados hacia arriba desde la posición horizontal a los 20 años, a 25 grados hacia abajo a los setenta. Pero que no cunda el pánico, ya que no implica ningún fallo. Asimismo, una erección espontánea nocturna o a primera hora de la mañana no es señal de insatisfacción ni infidelidad, sino más bien de una actividad cerebral automática que se ha visto perturbada por un despertador.

Una erección de la que uno no puede liberarse se conoce como priapismo, por Príapo, el dios rústico romano con un gran pene rígido de madera. Es raro, pero si tienes una erección durante más de cuatro horas y no se debe a un medicamento que la provoque, se trata de una urgencia médica.

Entre amantes, es una tercera presencia. Tanto la mirada como el tacto sienten una atracción irresistible hacia un pene erecto, pues la erección es siempre un pequeño milagro.

rendimiento

La fantasía tradicional masculina de estar dispuesto para la acción en cualquier momento, en cualquier lugar, no es nada realista. Sólo los insensibles son tan constantes como un semental, y los sementales también tienen sus días de descanso. Si ocurre de repente, tomaos vuestro tiempo, no os asustéis, dormid, y probablemente él se despertará caliente. Si no, probad con más estimulación, con las posturas profundas como la matrimonial (*véase* páginas 156-157), por detrás *à la paresseuse* (*véase* página 171), o con ayuda de ella con la mano y la boca.

Si el problema es habitual o persistente, hay un 70 por ciento de probabilidades de que las causas sean físicas: presión alta, diabetes, el tabaco, la bebida, obesidad. A menos que comporte enfermedad, la edad no tiene nada que ver con eso, pero sí la creencia de que uno debe quedarse sin fuerzas (*véase* edad, páginas 76-77). Si surgen problemas después de toda una vida sin tenerlos, hay que hacerse una revisión médica en vez de resignarse. Si en esa revisión se revela una causa, es probable que el pronóstico sea muy optimista. La «pastillita azul» y sus variantes han transformado el tratamiento. Cuando no funcionan, los antiguos métodos de succión, bolitas, inyecciones, implantes y terapias hormonales tal vez le pongan remedio. Sin embargo, no hay que pasar por alto la revisión, pues a menudo las cuestiones de rendimiento son una señal previa de una enfermedad que necesita diagnóstico y tratamiento. (Por eso no hay que pedir pastillas por internet sin que lo recomiende un médico.)

Si él logra una erección habitualmente con la masturbación, dormido o al despertar, o si la revisión ha descartado causas médicas, el problema no está en el aparato sino en la cabeza. El principal problema mental es perder el deseo por miedo al rendimiento sexual. Puede empezar debido al alcohol, los nervios, las altas expectativas, la baja autoestima, pero se convierte en un hábito nervioso. El segundo problema mental es intentar rendir con un estrés vital concreto, como un exceso de trabajo o una depresión, o con una circunstancia concreta que elimina la libido, como una situación incómoda, malas vibraciones. Nota para ella: si lo achacas a tu falta de atractivo o a su infidelidad, normalmente estás equivocada, y estás empeorando el problema al añadirle una carga emocional.

Si dichos problemas mentales son recalcitrantes a largo plazo o provocan tensiones en la relación, saldréis beneficiados con la ayuda de un profesional (*véase* recursos, páginas 276-279). Sin embargo, en las primeras etapas, muchos reaccionan ante la amabilidad y el cariño, así como la eliminación completa de la presión interna y externa. No aumentéis los esfuerzos ni introduzcáis trucos y juguetes eróticos, con eso sólo conseguiréis que él sienta que se le está exigiendo algo y empeorará las cosas. Las caricias, los besos, el afecto y una aceptación implícita por ambas partes de que la relación es lo bastante fuerte para sobrevivir pueden obrar milagros.

Si aun así sigue sin funcionar, pasad a la firme resolución de no tener relaciones sexuales durante tal vez un mes para garantizar que se elimina toda la presión y que él tiene tiempo para recuperar la confianza. Durante esa suspensión de actividades más directas, todo vale mientras priorice el placer: el juego, el masaje, las caricias, la estimulación manual, el sexo oral, con él estimulándose a sí mismo, dirigiendo a la mujer. Sin embargo, él debe parar en cuando sienta que se pone nervioso o que una erección potencial desciende. A medida que la firmeza se vuelva más fiable, no os apresuréis hacia el coito; esperad unas sesiones más hasta que él se sienta seguro. Muchos de los problemas de rendimiento se pueden solucionar con este tipo de comprensión amorosa y la repetición del mantra «limitémonos a jugar».

penetración

El amor, la proximidad, dejarse llevar por la pareja, entregarse (el hombre) y acoger (la mujer): la respuesta a la penetración resume quién eres como individuo y en relación con el otro. Por todo ello, es el acto sexual más poderoso y unificador.

Por eso siempre hay que abordarlo con respeto por ambas partes y sólo cuando ella esté completamente excitada. Un amante educado se detendrá al entrar, para honrar esa conexión. Ella, en respuesta, puede empujar un poco hacia abajo para darle la bienvenida. Hay que ir despacio y con suavidad en el primer movimiento para valorar hasta dónde puede llegar ella, que dependerá del estado de ánimo de la mujer y a menudo del momento del mes. Si se retira un poco el hombre y luego empuja un poco más profundo, sin dejar de ir despacio, se asegura la unión.

En ciertas ocasiones –por falta de tiempo o si ella quiere ser tomada con brusquedad– no haréis nada de lo mencionado con anterioridad, sino que los movimientos serán rápidos y enérgicos. Si existe un consentimiento, perfecto. Puede que él tenga sensaciones más intensas, y ella obtiene una sensación única cuando la entrada es más seca, un equilibrio entre dolor y placer que puede ser memorable.

Tanto en el hombre como en la mujer, la incomodidad en la penetración puede ser síntoma de infección o problemas estructurales, y en el caso de ella, de una inflamación pélvica, desequilibrio hormonal o endometriosis.

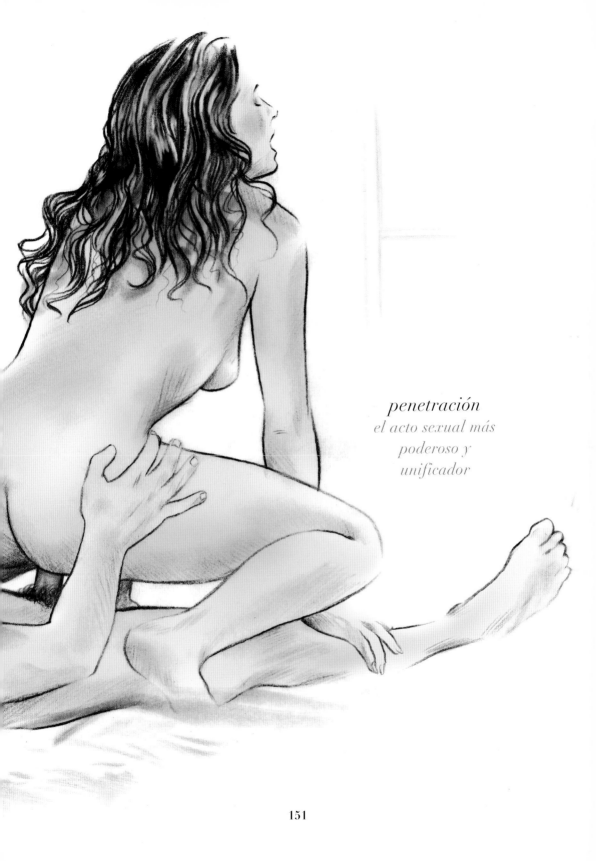

penetración
el acto sexual más
poderoso y
unificador

Si el problema aparece de repente, y tras una excitación y lubricación suficientes, hay que acudir a un médico urgentemente. No es aplicable al tipo de
dolor que se produce tras una sesión sexual maratoniana ni tras un largo período de abstinencia, cuando intervienen el ansia o el puro desgaste.

En los casos de vaginismo, la mujer se cierra hasta el punto de bloquear
del todo la penetración. Es bastante habitual —algunas cifras dicen que lo sufren el 20 por ciento de las mujeres— y no hay que tomárselo a la ligera. Hay
que pedir ayuda a profesionales para investigar las cuestiones físicas y emocionales, tanto las presentes como a menudo las pasadas (*véase* recursos, páginas 276-279).

Tras la primera penetración, cada retirada y reentrada, ya sea para cambiar de postura, o simplemente para tomarse un tiempo entre los orgasmos,
producirá unas sensaciones un poco distintas según la lubricación de la mujer y la firmeza del hombre. *El jardín perfumado*, un antiguo manual de sexo
árabe, enumera seis maneras distintas de penetrar. Las parejas duraderas
probablemente desarrollarán muchas más.

coreografía

Una vez unidos en la postura correspondiente, hay que coreografiar la profundidad, la velocidad y el patrón. Y, aunque parezca que el que está encima
tiene el control, a continuación se producirá una sutil comunicación, una
negociación entre la lista de necesidades y deseos de cada uno. Acercarse,
alejarse, retirarse, dudar, alentar: todo eso será señalado de forma consciente con caricias y murmullos, y de manera inconsciente con los cambios en la
respiración y el ritmo cardíaco.

¿Cómo decidir qué es apropiado y cuándo? Suele creerse que cuanto más
profunda sea la penetración, más sensación provoca. En realidad, sólo es
una opción, ya que la superficial sirve para extender el coito, y en todo caso
siempre se debería utilizar al principio para respetar el tejido vaginal que aún
no esté del todo excitado. En cuanto a la velocidad, la rapidez puede implicar un final presuroso, mientras que la lentitud puede manteneros a ambos
al borde del orgasmo durante horas.

Los patrones de variedad de caricias crean distintas sensaciones. Los chinos
utilizaban complejas mezclas de profundidad y superficialidad, a menudo
con números mágicos: por ejemplo, cinco profundas y ocho superficiales; él
podía utilizar ese patrón básico y repetirlo dos veces despacio, luego dos veces a velocidad media, luego dos veces rápido, y volver otra vez a la lentitud.
El hecho de contar los movimientos puede ayudar al hombre a controlar su

orgasmo, aunque cualquier imperfección puede interferir de forma activa en la excitación de la mujer. Sin embargo, si ella prefiere lo imprevisible, puede que eso juegue a su favor. El hombre también debería parar de vez en cuando para mantenerla a la expectativa (*véase* contenerse, página 204).

disparadores

Existe una gran polémica sobre si existen los puntos disparadores: el punto G, el A y el U. Los estudios más recientes indican que algunas mujeres los poseen y otras no. Lo único que cabe decir es que vale la pena investigar. No obstante, si la mujer no los tiene, es inútil —y provoca inquietud— insistir en que sí los tiene o lamentarse por su ausencia; y en cualquier caso, hay muchas otras maneras de dar placer. Aquí tenéis algunos indicadores.

El punto G se encuentra tradicionalmente unos centímetros dentro de la vagina. Con los dedos, investiga y señala hacia el ombligo de ella; los vibradores especialmente diseñados tienen una curva. Para el coito, necesitáis posturas que den en la pared vaginal delantera: la entrada trasera en que ella arquea la espalda y abre las piernas, o la entrada frontal en que ella pone los pies en el pecho del hombre y arquea la pelvis. Id despacio y trabajad alrededor del punto con movimientos circulares. Al principio ella puede sentir como si pasara agua y puede que necesite relajarse. El resultado, en algunas mujeres, puede ser un chorro de líquido, que no es orina sino la eyaculación femenina.

El punto A está más adentro en la vagina. Utiliza los dedos y un vibrador de la misma manera, pero introdúcelo más profundamente. Para el coito, las posturas son por detrás, con ella sentada o a gachas encima de él, o por delante con ella sentada en el borde de la cama y envolviendo la cintura del hombre con las piernas.

El punto U es el «lugar» externo situado en la vulva entre el clítoris y la apertura vaginal. Es mejor una presión rítmica y lenta; ella puede tomar el control y utilizar el pene para incitarse. También puede arrodillarse encima de él (*véase* mujer encima, página 158) y utilizar el dedo o un vibrador.

postura del misionero

Los asombrados polinesios, que preferían el coito en cuclillas (*véase* posturas sentados, páginas 179), pusieron este nombre a la postura matrimonial europea (*véase* páginas 156-157). Una calumnia sobre una de las posturas sexuales más gratificantes.

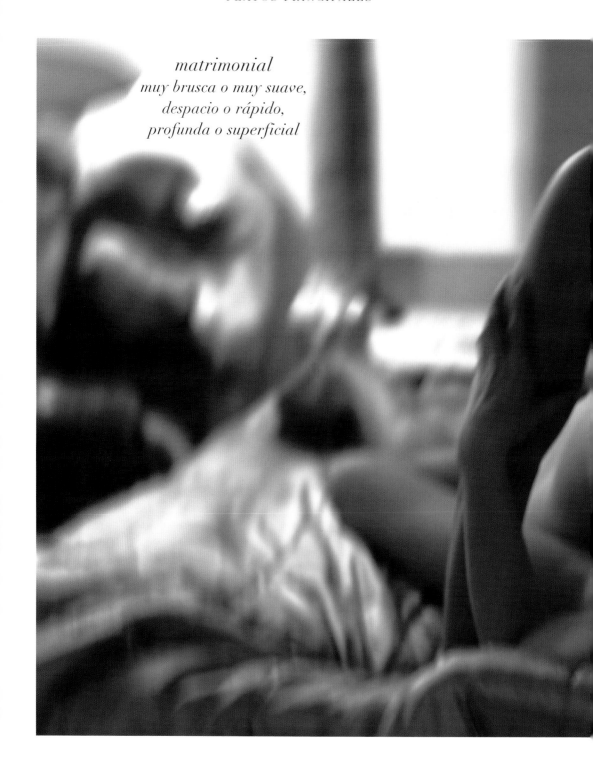

matrimonial
muy brusca o muy suave,
despacio o rápido,
profunda o superficial

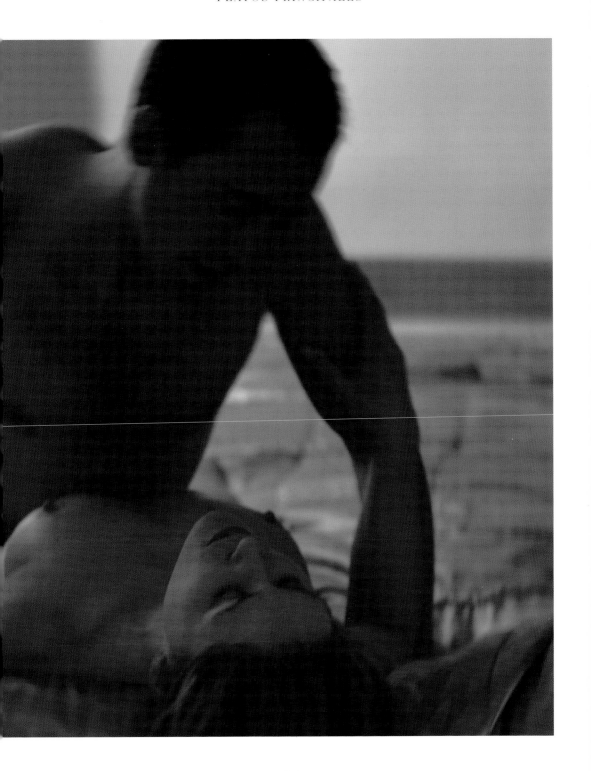

matrimonial

Si recurrimos a la vieja postura del misionero con él encima, a horcajadas o en el medio, y ella debajo y de cara a él, es porque resulta gratificante como ninguna y es la que mejor se adapta al estado de ánimo: puede ser muy brusca o muy tierna, lenta o rápida, profunda o superficial.

El único inconveniente es el control. En esta posición ella apenas puede influir en las decisiones del hombre ni tomar las suyas. Él está literalmente encima, y si la mujer se siente por debajo en cualquier sentido, se mostrará reacia con razón. En ese caso, hay que hablarlo.

La postura matrimonial es el punto de partida para casi toda secuencia, superada sólo por las posturas laterales, y el punto final más fiable para el orgasmo. Si él empieza en esa postura, puede profundizar levantando las piernas de la mujer, desplazarse hacia el clítoris colocando una pierna entre las de la chica, darse la vuelta para acabar con ella encima, arrodillarse y luego tumbarse en forma de «X» con cada miembro de la pareja tumbado entre las piernas del otro (*véase* postura en forma de X, página 165), moverse para adoptar posturas de espaldas, de lado o de pie, y luego volver para terminar. Junto con las versiones más profundas (levantar las piernas de la mujer alrededor de la cintura del hombre, o encima de los hombros), también es la postura ideal para un orgasmo rápido para ambos sexos. La única postura igual de rápida para el hombre es por detrás si ella es muy estrecha, y la única más rápida para la mujer es con ella a horcajadas encima. De hecho, la principal razón para utilizar las otras 600 posturas es retrasar el orgasmo final y al mismo tiempo multiplicar el femenino.

Puede que a él le parezca que le lleva demasiado rápido al orgasmo, o que se siente demasiado responsable. Tal vez ella nunca llegue al orgasmo en esta postura, o sólo en contadas ocasiones. Entonces probad otra, sobre todo si el hombre tiene sobrepeso. Ahora se sabe que la matrimonial y las posturas profundas o que deben soportar peso no son una buena idea durante el embarazo. A algunas personas no embarazadas a las que les costaba reaccionar les ha cambiado la vida con una o dos almohadas duras colocadas debajo de las nalgas. Hay mujeres que no son partidarias de la postura matrimonial y que tienen que ser tomadas sentadas, cara a cara o por detrás, con el dedo en el clítoris, o que necesitan montar. Si el hombre necesita que ella esté estirada para terminar, puede proporcionarle varios orgasmos primero en la postura preferida de la mujer y luego darle la vuelta. De todos modos, tiene muchas ventajas terminar en una postura en la que podáis sentiros cómodos abrazados después sin esfuerzo.

Los ajustes en la postura matrimonial pueden ser muy importantes: una cama lo bastante dura, o el uso de almohadas, si ella es delgada o lo necesita por su complexión. Hacerlo con brusquedad o ternura, la altura a la que esté colocado él, el que ella esté o no inmovilizada, si él está a horcajadas de las piernas de ella (sujetándolas abiertas y poniendo un pie debajo de los empeines de ella) o entre ellas, abriéndola con las piernas: todo eso provoca diferencias sutiles. Si él no tiene el pubis muy fuerte y ella necesita más caricias en el clítoris, probad una postura entre las piernas o añadid el contacto con el dedo. Ella, por su parte, puede retirar el prepucio o la piel del pene con la mano (*véase* prepucio, página 61).

variedad

Pensad los menús. Nadie quiere una comida de siete platos todos los días. Por lo menos el 75 por ciento del sexo realmente gratificante se producirá según lo habitual, a la hora de acostarse o por la mañana. Para las sesiones más largas tenéis que estar descansados: fines de semana, vacaciones, y ocasiones especiales, llevados por un impulso. Si decidís que con el paso del tiempo lo probaréis todo y practicaréis el sexo en todas partes, surgirán las ocasiones. Cuando sintáis que se acerca una, o sepáis que tendréis la oportunidad, planeadlo juntos —con este libro si queréis—, pero no esperéis respetar al pie de la letra lo que habíais pensado.

Puede que el ritmo de uno y otro varíe; normalmente ella requiere una introducción larga. Así que empezad con estimulación manual u oral para ella, pasad al sexo vaginal, luego utilizad el sexo oral para lograr una erección mayor, y tal vez un orgasmo final masturbándoos juntos. Los preámbulos prolongados que impliquen fantasías y experimentos suelen funcionar mejor con mucho tiempo, y las posturas que necesitan una erección muy dura son más eficaces al despertar, cuando estéis frescos. A diferencia del hombre, una mujer descansada y receptiva normalmente puede tener más de un orgasmo, a menos que su hábito sea un solo orgasmo abrumador. En ese caso, dejadlo para el final (*véase* nuevo orgasmo, páginas 199-200).

Vale la pena variar el momento del día, pero depende de vuestros compromisos y de la facilidad que tengáis para lograr un poco de intimidad o desconectar de otros asuntos. Intentad no aplazarlo si ambos queréis, excepto si os «reserváis» para algo. Planificar y pensar en el sexo futuro forma parte del amor, igual que estar juntos tumbados, una vez acabado el sexo, con todo lujo.

mujer encima

Si la matrimonial es el rey de las posturas, la reina es con ella encima. La erotología india es la única tradición antigua carente de absurdos complejos patriarcales sobre la necesidad de que ella esté debajo, y que no se avergüenza de aceptar el papel absolutamente agresivo de la mujer en el sexo recíproco. Con una mujer que tenga un buen control del músculo vaginal, puede ser fantástico para el hombre, pero para ella es único, ya que le otorga libertad absoluta para controlar el movimiento, la profundidad y a su compañero. Puede inclinarse hacia delante para propiciar besos en los pechos o la boca, hacia atrás para mostrarse ante él, tocarse el clítoris mientras se mueve, retrasarse si quiere dar énfasis. También puede montarle de cara o de espaldas –lo que los chinos llaman «el ganso salvaje volando de espaldas»– o pasar de una postura a otra, una o varias veces.

Las posturas con la mujer encima necesitan una erección rígida (de lo contrario puede que ella lo doble, y provoque dolor, con una penetración demasiado apresurada). De hecho, es uno de los pocos tipos de coito en que uno o ambos pueden salir heridos por torpeza o porque se resbalen (*véase* postura en forma de X, página 165), así que id poco a poco. Ella debería aguantar el peso completamente en las rodillas, colocarse justo encima de él y descender despacio. Una vez dentro, puede continuar de cara, de espaldas, arrodillada, sentada con las piernas cruzadas encima de él, de lado, o dando vueltas, y hacer movimientos en tres dimensiones y circulares con las caderas. También puede acostarse encima de él (al contrario que la postura matrimonial), con las piernas a horcajadas o en el medio.

Cuando la mujer haya tenido su orgasmo principal, él puede darle la vuelta, o ella puede recostarse con una pierna a cada lado, con la cabeza entre los pies de él, sin desunirse, y continuar en la postura en forma de X o la matrimonial completa para lograr el orgasmo masculino. Como se necesita una erección rígida y algunas mujeres prefieren empezar desde los preámbulos de lado o debajo, es una buena segunda figura en una serie. Si ella quiere ofrecerle un orgasmo al hombre así, deberían probarlo como primera figura, a poder ser al despertarse y cuando él tenga una erección dura.

mujer encima
única, otorga libertad absoluta
para controlar el movimiento,
la profundidad y al compañero

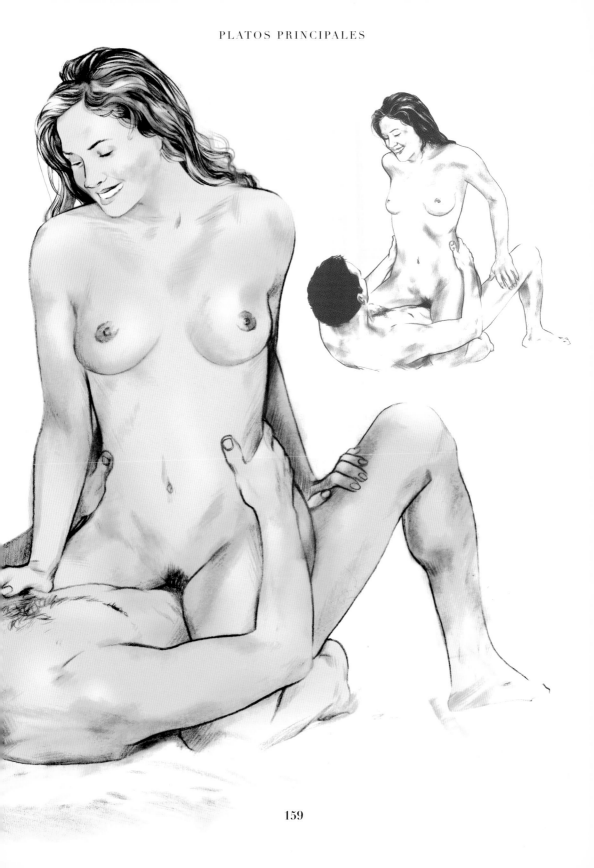

frontal

Hace referencia a todas las posturas cara a cara en las que un miembro de la pareja tiene los dos muslos entre los del otro, él a horcajadas de las dos piernas de ella o entre ellas. Incluye todas las variedades de la postura matrimonial (*véanse* páginas 156-157), además de la mayoría de las posturas más complicadas y profundas. Permite mayor profundidad (en general), pero menos presión en el clítoris que la *flanquette* (*véase* página 166).

Para saber si una postura complicada se puede clasificar como frontal, hay que ver si la pareja puede pasar a la postura clásica matrimonial sin retirarse ni cruzar las piernas. Si es así, es frontal. Si no, y terminan cara a cara a horcajadas sobre una pierna, es una *flanquette*; directamente por detrás, una *croupade* (*véase* página 175); o por detrás, a horcajadas sobre una pierna, una *cuissade* (*véase* página 176).

frontal
él a horcajadas o entre las piernas
de ella

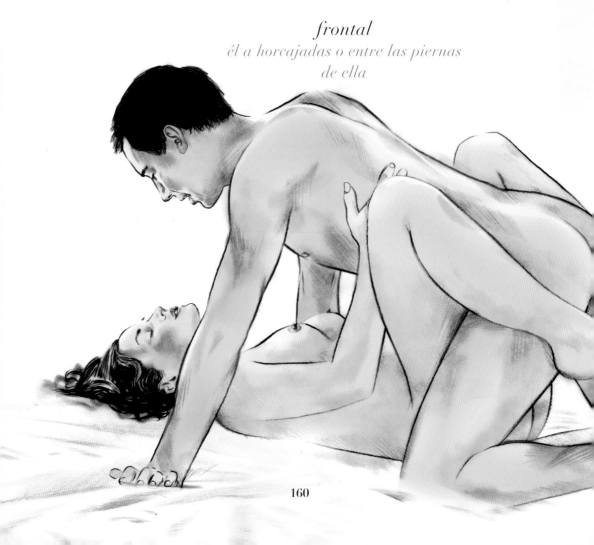

No es un ejercicio intelectual de clasificación. Las posturas están para utilizarlas en una secuencia, y es necesario realizar los mínimos cambios radicales posibles, como pasar por encima de las piernas o darle la vuelta a la pareja. Es importante al pensar las secuencias, aunque cuando os acostumbréis a pasar por 5, 10 o 20 posturas en una sola sesión, lo haréis automáticamente. Al principio, sea quien sea el que dirija, tiene que prever todas las etapas para llegar donde queréis sin torpeza ni pausas que no sean naturales ni intencionadas.

inversión

Se trata de poner a él o ella cabeza abajo. Él puede sentarse en una silla o taburete y tomarla a ella de cara, a horcajadas; luego la mujer se recuesta hasta que la cabeza se apoye en una almohada en el suelo. O ella puede tumbarse, con las caderas levantadas, él se pone de pie entre sus piernas y la penetra por delante o por detrás mientras ella se apoya en los codos o camina sobre las manos (la carretilla). Ni siquiera os lo planteéis si a ella le duele la espalda. Uno de los dos puede estirarse en el borde de la cama, boca arriba, mientras el otro se sienta o está de pie a horcajadas. Con el orgasmo, el aumento de la presión en las venas de la cara y el cuello puede producir sensaciones increíbles.

A menos que quieras tener un cadáver en las manos, mejor no intentarlo con personas con hipertensión, pero debería ser seguro si tienes una salud razonable. Es la manera de hacer frente a esos idiotas que intentan convencer a un amante de potenciar su orgasmo ahogándole. Si os encontráis con uno, que nunca os convenzan de hacer semejante tontería, enséñale este método alternativo e igual de satisfactorio. Puede que salves dos vidas, la suya y, como la mayoría de la gente agarra con más fuerza durante el orgasmo, la de su próxima pareja, que de lo contrario podría terminar en la cárcel por homicidio.

El sesenta y nueve invertido lo hemos descrito en otra sección (*véase* página 138). Es una buena prueba, siempre funciona si él puede levantarla, y le dará a ella una idea de la la sensación que implica. No a todo el mundo le gusta.

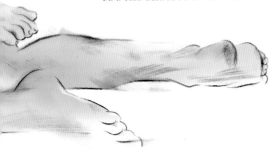

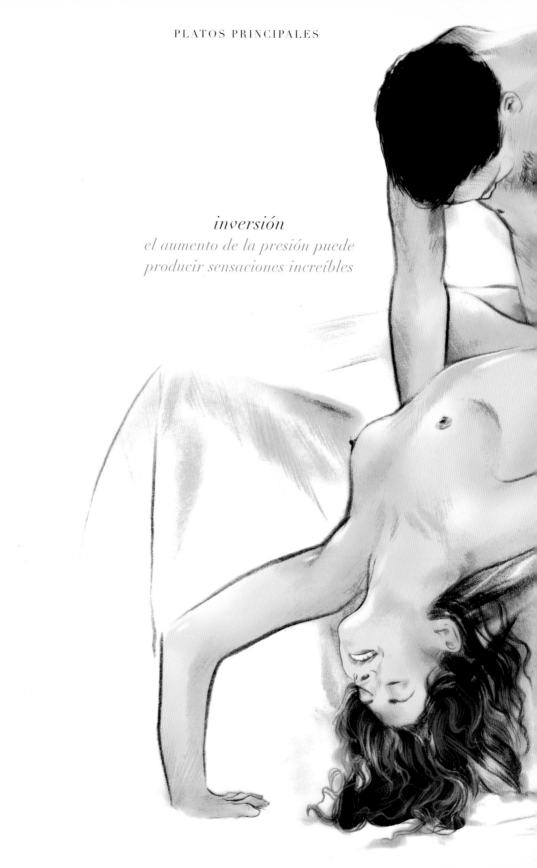

inversión
el aumento de la presión puede
producir sensaciones increíbles

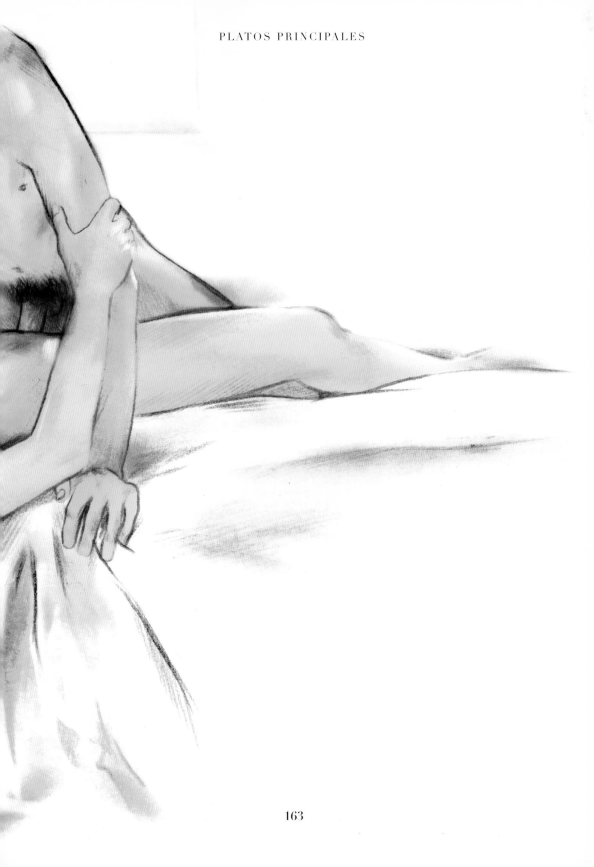

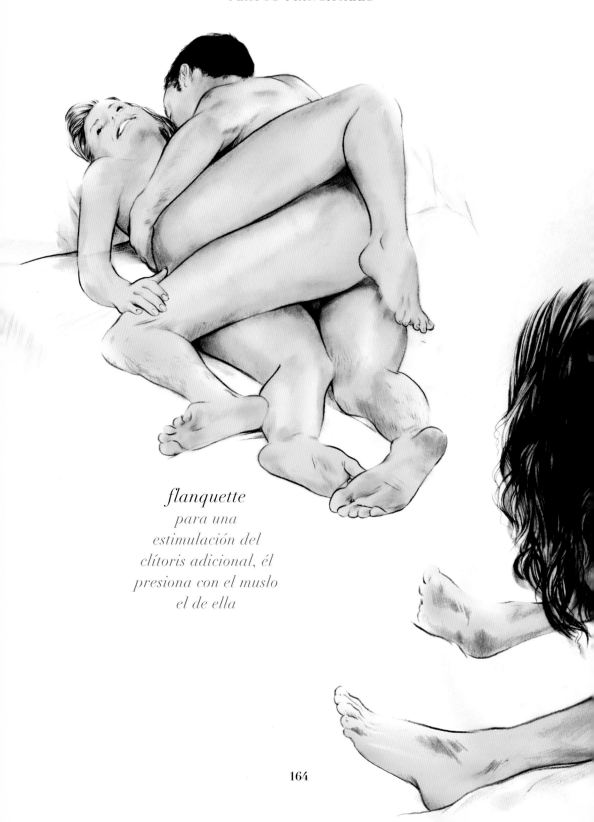

flanquette
para una
estimulación del
clítoris adicional, él
presiona con el muslo
el de ella

postura en forma de X

Resulta fantástica para un coito prolongado y lento. Empezad con ella de cara y a horcajadas sobre él con una o ambas piernas encima de las suyas y el pene completamente inserto. A continuación la mujer se recuesta –le ayudará agarrar las manos del hombre– hasta que la cabeza de cada uno y el tronco estén en horizontal. Los movimientos lentos y coordinados, serpenteantes, lo mantendrán erecto y a ella cerca del orgasmo durante períodos largos. Para cambiar a otras posturas, uno de los dos se puede sentar sin desconectarse. Resulta útil cuando ninguno de los dos puede soportar peso por cansancio, enfermedad o discapacidad. En concreto, se puede utilizar como postura de entrenamiento discreta cuando ella está aprendiendo a procurarse el orgasmo a mano durante el coito y puede sentir vergüenza si él mira sin disimulo.

postura en forma de X
fantástica para un coito lento
y prolongado

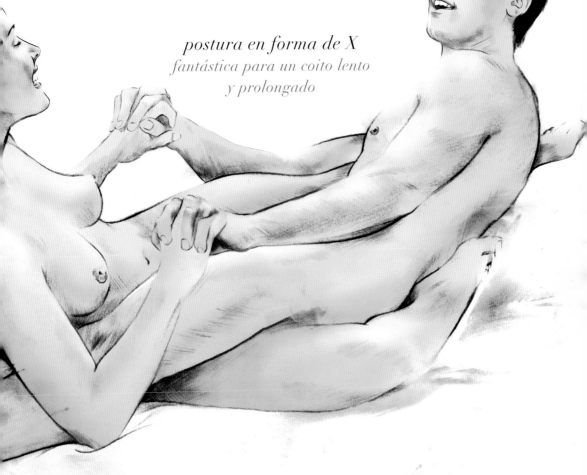

flanquette

El grupo de posturas sexuales medio de frente: ella se tumba de cara a él con una pierna entre las suyas, y por lo tanto, una de las piernas del hombre queda entre las de la mujer, formando el equivalente frontal de la *cuissade* (*véase* página 176). Estas posturas ofrecen una presión adicional en el clítoris cuando el hombre aprieta con el muslo. Es buena cuando él necesita bajar el ritmo, ella está lo bastante embarazada para no soportar el peso de su compañero o ambos estáis exhaustos. No es conveniente si queréis una penetración profunda. Véase la ilustración de la página 164.

posturas de pie

La tradicional en vertical es para ir rápido, y propensa a que los músculos masculinos se pongan duros a menos que ella sea alta. Muchas mujeres necesitan ponerse encima de dos guías de teléfonos o algo equivalente. Se realiza mejor contra un objeto sólido como una pared o un árbol (no una puerta, se abra como se abra). Como alternativa, podéis estar de pie sin apoyaros en nada, con las piernas separadas para lograr estabilidad y los brazos sujetando las nalgas el uno del otro. Mirar hacia abajo mientras os movéis puede ser muy sensual.

Hay dos tipos de postura: esta, sujeta a una buena combinación de alturas, y las versiones hindúes en las que él la levanta, que son impresionantes si ella es ligera como una bailarina oriya; de lo contrario, hay que practicarlas en el agua para que ella no pese (*véase* baños, páginas 103-104). Para una mujer alta, probad que ella rodee con los brazos el cuello del hombre, ponga un pie en el suelo y el otro alrededor de la cintura del hombre o encima del codo. Luego ella puede poner las piernas alrededor de la cintura del hombre, las dos piernas en los brazos de él, e incluso las dos piernas alrededor del cuello, recostándose hacia atrás, si él es lo bastante fuerte, para lograr una postura invertida. Probadlo encima de una cama por si él la suelta, pero de pie sobre un suelo firme, no un colchón. Si él está apoyado en una pared, ella puede balancearse con un pie. No son buenas posturas para el orgasmo, sino que están pensadas más bien para prolongar el coito. Las posturas de pie por detrás no necesitan comentarios especiales, ella tiene que inclinarse hacia delante o sujetarse a algo rígido.

Si tenéis alturas diferentes, probad las posturas verticales —con cuidado— en un tramo de escaleras. El sexo oral invertido es infalible si él tiene fuerza suficiente para poder sujetar a la mujer, y ella se agarra bien a las piernas (*véase* estimulación oral para ella, páginas 136-138).

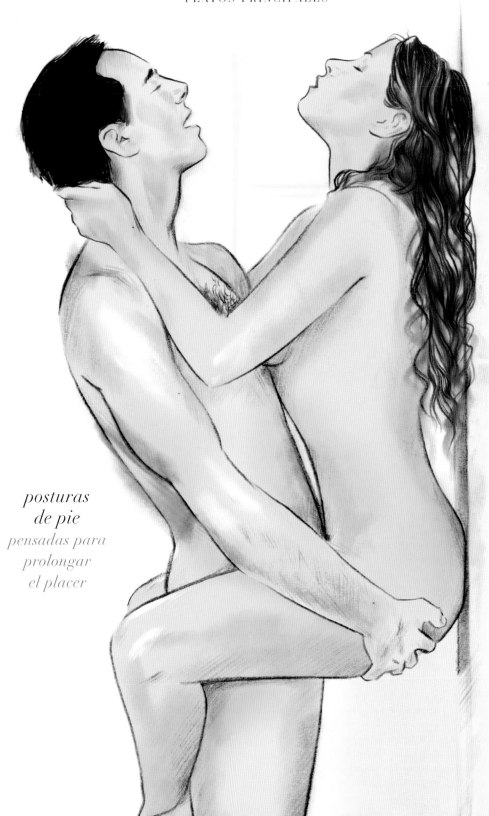

*posturas
de pie*
*pensadas para
prolongar
el placer*

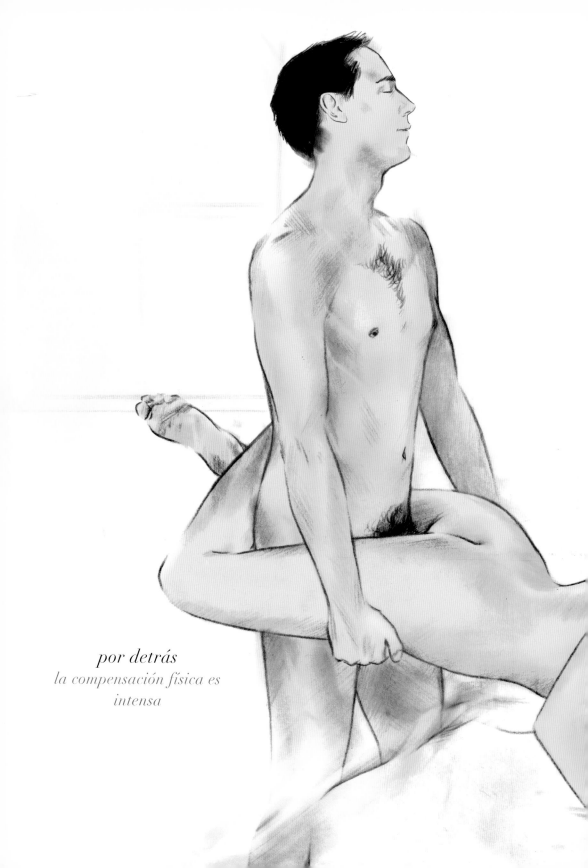

por detrás
la compensación física es
intensa

por detrás

La otra opción humana, aunque para la mayoría de mamíferos es la única. Funciona muy bien de pie, tumbados, de rodillas, sentados o con la mujer a horcajadas. La falta de contacto cara a cara queda más que compensada por la profundidad adicional y la estimulación de las nalgas, el acceso de las manos a los pechos y el clítoris y la imagen del trasero femenino. Para las posturas de pie, él debe tener la altura adecuada para aguantarla; en las posturas invertidas de rodillas, él debe procurar no empujar la cara de la mujer contra el colchón. En todas las variantes profundas, él debería evitar profundizar demasiado; de lo contrario, golpeará un ovario, algo tan doloroso como un golpe en el testículo.

A algunas mujeres les desagrada por el simbolismo —«hacerlo como animales», «no sentirse valorada si no se está cara a cara»—; en ese caso, hay que evitarlo, por supuesto. Sin embargo, la compensación física es tan intensa, que conviene intentarlo al menos una vez antes de descartarlo.

Podéis probarlo primero con el hombre tumbado boca arriba y la mujer tumbada de cara encima de él, o arrodillada a horcajadas y de espaldas, aunque estas versiones no proporcionan la profundidad única y la estimulación total del perineo de las posturas por detrás de rodillas.

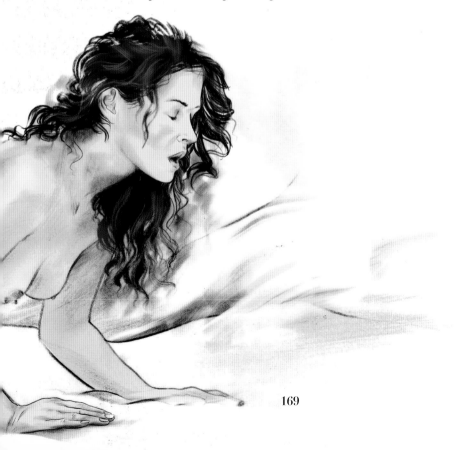

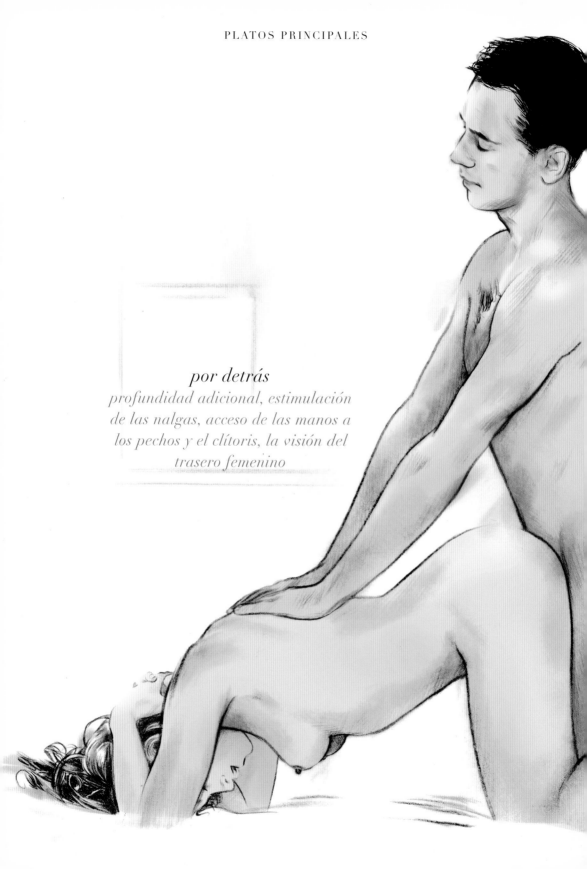

por detrás
profundidad adicional, estimulación
de las nalgas, acceso de las manos a
los pechos y el clítoris, la visión del
trasero femenino

En la versión clásica, ella se arrodilla en la cama, con las manos detrás del cuello y los pechos y la cara hacia abajo. El hombre se arrodilla detrás. Ella coloca las piernas encima de las de él y así lo empuja hacia ella, y él pone una mano en cada omoplato y presiona hacia abajo. Es una postura muy profunda –con tendencia a llenarla a ella de aire, que escapa más tarde de un modo desconcertante–, y por lo demás excelente. El hombre también puede tocar los pechos, el pubis o, si a ella le gusta que la controlen, sujetarle las muñecas en la espalda. Si se coloca un montón de almohadas duras debajo de la cintura de la mujer, se ayudará a evitar que la postura se desmonte si a ella no le gusta que la sujeten a la fuerza; ella también se puede arrodillar en el suelo con el pecho sobre la cama o una silla. La postura invertida es mejor para la profundidad y una complementación total. Evitadla si le hace daño a la mujer, si ella tiene la espalda débil o está embarazada.

A muchas mujeres les gusta tener un dedo, el suyo o el del hombre, en el clítoris durante el coito, y es fácil de hacer en todas las posturas traseras. En todo caso, vale la pena intentarlo, y altera totalmente la gama de sensaciones. Agarrar toda la vagina con una mano da una sensación distinta y no supone la excesiva brusquedad de la estimulación del clítoris. Como alternativa, él puede retirarse brevemente y hacer algunas caricias en el clítoris con el glande, dirigiéndolo con la mano.

Mientras que la postura profunda de rodillas es, o puede ser, una de las más bruscas, por detrás y de costado es casi la más suave (*à la paresseuse*, la postura perezosa) y se puede hacer incluso dormidos, mejor si ella levanta el muslo de encima un poco y saca las nalgas. Es una postura que, para muchas mujeres, se puede manejar con muy poca erección, o incluso sin ella; puede ayudar a curar la impotencia parcial o el nerviosismo masculino y a recuperar la moral. También es fantástica si queréis sexo suave debido a un embarazo, enfermedad o discapacidad. Vale la pena experimentar con toda la gama de posturas traseras como mínimo tanto como con la serie cara a cara, porque muy probablemente habrá por lo menos una que utilizaréis habitualmente junto con la matrimonial, y sus variantes, y las posturas con la mujer a horcajadas.

postillionage

Es el nombre francés que se da al juego anal en el erotismo: poner un dedo, la lengua o un juguete sexual en el ano de la pareja. Requiere una gran intimidad, ya que tocar o que te toquen ahí es la máxima señal de confianza. Físicamente, las miles de terminaciones nerviosas proporcionan un intenso efecto. Además, para él, la glándula prostática es el punto G que garantiza un orgasmo o una excitación adicional a la inducida por el pene.

En cuanto a la seguridad, el VIH y la hepatitis son los problemas más conocidos, pero no los únicos. El ano sangra con facilidad y permite la entrada de infecciones por las heces. Puede ser muy desagradable, y ella corre un mayor riesgo. Sin embargo, si los dos os habéis hecho pruebas de ETS, no es una cuestión de vida o muerte. Lavaos antes y después con un dedo enjabonado, luego utilizad preservativos especialmente fuertes en partes del cuerpo y juguetes sexuales, guantes para la estimulación manual y una protección de látex para el sexo oral. Nunca os pongáis nada que haya estado «allí» en la boca o la vagina (*véase* sexo seguro, páginas 96-98).

Para empezar, el receptor debería colocarse boca arriba o –para los más vulnerables– sentado con las piernas abiertas. Lubricad, lubricad, y volved a lubricar. El ano no lubrica de forma natural (*véase* lubricación, página 65). Utilizad la punta de un dedo o dos en la entrada, y luego que el receptor empuje hacia atrás en vez de que tú empujes hacia dentro. Una vez dentro, no empujéis, esperad a que el esfínter se relaje y, a continuación, dibujad círculos suaves. Para la próstata, tended el brazo hacia atrás hasta una pequeña hendidura de unos 5 cm en el interior, luego acariciad o presionad. Con la otra mano se envuelve el pene y se lo empuja hacia el estómago de él para obtener una sensación más intensa.

Acompañadlo con un buen trabajo con los dedos o la lengua en el pene, el clítoris o la vagina. Cuando seáis capaces de abordar esa zona de forma fiable, llevad al otro al punto del orgasmo primero con los métodos habituales, y luego deslizad un dedo en el interior. Al retirarte, sal poco a poco o que el receptor se retire; si no, corréis el riesgo de provocar dolor y rasguños.

Todo lo anterior se puede hacer igual de bien con un complemento o juguete anal cubierto con un preservativo. Coged los especializados con una base ondulada, o las bolas anales, que se insertan y se retiran durante el clímax.

De todas las variaciones sexuales, esta y la siguiente (*véase* coito anal, página siguiente) tal vez sean las que necesitan más apoyo emocional. Id despacio. Animad. Acariciad. Dile a ella (o a él) que lo tenéis controlado. Si cunde el pánico, parad y pasad a otros juegos.

coito anal

Hoy en día es un tabú, pero no siempre ha sido así. Antes de la contracepción fiable, era una técnica popular de preservación de la virginidad o de protección, y en la versión original de este libro se presentaba como «algo que casi todas las parejas prueban una vez». Muchos individuos tienen prejuicios y muchas culturas tienen leyes, la aceptación de la homosexualidad ha sido de gran ayuda, y la epidemia de VIH ha remitido. Aun así, algunas encuestas revelan que casi la mitad de las parejas lo ha probado.

Tradicionalmente es él quien penetra a la mujer. A muchas mujeres les gusta, a otras les duele y no quieren. Ella dice: «Por favor, no vayáis directamente a eso, cuando nos resistamos, fingid que os habéis equivocado de agujero. Decidlo y negociamos». (Lo mismo es válido si ella quiere probarlo en él). Tanto él como ella debería «recibir» por lo menos una vez para saber qué se siente y el cuidado que hay que tener. Si te gusta estar en el lado del receptor, no significa que seas gay.

El inicio ha de ser como el *postillionage*, con mucha lubricación, y a poder ser con un orgasmo estándar al principio para relajar los músculos. Utilizad los preservativos, específicos para uso anal, que son más gruesos y, por lo tanto, más seguros; véase *postillionage*, en la página anterior, para más comentarios sobre seguridad.

La postura clásica para el coito anal es con el receptor de rodillas, con el trasero levantado y las nalgas separadas. Sin embargo, ella puede sentir que se parece demasiado a las travesuras que se ven en las jaulas de monos. Si es el caso, ella puede tumbarse boca arriba con las rodillas levantadas en el pecho, o agacharse y bajar.

Él nunca debería empujar directamente, ya que el ano dibuja una curva y simplemente chocará contra la pared del recto. En cambio, él debería tomar un pequeño ángulo, en dirección al ombligo de la mujer. Ayudará a que ella empuje, a respirar hondo, a relajarse. Normalmente duele más al principio, pero si la incomodidad es intensa o duradera, habría que detener al instante todo el procedimiento. La clave del placer, en vez del dolor, es que ella tenga el control, así que dile unas palabras que la tranquilicen (*véase* peligros, páginas 260-261).

Necesitaréis varias sesiones para la penetración completa, hasta que el receptor se acomode física y emocionalmente. Si él penetra, cabe esperar un orgasmo rápido, ya que el ano, a diferencia de la vagina, permanece tenso cuando es penetrado. Y tened en cuenta que el receptor normalmente obtiene mucho menos placer que la persona activa. Tal vez la principal excitación sea el hecho de abrirse a una pareja de una manera única y más bien «prohibida».

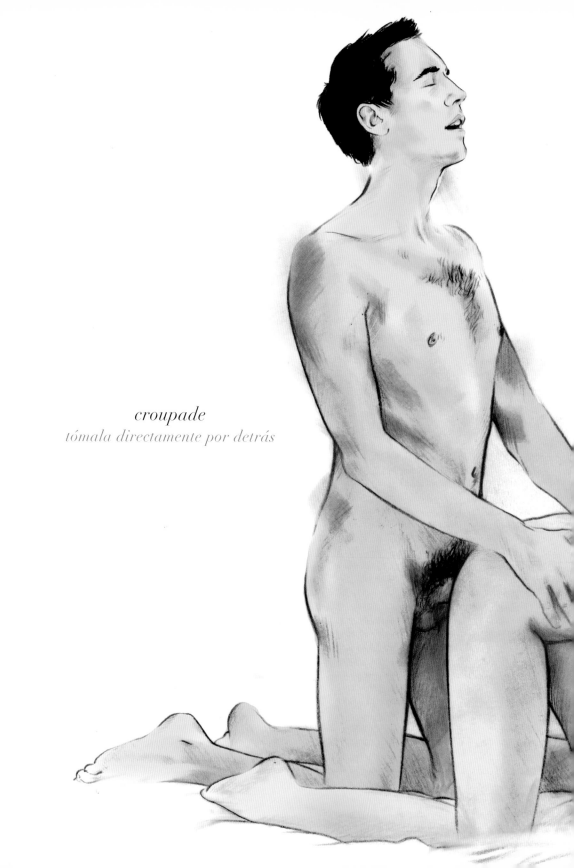

croupade
tómala directamente por detrás

croupade

Cualquier postura en la que él toma a la chica directamente por detrás. Es decir, todas las posturas por detrás, a excepción de aquellas en las que ella tiene una pierna entre las de él o medio ladeada (*véase cuissade*, página 176).

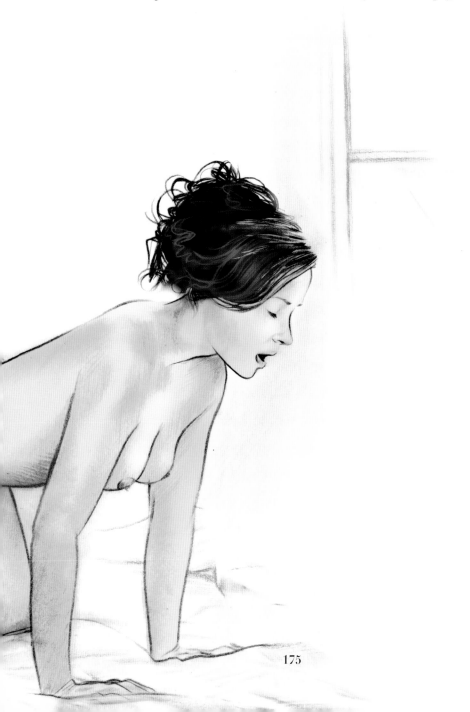

cuissade

Se trata de las posturas de entrada medio por detrás, en las que ella gira la espalda hacia el hombre y él penetra con una pierna de la mujer entre las suyas y la otra más o menos levantada; en algunas versiones, ella se tumba de costado, medio girada hacia el hombre, pero sin estar de cara a él (*véase croupade*, página 175).

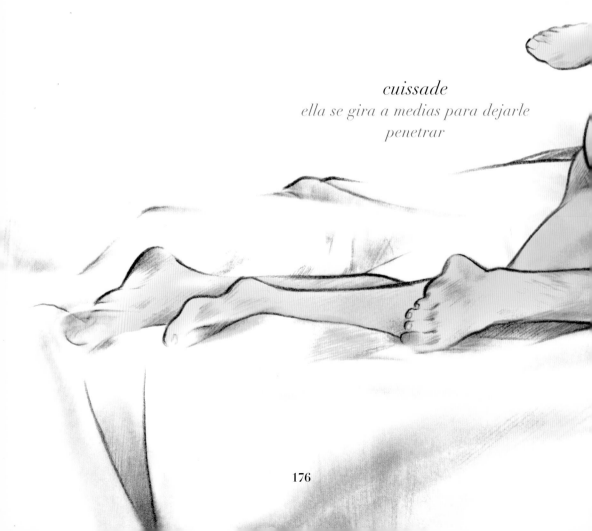

cuissade
ella se gira a medias para dejarle penetrar

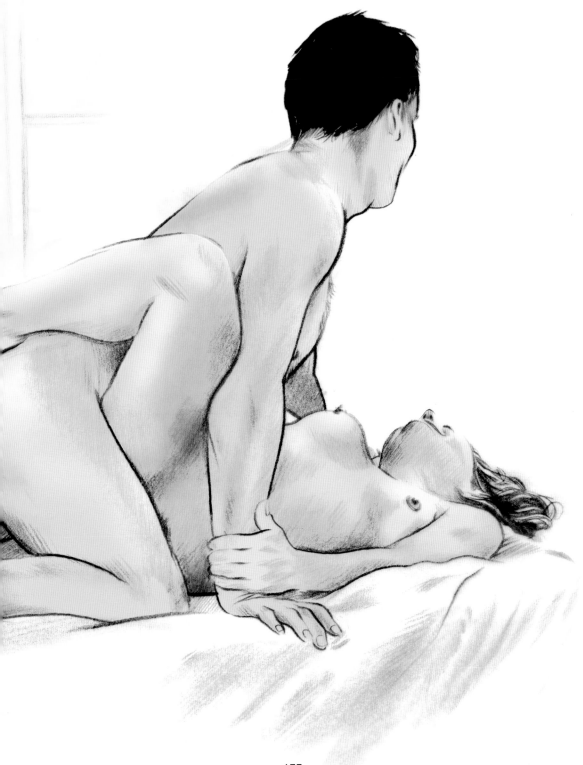

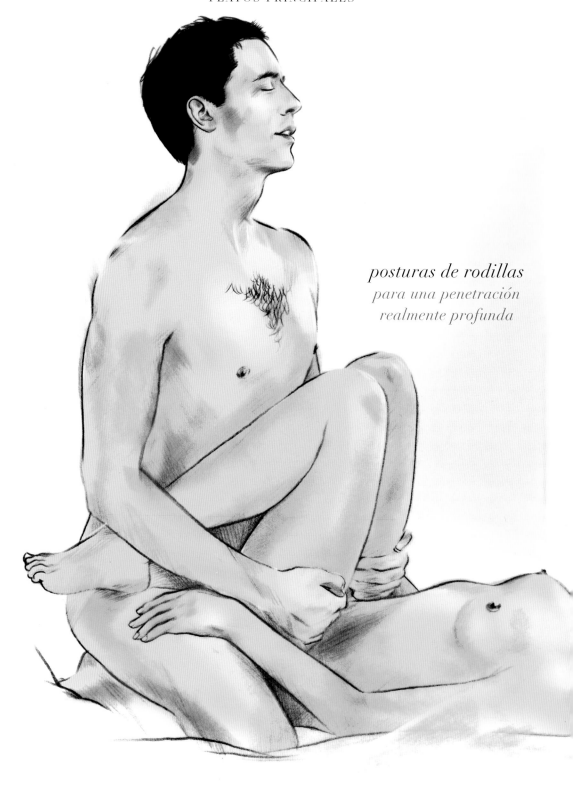

posturas de rodillas
para una penetración
realmente profunda

posturas de rodillas

Cualquier postura para el coito en la que uno se arrodilla y el otro se tumba. La mujer sólo tiene una opción, arrodillarse a horcajadas encima de él, y sólo ha de decidir si estar en el medio de cara o de espaldas. Él tiene más opciones: con ella tumbada en la cama y los pies en el suelo; tumbada en el suelo y con los pies a los lados de los muslos del hombre; con los pies en el pecho de él; rodeando la cintura del hombre con las piernas; con los pies encima de los hombros de él y las piernas cruzadas para apretar la vagina. Él también puede escoger si arrodillarse hacia arriba o hacia atrás sobre los talones. Ambas opciones requieren una superficie suave bajo los duros huesos de las rodillas, y la última tiene un tiempo limitado por los calambres: usad una almohada y no practiquéis más de cinco minutos.

posturas sentados

Es la postura «anterior al misionero», la que bastantes culturas preferían antes de que les invadieran y les forzaran a hacerlo con el hombre encima. Ella se sienta en el suelo con las piernas separadas, él se agacha o se arrodilla entre las piernas, penetra y luego la empuja hacia sí. Las variaciones incluyen que ella esté completamente estirada, sentada en el regazo de él, o que los dos estén inclinados en direcciones opuestas con el peso en las manos. Es especialmente eficaz cuando algún miembro de la pareja tiene una discapacidad que dificulta las posturas boca abajo o en las que hay que soportar peso. Los polinesios la preferían porque facilita el orgasmo femenino, y tener las cuatro manos libres ayuda. Los tallensi, de Ghana, la preferían porque si la mujer quería parar, podía apartar al hombre de una patada, lo que tiene cierto atractivo. Se dice que los chinos la llamaban «el mono que camina sujeto a un árbol».

Si se usan muebles —una silla, una mesa, el capó del coche—, aseguraos de que ella se pueda recostar contra algo cuando rodea la cintura del hombre con las piernas. Al contrario, él se sienta en una silla y ella se coloca a horcajadas. Algunos manuales de sexo sugieren que luego ella coloque los tobillos en los hombros de él, pero probablemente hay que tener formación circense para eso.

posturas con giros

Cualquier postura en la que uno o los dos miembros de la pareja cambian de punto de vista, o uno empieza encima y termina debajo. El *Kama Sutra* advierte de que sólo se dominan con la práctica. Los clásicos son la matrimonial (*véanse* páginas 156-157), donde él luego gira para estar de cara a los pies de ella, o para hacer la postura con la mujer encima (*véase* página 158), donde ella luego gira para ofrecer sus nalgas. El reto es mantener la conexión. Si simplemente se invierte la superioridad, ella puede rodear la cintura del hombre con las piernas o entrelazar las pantorrillas. Si uno o el otro gira para mirar en otra dirección, pasad a la penetración profunda seguida de una sincronía cuidadosa. A decir verdad, por lo general es más fácil retirarse, volver a colocarse y luego volver a penetrar.

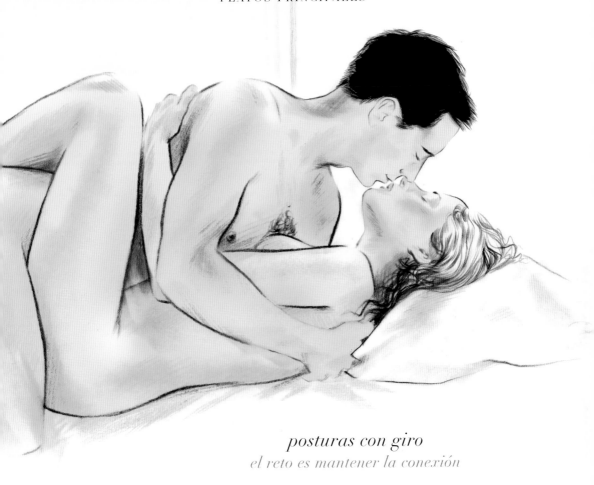

posturas con giro
el reto es mantener la conexión

ostra vienesa

Consiste en una mujer que cruza las piernas detrás de la cabeza, tumbada boca arriba. Cuando está colocada, él la sujeta con fuerza por los empeines con toda la mano y aprieta, tumbado sobre ella de cuerpo entero. No intentéis colocar a una pareja poco ágil en esta posición, ya que no se logra por la fuerza bruta. Se puede conseguir una sensación muy parecida –un movimiento pélvico oscilante único– con menos pericia si ella cruza los tobillos sobre la barriga, con las rodillas hacia los hombros, y él se tumba sobre los tobillos cruzados de ella con todo su peso. No sabemos por qué se llama «vienesa». Es tolerable sólo durante breves períodos, y sólo cabe esperar una penetración superficial. No obstante, vale la pena intentarlo.

sexo y embarazo

El sexo con fin procreador es una experiencia muy distinta. Darse cuenta de que lo que estás haciendo va dirigido a engendrar una vida humana puede centrar la atención mental y añadir una dimensión de gravedad a la situación, pero no significa que la pasión deba dejarse de lado.

Por eso es mejor evitar estancarse en el «cómo». Sí, tiene sentido no desafiar a la gravedad poniéndola a ella encima o de pie, ni hacer nada que sea insensato, como la irrigación vaginal. Pero no existen investigaciones reales sobre qué posturas funcionan mejor, aunque el viejo cuento de la almohada debajo de las nalgas ha sido descartado con vehemencia. Lo único cierto es que las posturas profundas ayudan.

Así que hay que olvidarse de los mecanismos. Haceos los dos revisiones médicas, poneos en forma y dejad el tabaco y el alcohol. Luego relajaos. El noventa por ciento de parejas que intentan quedarse embarazadas lo consiguen en un plazo de dos años (si no es así, *véase* recursos, páginas 276-279, para solicitar ayuda), y si se disfruta de las relaciones sexuales, se reduce ese período más que con una copulación estresada y obsesiva en la que él se sienta como un banco de esperma y ella como una yegua de cría.

Una vez embarazada, la tentación puede ser renunciar a las relaciones sexuales, él por miedo a hacerle daño a ella o al niño, y ella porque siente náuseas que no le permiten más que acurrucarse y sollozar. Lo segundo se resolverá por sí solo. Lo primero –una vez obtenida la aprobación médica– se puede obviar. Todo tipo de orgasmos son convenientes, ya que aportan más sangre y, por tanto, más nutrientes al vientre y al feto.

En cuanto al coito, durante el primer trimestre puede que ella prefiera estar encima para controlar la profundidad y evitar el ardor de estómago o la indigestión. Durante el segundo trimestre, que ella esté tumbada boca arriba puede dejar de ser buena idea, así que utilizad posturas de lado o sentados. Durante las últimas semanas, cuando el dolor de espalda puede ser un problema, quizá ella quiera estar a gatas, que la penetren por detrás u opta por las posturas *flanquette* (*véase* página 166). Los juguetes sexuales están bien siempre que estén limpios y no se usen por la fuerza; haced con ellos lo que haríais con unas manos atentas, la lengua o el pene. El sexo anal debería evitarse o practicarlo con más cuidado y atención de lo normal para evitar rasguños y posteriores infecciones.

La idea de incluir el sexo en el proceso del parto puede resultar sorprendente, pero algunas comadronas sugieren el coito para provocar el parto. Una vez empezado, la futura madre también puede masturbarse hasta el clímax para aliviar el dolor. Sin duda existe una simetría gratificante en incorporar el placer que inició la concepción dentro del resultado final.

La fatiga, las heridas después del parto y el desequilibrio hormonal pueden hacer que ella deje de pensar en el sexo. Sin embargo, previa aprobación médica, es muy beneficioso tener relaciones sexuales aunque uno no tenga ganas. Es fácil perder el hábito y, debido a la vergüenza, aplazar el día meses o años. Pensad en seguir adelante de todos modos, sólo para saber que es posible, sin dejar de comprobar la contracepción, pues el mito de que dar de mamar protege es del todo falso.

Hay que ser consciente de la vulnerabilidad física y emocional de la mujer. Para compensar, probad con ella encima o de lado para que esté cómoda, y lubricad generosamente. Ella debería apretar las nalgas para protegerse cuando él penetre, y el hombre debería mantenerse estable y dejar que ella marque el ritmo para que sienta que tiene el control. Si la mujer siente dolor, parad. Si no, haced todo lo que sea factible, y luego celebradlo. Una vez restablecido el hábito, con el paso del tiempo cada vez será más fácil y cómodo.

fase de meseta

Si la excitación es la ascensión desde el momento en que uno ni siquiera es consciente del deseo hasta la cima del orgasmo, esta fase se sitúa justo antes del punto álgido, cuando conviene parar, mirar alrededor y deleitarse con las vistas.

Los sexólogos Masters y Johnson acuñaron el término «fase de meseta» para la etapa final e intensa de la excitación. Todavía no se ha producido el clímax, pero es inevitable. Esa conciencia es parte de lo que empuja al hombre más allá del punto de no retorno. Ella, entretanto, necesita suspender el pensamiento en ese momento para volcarse.

Se puede prolongar e intensificar el momento. No se trata de alargar la parte del coito, pues ya es demasiado tarde para eso. No obstante, justo antes de que sea inevitable, intentad detener todos los movimientos, incluso contener la respiración, y concentraos en las sensaciones. Es poco probable que funcione la primera vez que lo pruebas, pero con la práctica es completamente asequible. Y, una vez lo hayas experimentado, es imposible olvidar cómo se consigue.

La alternativa es renunciar a tu meseta a favor del otro. Centra toda tu atención en tu pareja, asume toda la responsabilidad, haz lo que le funcione aunque no te sirva a ti, y deja que llegue al clímax él solo (o ella sola). La experiencia de que «todo lo que te rodea te presta atención, sólo piensa en ti, sólo se preocupa por ti» es inolvidable y transforma. Por eso todos los amantes deben dar y recibir a intervalos regulares.

el orgasmo masculino

Puede parecer un proceso directo e inevitable, pero la realidad es más compleja. Como ella, el hombre tiene que sentirse seguro. A diferencia de la mujer, si no es así, ni siquiera puede empezar, y en el caso del hombre la anorgasmia aparece en la etapa de erección. Una vez iniciado, sus necesidades son más concretas: estimulación directa del pene, indirecta de la próstata (véase *postillionage*, página 172).

Él ya tendrá una idea clara de lo que necesita, perfilada gracias a años de experiencias autodidactas, así que puede dar lecciones fácilmente, si le dan oportunidad y permiso. El único reto será que si su ruta preferida está demasiado transitada, la tentación para ambos será no variar nunca. Una pareja verdaderamente inspirada anulará de vez en cuando la rutina y los llevará con habilidad por un camino distinto.

El hecho en sí consta de dos partes –primero reunir el líquido seminal, luego eyacular–, con dos o tres contracciones más fuertes al principio, seguidas de tres o cuatro más débiles. Algunos hombres sienten después una réplica. Puede que durante el coito él cambie de movimientos automáticamente para adaptarse a cada etapa. Si se estimula solo, ella puede aprender a coreografiar su respuesta según el énfasis que él necesite.

Para lograr un clímax más fuerte e intenso, él puede entrenar con ejercicios de Kegel (*véase pompoir*, página 188) o experimentar con acercarse y luego alejarse del clímax (*véase* contenerse, página 204) para incrementar el flujo de sangre del pene. Lo contrario, el intentar evitar la eyaculación (orgasmo seco), puede causar problemas médicos.

Por lo general el clímax masculino aparece con su prueba evidente, pero se sabe que algunos hombres fingen para evitar una decepción o no faltar al respeto a su pareja. Este error os niega a ambos la posibilidad de descubrir lo que se necesita en realidad. Si él lo está haciendo, debería parar. Si ella sospecha que él finge, tendría que desafiarlo con suavidad.

Para un orgasmo muy rápido, *véase* eyaculación precoz, en la página siguiente. Un orgasmo demasiado lento o inexistente es más extraño, y suele deberse a una enfermedad o medicamento (si es reciente), o a bloqueos emocionales (si se produce a largo plazo). La respuesta a la primera cuestión es una revisión médica, y a la segunda, eliminar la presión. Al igual que la mujer, él necesita seguridad y sensualidad, más que expectativas y presión.

Tal vez en ocasiones ella subestime lo absorbente que es el clímax masculino y hasta qué punto el hombre se pierde en las sensaciones, y se sienta apartada. A veces él infravalora lo alejado de ella que puede parecer en su trance. Quizá ayude daros cuenta de que el orgasmo masculino activa las mismas zonas cerebrales que el consumo de heroína.

eyaculación precoz

Olvidaos de las estadísticas sobre cuánto tiempo puede aguantar un hombre y cuánto tiempo quiere que lo haga una mujer: toda eyaculación que se produzca antes de que ambos estéis preparados es prematura.

En la primera sesión con una pareja muy deseada, el cincuenta por ciento de los hombres eyaculan demasiado rápido o no pueden tener una erección. Aseguraos una noche entera para poder probar una repetición, pero no lo intentéis mucho. Si os vais a dormir, probablemente él se levante con una enorme erección. Si ocurre sistemáticamente con una pareja habitual, puede ser por causas médicas: las infecciones de próstata, los niveles bajos de serotonina y algunos medicamentos influyen. Él debería ir al médico.

La causa más probable es mental. Se puede prevenir la sobreexcitación en solitario masturbándose con frecuencia, pero en presencia de todos los estímulos de una mujer real –sobre todo una pareja muy deseada– puede aun así salir mal. En cuanto interviene la ansiedad, puede empeorar y eliminar el sexo de calidad. Es el momento de actuar.

Sin embargo, no hay que utilizar las cremas de tiendas eróticas que dicen contener el orgasmo, pues son anestésicas y eliminan el placer no sólo del hombre, sino también de la mujer. Son más atractivas las estrategias activas. Puede que a él le ayude relajarse y salir de la mujer –la eyaculación precoz puede estar provocada por la tensión anal–, y él o ella pueden limitarse a apretar, con el pulgar y dos dedos, por debajo de la cabeza del pene para suavizar la rigidez de la erección. Se pueden conseguir resultados utilizando posturas de lado para que él no pueda empujar mucho ni profundamente.

No obstante, son soluciones a corto plazo. Buena parte de los orgasmos prematuros están provocados por el cerebro, que bloquea la conciencia de las señales y, por lo tanto, no percibe que él está en el momento de no retorno. La respuesta es ser más consciente en vez de más controlado. Él debería empezar por masturbarse solo, prestar mucha atención a las señales y parar en cuanto sienta la primera señal de acercarse al orgasmo, y dejar que disminuya la erección para después continuar. Repetidlo abrazados, luego mientras ella te toca y lame. Cuando él pueda mantenerse consciente y relajado hasta ese momento, que pruebe con la penetración y se quede quieto dentro de ella durante intervalos controlados. El objetivo no es contenerse, sino fomentar la experiencia y confianza del hombre.

Los problemas de la relación pueden ser la causa principal. Si él está enfadado o herido, puede que la tentación sea llegar al orgasmo y terminar sin ni siquiera tener en cuenta a la pareja, en cuyo caso todo el entrenamiento del mundo no dará resultados. Necesitáis hablar, y probablemente pedir ayuda de un profesional (*véase* recursos, páginas 276-279).

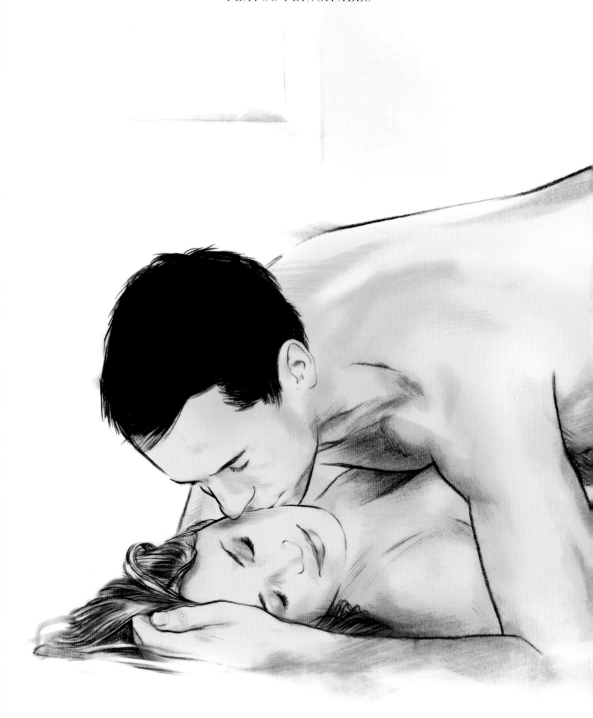

eyaculación precoz
él o ella pueden limitarse a
apretar, con el pulgar y dos dedos,
por debajo de la cabeza del pene

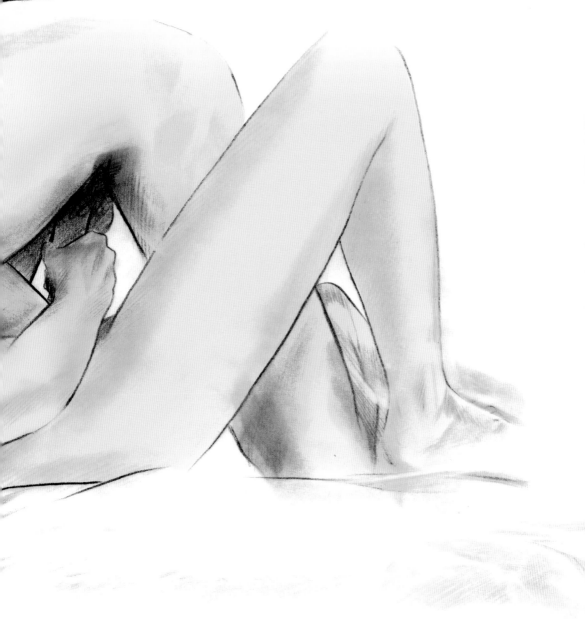

saxonus

Coitus saxonus significa presionar con firmeza en la uretra masculina cerca de la base del pene para ralentizar la eyaculación durante el orgasmo. No se debe usar como anticonceptivo, ya que hay esperma mucho antes de que él eyacule, pero algunas mujeres tienen la habilidad, durante la estimulación manual, de parar y reiniciar la eyaculación por la presión en la uretra para prolongar el clímax masculino.

Se hace presionando el pene cerca de la base con dos o tres dedos, pero hay que apretar fuerte (sin hacer daño). La idea es permitir que la eyaculación se produzca poco a poco. Sin embargo, si la paras del todo, él al final eyaculará dentro de la vejiga, lo que no es recomendable. También se puede parar justo después de la eyaculación, y luego empezar de nuevo unos minutos después.

pompoir

Es la reacción femenina más buscada. «Ella tiene que… cerrar y estrechar el Yoni hasta que sujeta el Lingam como con un dedo, abriendo y cerrando según su placer, y finalmente actuando como la mano de la chica gopala que ordeña la vaca… Se puede aprender… concentrando la voluntad de la mujer en la parte afectada, incluso cuando los hombres intentan agudizar el oído… Luego su marido la valorará por encima de todas las mujeres, y no la cambiará por la reina más guapa de los Tres Mundos…» Eso dice Richard Burton en su traducción del *Anaga Ranga*.

El equivalente actual más cercano son los ejercicios de Kegel para fortalecer los músculos del suelo pélvico. Prescritos para las pérdidas de orina, si se hacen bien, también desarrollan un movimiento ondulante en la vagina y una experiencia más intensa del orgasmo para ella. Luego la mujer puede llegar a un punto en que sea capaz de llevarlo a él hacia su punto G (*véase* disparadores, página 153), o ejercer de anillo en el pene para mantenerlo erecto después del primer orgasmo del hombre.

Vale la pena perfeccionar la técnica. Ella debería encontrar los músculos que intervienen cuando está a punto de orinar, apretar y luego relajar. Probadlo alrededor de dos dedos para aprender la sensación que debe producir. Ponte como objetivo cincuenta veces, dos veces al día. Algunas tiendas de juguetes eróticos venden resistentes en forma de pene para lograr una tonificación más eficaz. Él también debería practicar el truco del flujo de orina para moderar y fortalecer el orgasmo. Sentirá como si le tiraran justo detrás de los testículos. Espira y contrae el músculo, inspira y relájalo. De nuevo, repítelo varias veces, dos veces al día.

pompoir
la reacción femenina
más buscada

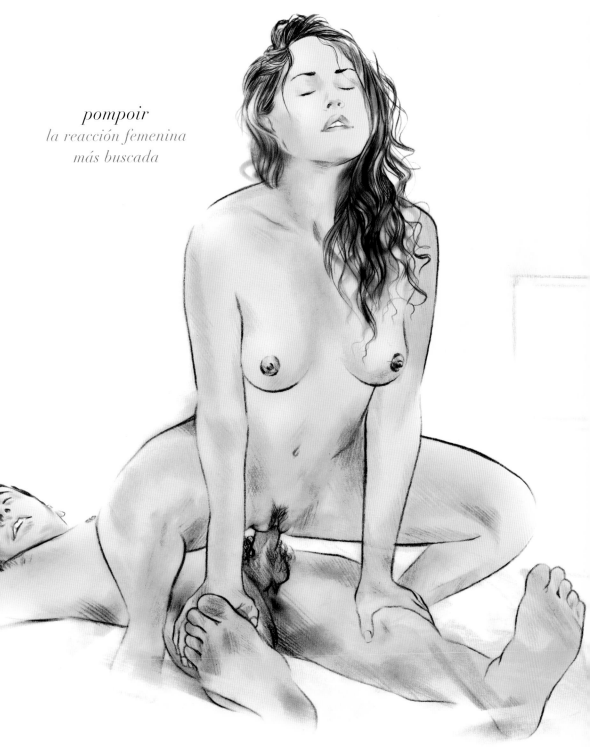

el orgasmo femenino

A diferencia del masculino, no es esencial para la continuidad de la especie. Además, a menudo no es fiable. Sin embargo, el hecho fundamental es el mismo: una entrada de flujo de sangre, aumento de la tensión, contracciones, todo con una respiración acelerada, igual que el ritmo cardíaco y la presión sanguínea. La diferencia, si es que existe, puede que proceda del simbolismo. Para algunas mujeres, la confianza que implica está muy vinculada a la relación. El orgasmo no es sólo una señal de implicación, sino que la crea. Por eso tal vez ella sea reticente a llegar al orgasmo con un compañero al que no está preparada para amar.

Sigue en pie la discusión sobre los diferentes tipos: «clitorial», «vaginal», «vulval», «del útero», «compuesto», «del punto G». Lo importante no es de dónde procede, sino que llegue. Sí importa desmontar el mito de que sólo existe una manera correcta (*véase* placer clitorial, página 142). Para los verdaderos amantes, la única cuestión es lo que funciona para cada mujer, con cada hombre, en cada momento concreto.

Ella tiene que estar relajada y desinhibida: como muestra el neurólogo Gert Holstege, los centros del miedo del cerebro femenino se desconectan cuando llega al orgasmo, y si no, no puede alcanzarlo, de ahí que las mujeres lleguen más al clímax en relaciones estables que con el sexo casual. Tal vez a los nuevos amantes les ayude dejarle a ella el control y el dictado de los movimientos. A medida que se crea confianza, ella puede enseñarle lo que funciona y ceder el control poco a poco.

Para la mayoría de mujeres —y de hombres—, la estimulación manual o con la lengua es la vía más rápida hacia el orgasmo. Él no debería sentirse amenazado por eso, sino aprovecharlo. Observar cómo ella se procura el primer orgasmo, tal vez con un vibrador, no sólo es excitante para el hombre, sino que hará que ella se provoque físicamente y se relaje mentalmente. Luego él puede seguirla para ofrecerle el segundo orgasmo con la mano o la lengua, antes de pasar ambos al coito (*véase* puente, en la página siguiente).

La postura puede ser tan importante para el orgasmo femenino como para el masculino: experimentad. El ángulo de la pelvis de la mujer es clave, ya que algunas necesitan arquearse para empujar los genitales hacia abajo y hacia fuera, y otras, inclinarse hacia arriba. La TAC (*véase* página 193) combina la presión de la penetración y del clítoris. También se puede deslizar una mano (o un vibrador) hacia abajo (*véase* placer clitorial, página 142), sobre todo en las posturas de entrada trasera o con ella encima.

Si la eyaculación femenina se produce de forma espontánea, no hay por qué asustarse. Si quieres que ocurra a propósito, la clave es la estimulación suave pero persistente del punto G (*véase* disparadores, página 153).

Un par de comentarios sobre el fingimiento de la mujer. Por favor, no lo hagáis. No sólo es difícil de hacer —pocas mujeres pueden fingir las contracciones vaginales y ninguna puede provocar el rubor sexual en los pechos y el cuello—, sino que cuanto más finjas, más costará dejar de fingir, y más difícil será pedir lo que necesitas para no tener que fingir. En una relación de amor, debería poderse tener un orgasmo sólo de vez en cuando y aun así quererse.

Sin embargo, si de vez en cuando no es satisfactorio, también deberíais poder poner remedio a la situación. Que ella pueda llegar al orgasmo sola, indica que es una cuestión de técnica. Se trata de que ambos asumáis la idea de que lo que ella necesita para llegar al clímax puede que no siempre sea lo que él cree. Díselo y demuéstraselo.

Si aun así tenéis dificultades, vale la pena acudir a un profesional sanitario, ya que algunos estados de salud y medicamentos pueden interferir en la reacción natural. También puede que sea buena idea consultar a un profesional de la salud mental, ya que la educación de algunas mujeres —o la experiencia de un trauma sexual— puede hacer que tengan tales alarmas de defensa en cuestiones sexuales, que el orgasmo sea casi imposible (*véase* recursos, páginas 276-279). Siempre vale la pena estudiar qué está pasando en vuestra relación: ¿por qué iba a llegar al orgasmo con alguien que no le gusta, aunque sea de forma superficial y temporal?

Una vez más, no hay que estresarse. Cread un amplio repertorio; tal vez la manera eficaz no sea la misma cada día ni según el momento. La anciana del antiguo manual de sexo árabe *El jardín perfumado*, cuyo consejo a una pareja insatisfecha era probar todos los métodos posibles, habló hace 500 años y sigue teniendo razón hoy en día.

puente

Es una manera de «tender un puente» entre ambos orgasmos, con y sin penetración. Sus orígenes se remontan a la terapia sexual, pero ha demostrado ser adaptable para uso doméstico. En pocas palabras, ella hace lo que le funciona, y va incluyendo la penetración en el acto cada vez más. Con el tiempo, los dos quedan unidos y al final esa unión puede ser lo bastante fuerte para que el hueco desaparezca.

Empezad de cara, ambos tumbados de lado o con ella encima; la clave es que la mujer tenga espacio para bajar la mano. Ella se incita con la mano a su ritmo, mientras el hombre le ofrece los elementos adicionales que necesite. La mano de él o la otra de ella lo mantienen a él erecto, y en el clímax ella pasa a utilizar el pene erecto para frotar el punto U (*véase* disparadores,

página 153). Cuando se puede hacer de forma fiable –con una docena de sesiones se logra un progreso considerable–, ella empieza a dirigir los esfuerzos hacia el pene y llega al orgasmo con él dentro, mientras él empuja con
suavidad si su concentración se lo permite. El paso final es que ella cambie en
el último momento para que sus embistes le hagan superar el límite. La
práctica logra perfeccionarlo, y un éxito alimenta al otro, lo que fomenta
la confianza mutua.

Sin embargo, esta técnica requiere tiempo y paciencia por ambas partes.
No os lo toméis demasiado en serio ni os preocupéis si no os funciona.

TAC
el deseo por excelencia de una mujer:
llegar al orgasmo cuando quiere

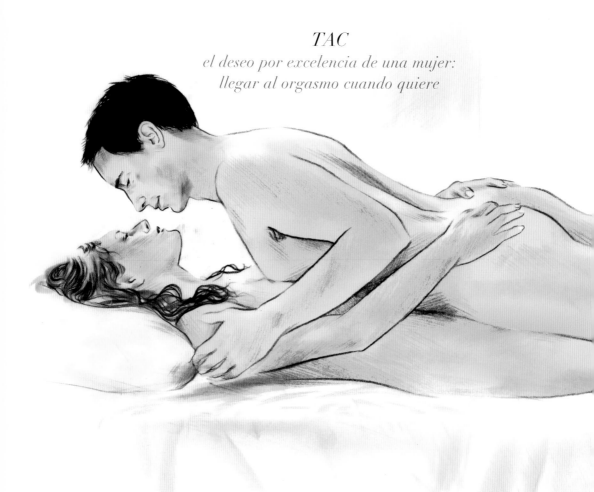

TAC

Es un acrónimo de Técnica de Alineamiento Coital, una de las pocas maneras de estimular a la vez los glandes de los dos miembros de la pareja sólo con la penetración. Probablemente la desarrolló el terapeuta Edward Eichel y su equipo, a pesar de que, sorprendentemente, cuando se puso de moda, un grupo de periodistas de una de las revistas femeninas más importantes reclamaron la autoría.

Él se coloca encima, como en la postura matrimonial, pero con todo el peso sobre ella. Ella maniobra para que el hueso púbico del hombre presione el clítoris y, mientras él empuja, ella se inclina para que el clítoris sea empujado hacia abajo y luego hacia arriba. Si no funciona, que ella tome el control. Empezad con ella encima (*véase* mujer encima, página 158), con él quieto. Ella se inclina hacia delante y prueba hasta que encuentra una postura y un movimiento que le empuje suavemente el clítoris como necesite. Una vez lo encuentre, él puede unirse empujando y, cuando esté perfeccionado, puede girar hasta adoptar la postura matrimonial. También puede ser eficaz de lado, pero es casi imposible que funcione otra postura. Mantened un ritmo oscilante regular a la par que suave.

Ella debe saber lo que quiere y pedirlo, aunque afecte al patrón del hombre, así que no tienen razón los hombres que insisten en que existe una «manera correcta». No obstante, si él se relaja y deja que ella asuma el control, tal vez logren satisfacer el deseo por excelencia de una mujer: llegar al clímax cuando quiere.

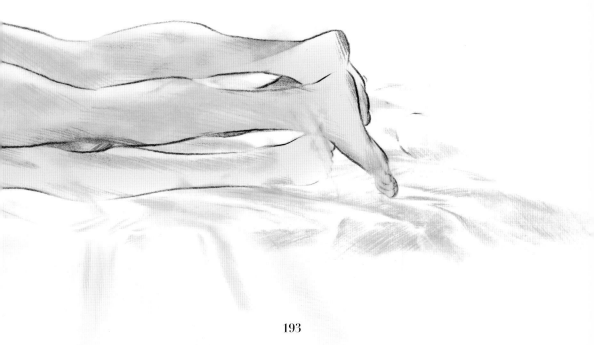

mariposa de Venus

El plato estrella del sexo, que nació como pura ficción. Se inventó para el argumento de un episodio de 1986 de *La ley de Los Ángeles* como técnica milagrosa para llevar a una mujer a un orgasmo continuo y prolongado, pero más adelante se convirtió en una leyenda urbana que todos los hombres querían conocer. Se concreta de varios modos. El elemento común es una estimulación a tres bandas y extremadamente habilidosa del clítoris, la vagina y el ano. Una manera puede ser utilizando las manos abiertas, con el pulgar del hombre tocando el clítoris, primero con dos dedos en la vagina, y el resto en el ano. Si abre y cierra con suavidad las manos, se produce el efecto «mariposa». Otra manera implicaría sexo oral en el clítoris, con uno o dos dedos «señalando» su punto G (*véase* disparadores, página 153), mientras la otra mano sondea el recto. Algunos comentaristas, entre ellos los autores de un libro sobre el tema, dicen que funciona. Otros afirman que es físicamente imposible. Es mejor hacer varias pruebas antes de una actuación seria.

canto de los pájaros por la mañana

Jamás deberías mencionar a tu pareja lo que dice durante el orgasmo, se puede reproducir cuando ambos estéis animados, pero sólo entonces, ya que se trata del momento en que las personas están espiritualmente más desnudas.

Existe una coincidencia impresionante, en diferentes edades y continentes, sobre lo que decimos en el orgasmo. Japoneses, indios, franceses e ingleses susurran sobre la muerte («Algunos —dijo Abbé Brantôme, historicista francés del siglo XVI— gritan: "Me muero", pero creo que disfrutan con ese tipo de muerte»), la madre (a menudo la llaman en el momento crucial) y la religión, aunque sean ateos. Es natural, ya que el orgasmo es el momento más espiritual de nuestra vida, del cual los demás placeres místicos son una mera traducción. Los hombres tienden a gruñir como osos, o a proferir monosílabos agresivos como «¡Sí, sí, sí!». La esposa del Gatopardo, en la novela del mismo nombre, solía gritar «¡Gesumaria!», y existe una variedad infinita de sonidos si nos quedamos sin habla.

Es difícil de explicar por qué esos gritos son tan atractivos. Los indios los clasificaron, los compararon con cantos de pájaro y se fijaron en la facilidad con que los loros y minas los simulaban, con efectos sociales negativos cuando repetían la lección, ya que no hay loros en la habitación del amor. Es importante aprender a interpretarlos al tiempo que se disfruta de la música, y sobre todo saber cuándo «Para» significa que hay que parar y cuándo significa «Por Dios, continúa». Es un lenguaje individual, y tienes que ser un observador de campo sensible para aprender su significado.

Algunas de las «palabras» son comunes: un grito ahogado cuando una caricia da en el clavo, una respiración estremecida cuando continúas. Algunas personas hablan sin parar en una especie de balbuceo, o repiten palabrotas de lo más increíbles; a algunas se las oye aun estando a distancia, mientras que otras son silenciosas o mudas, o ríen o lloran de forma desconcertante. A algunos de los amantes ruidosos les gusta que les dejen gritar; a otros, que los amordacen, o que les metan el pelo en la boca al estilo del grabado japonés (las casas tradicionales japonesas tienen tabiques de papel). Los hombres pueden ser igual de ruidosos en el ascenso al orgasmo, pero por lo general no son tan vocales continuamente.

Que una pareja sea silenciosa por naturaleza no significa que no haya placer. No es de extrañar que a algunas personas aún les cueste hacer lo que —de niños— les prohibían hacer. Si quieres ruido, dilo enseguida. Ella puede sentirse como un animal al gemir o gruñir, y le ayudará que le des permiso. Asimismo, no te calles si algunas expresiones te hacen perder la excitación, pues hay muchas otras opciones (*véase* palabras, página 99).

Lo importante es lo siguiente: en una relación mutua y distendida, haced todo el ruido que queráis. Es curioso que sea necesario ponerlo por escrito, pero los diseñadores de casas y hoteles aún no se han dado cuenta, parece que todos están casados con parejas silenciosas y sin niños; de lo contrario, harían paredes más gruesas. El coito en silencio absoluto, donde cada miembro de la pareja tapa con la mano la boca del otro, puede ser divertido si no os podéis arriesgar a que os oigan.

Otra variante es tener dos tipos de relaciones a la vez: un coito normal y suave, mientras cada uno describe otro procedimiento mucho más salvaje en la imaginación, tal vez para la próxima vez. La fantasía puede ser todo lo salvaje que queráis. Es el lugar donde experimentar cosas que no se pueden llevar a cabo, y aprender de las fantasías de la pareja. Estas pueden ser heterosexuales, homosexuales, incestuosas, tiernas, salvajes o sangrientas. No os bloqueéis, y que no te asusten las fantasías de tu pareja: todo es un sueño. Aun así, cuidado con grabar esos sueños, ya que pueden resultar perturbadores a la luz del día. Abandonadlos con el alivio del orgasmo.

Los amantes que se conocen de verdad no se asustarán ni se aprovecharán de ello. Si, no obstante, esta doble desnudez os resulta molesta, estableced reglas: sólo fantasías practicables o felices. Nunca hagáis referencia a ellas con rabia en las conversaciones de cama posteriores («Siempre supe que eras lesbiana», y comentarios parecidos). Es deleznable. La única manifestación realmente perturbadora de la música amorosa se produce cuando una pareja se ríe sin control. No te pongas nervioso. No se están riendo de ti.

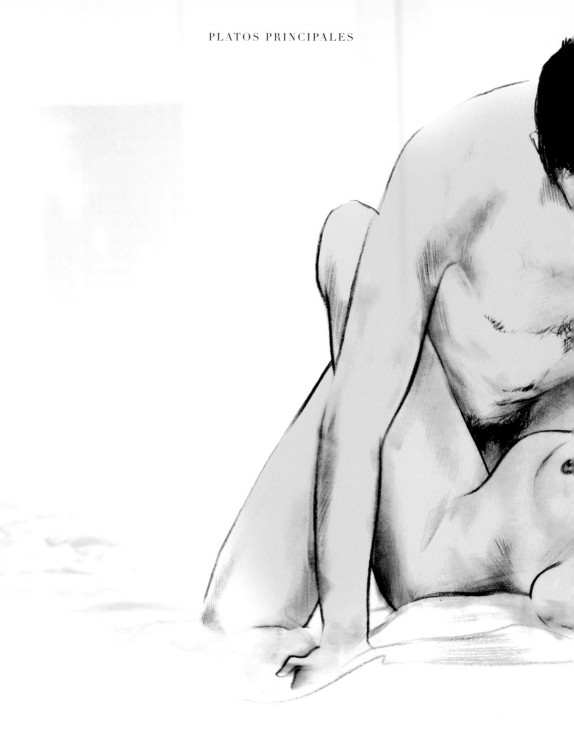

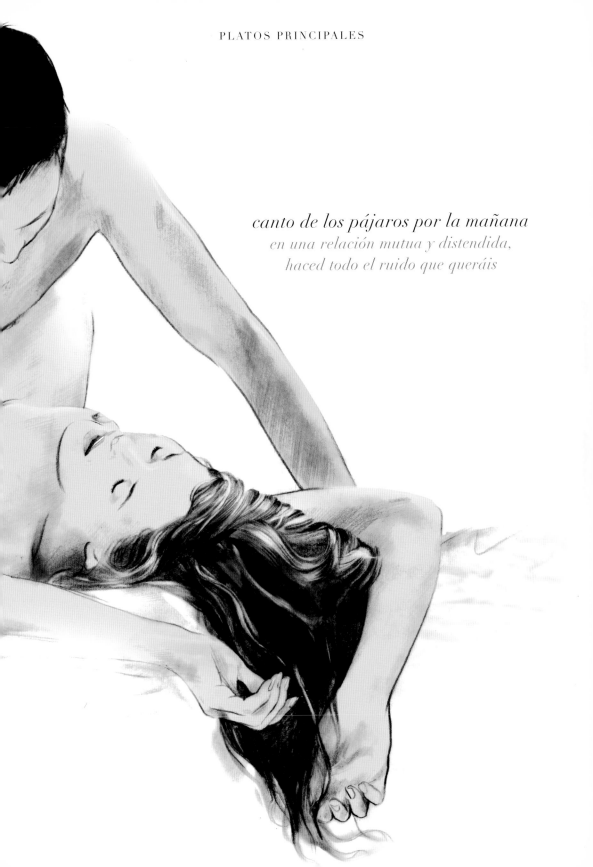

canto de los pájaros por la mañana
en una relación mutua y distendida,
haced todo el ruido que queráis

muerte aparente

En la *petite mort*, la «muerte aparente» de la poesía francesa, algunas mujeres se desmayan de verdad. A los hombres también les ocurre en ocasiones. La experiencia no es desagradable, pero puede dejar helado a una pareja inexperta. A un hombre le pasó con la primera chica con la que dormía. Al recuperarse, ella se lo explicó: «Lo siento mucho, pero siempre me pasa». Para entonces, él ya había llamado a la policía y la ambulancia.

Así, no hay por qué alarmarse más que con los gritos, las convulsiones, la risa histérica o los sollozos, ni con cualquier otra reacción inesperada que acompañe al orgasmo en algunas personas. En cambio, otras simplemente cierran los ojos, pero no disfrutan menos. El ruido y la furia pueden ser un testimonio halagador de las habilidades de la pareja, si bien engañoso, porque no depende de la intensidad de la sensación.

Los hombres pueden hacer una imitación espléndida de un ataque, y ambos sexos pueden sufrir dolores de cabeza después del orgasmo. Si los síntomas son habituales, haceos una revisión. En cualquier caso, pronto conocerás los patrones de tu pareja una vez superada la impresión inicial. En caso extremo, estira a tu pareja con las piernas elevadas y, si sigue inconsciente durante varios minutos, deja a un lado la vergüenza y llama a una ambulancia.

nuevo orgasmo
tal vez quieras otro orgasmo antes de acabar

nuevo orgasmo

No todo el mundo puede, pero seguro que no todos los que pueden lo hacen, sobre todo hombres. El orgasmo múltiple se produce con facilidad en muchas (si no todas) las mujeres, si están lo bastante receptivas y quieren seguir, ya sea con el coito o la estimulación manual u oral, después de un primer orgasmo. Es decir, muy pocas mujeres encajan en la categoría de «uno

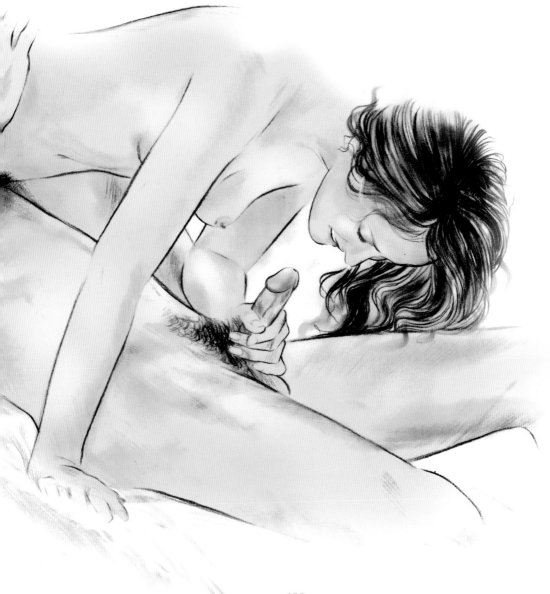

y no más» como los hombres. Algunas logran series continuas de orgasmos sin un solo gran pico. La receptividad no se puede analizar, y depende de la fisiología, el estado de ánimo, la cultura, la educación y de tener al hombre que se quiere. Por lo tanto, si puede lograr un clímax realmente intenso, probablemente podría tener más si continuara. Las principales excepciones son las personas que son frágiles o se cansan fácilmente, o las que quieren saborear el período de intensa relajación después de cada orgasmo. Si ella quiere continuar, el truco será alejarse del clítoris, demasiado sensible en ese momento, y pasar a otro tipo de estimulación u otras partes del cuerpo: el punto U o la apertura de la uretra servirían (*véase* disparadores, página 153).

En el caso de los hombres es más complicado porque la mecánica tarda un poco en volver a funcionar. (Con un nuevo compañero vale la pena establecer desde el principio este intervalo, que puede ser más breve de lo que pensáis; muchos hombres creen de antemano que el sexo es agotador y, por lo tanto, tienen un rendimiento menor del que podrían lograr.) Si el hombre no puede, no lo hace o le preocupa, es inútil hablar con él. Si pareces decepcionada, la noche habrá terminado, y posiblemente para siempre. Propón algún entretenimiento para distraeros, dale media hora, luego intenta provocar la erección con estimulación manual y oral. Hazlo con habilidad y habrás añadido una nueva dimensión a vuestras vidas. Sin embargo, si tus atenciones no están funcionando, retírate. Él necesita tranquilidad, y no presión, así como que le recuerden que tu orgasmo no depende necesariamente de su erección.

Justo después de un orgasmo completo, algunos hombres no soportan la estimulación genital, ya que la perciben como un intenso dolor. Si él es así, dale media hora o más. Y si el hombre realmente desea la penetración, algunas mujeres pueden ser penetradas perfectamente con una media erección si se las toma por detrás y de lado. A menudo, una vez iniciado el proceso, se produce la erección completa.

Algunos hombres, cuando están cansados, logran una erección que dura de forma indefinida, pero no pueden alcanzar el orgasmo. Como en realidad reaccionan despacio, y no rápido, son atletas sexuales; pero si nunca se produce su orgasmo, es un problema médico y debe ser revisado (*véase* el orgasmo masculino, página 184).

A algunas parejas que han agotado toda la pasión pero aún quieren un orgasmo más antes de acabar, les gusta tumbarse cara a cara y observarse mientras cada uno se procura su clímax. Es una experiencia añadida, no una confesión de derrota, y puede producir una excitación enorme e inesperada (*véase* onanismo, páginas 124-126).

excesos

En el sexo, cuantitativamente, no existen los excesos. La mujer se irrita, y el hombre no puede continuar. Las viejas costumbres médicas o morales han invertido siglos en trasmitir que el exceso de actividad sexual debilita, pese a que nunca rechazaron el trabajo o el ejercicio excesivo, y rara vez el abuso de la comida, que actualmente es uno de nuestros problemas más peligrosos.

De hecho, el sexo es el pasatiempo físico menos agotador para la cantidad de energía invertida. Si te sientes apagado después de tener relaciones, sospecha de tu actitud hacia el sexo o de la pérdida de sueño derivada. Los amantes masculinos olvidan que las mujeres que trabajan, llevan una casa o hacen ambas cosas no están tan frescas, aunque tengan las mismas ganas, como las ociosas ocupantes del antiguo serrallo otomano. Las mujeres olvidan que, a pesar de que el sexo es el alivio de tensión perfecto para ambos sexos, la preocupación puede provocar el decaimiento, sobre todo cuando va acompañada de un deseo incontrolable de rendir según estándares olímpicos. Los diferentes patrones y necesidades de sueño, si no se reconocen ni se adaptan, pueden suponer una amenaza para una pareja sexual. Hacedle frente hablando: sólo las personas muy inseguras que no se pueden comunicar interpretan la auténtica necesidad de dormir como rechazo o enfado.

El sexo deja a algunas personas aletargadas hasta el punto de la sedación, mientras que otras emergen muy productivas. En el segundo caso, levántate, produce y deja dormir a tu pareja. No hay somnífero más eficaz que un orgasmo violento y compartido, por eso los amantes activos no necesitan medicamentos. Si alguna vez tocas fondo de verdad, no hay cansancio temporal que no se cure con unas horas o unos días de descanso.

Al contrario de lo que muchos creen, practicar mucho el sexo hace que sea cada vez mejor. Los orgasmos demasiado rápidos se retrasan sin bajar los picos, y se acelera la respuesta femenina: el increíble «subidón» tras una separación no depende de la continencia, sino del reencuentro. Ambos podéis masturbaros a diario mientras estáis separados. El sexo frecuente también conserva su función durante mucho tiempo, hasta una edad avanzada. Los niveles hormonales también influyen, así como las miradas, la energía y sobre todo el tono muscular vaginal. Entre los beneficios indirectos para la salud se encuentran el riesgo reducido de ataque al corazón, el refuerzo del sistema inmunológico y la disminución del riesgo de depresión.

Hay que tener cuidado si él está bajo la influencia de la «pastillita azul», ya que el exceso de actividad puede provocar cicatrices o priapismo (*véase* erección, página 148). Si el sexo es compulsivo, dirigido, abusivo, y va seguido de vergüenza y dolor en vez de satisfacción y alegría, necesitas la ayuda de un profesional (*véase* recursos, páginas 276-279).

orgasmo simultáneo

Los sexólogos clásicos lo convirtieron en una aspiración: Wilhem Reich dijo que hacía que el orgasmo fuera más intenso, y Kinsey sugirió que representaba la máxima intimidad de una pareja. Los ginecólogos actuales insinúan que es una manera de aumentar las opciones de embarazo, ya que el orgasmo femenino atrae el esperma.

En realidad, por lo general la simultaneidad se produce más por coincidencia y suerte que por habilidad. La dificultad reside en el equilibrio entre concentrarse en el propio placer (para llegar hasta ahí) y en el placer del otro (para llevarle hasta ahí), una balanza que puede convertir a uno o a ambos en «espectadores» y anular la sensación. En resumen, es una cuerda floja difícil de superar.

Las parejas que conocen los movimientos mutuos pueden intentar centrarse en el componente de la pareja que normalmente sea «más lento», para acelerarlo, y luego dejarlo hervir a fuego lento, por así decirlo, mientras el otro alcanza su ritmo. La estimulación manual mutua o el sesenta y nueve (*véase* página 143) pueden ayudaros a llegar ambos al límite antes del coito, y luego el reto será contener al hombre mientras ella supera la clásica caída en la penetración y vuelve a atrapar el ritmo del hombre. La TAC (*véase* página 193) puede ser vuestra mejor opción. Recordad también que la simultaneidad no implica necesariamente la penetración; no hacéis trampa si os masturbáis juntos, y podéis dejar que ella entre en calor con varios orgasmos mientras él reserva el suyo para el orgasmo femenino más fiable.

los rápidos

Lo breve e intenso tiene su encanto, pero requiere un grado de excitación mutua y reacción física por parte de la mujer que por lo general sólo se aprende en sesiones mucho más largas. Una pareja realmente buena puede manejar las dos opciones a su voluntad: breve y dulce, o indefinidamente prolongado y con una dulzura distinta. En otras palabras, no se pueden apreciar del todo las virtudes de un coito rápido sin dominar el arte de la prolongación.

Una vez conseguido, el coito rápido es el equivalente de la inspiración, y deberíais dejar que impacte como un relámpago, en cualquier momento y casi en cualquier sitio, desde la cama en plena noche hasta en medio de una escalera de caracol: en cualquier sitio donde de pronto estéis solos y la inspiración sea mutua. No es que uno u otro no puedan pedirlo a veces de forma explícita, pero el coito rápido e inspirado es mutuo, ya que parte de la diversión reside en que la primera comunicación sea muda entre verdaderos

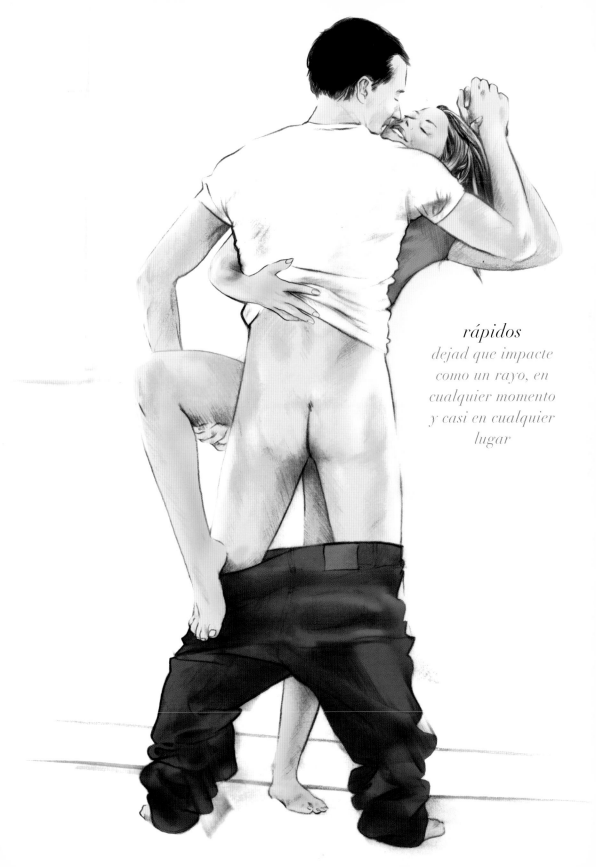

rápidos
dejad que impacte
como un rayo, en
cualquier momento
y casi en cualquier
lugar

amantes. La regla es no resistirse nunca a este encuentro si es posible, y con rapidez, ingenio y habilidad, suele serlo. Eso significa ser competente para dominar posturas sentados, de pie y otras, así como para hacer el amor sin desnudarse.

La postura rápida ideal en cuanto al clímax, la matrimonial desnudos, con frecuencia quedará descartada. Eso puede significar que tengáis que hacerlo en una silla, contra un árbol, en un lavabo. Si tenéis que esperar y no podéis ir directos a casa, se mantendrá hasta media hora. Todo lo que exceda eso ya constituye una nueva ocasión. Por la casa, intentad no bloquearos, aunque estéis ocupados.

contenerse

Implica crear tensión hasta límites insoportables elevando, y luego disminuyendo, el nivel de excitación. Funciona en términos psicológicos al crear incertidumbre, y en términos físicos porque permite un mayor flujo de sangre y, por lo tanto, un clímax más intenso.

La excitación clásica implica seguir adelante, mantener un ritmo constante, crear estímulos sin cesar; esto es lo contrario. Cuando se crea la excitación, cambiad a propósito lo que esté sucediendo para que el progreso decaiga momentáneamente y así poder prepararos para un pico mayor. Lo más directo es variar el ritmo (cambiar el roce o mantenerlo regular, pero ralentizar o acelerar el ritmo); parar del todo es más eficaz, pero requiere una mayor precisión. Algunas mujeres a las que les gusta la discontinuidad no pueden llegar al orgasmo de ninguna otra manera.

Es una empresa conjunta. Miraos a los ojos o escuchad los pequeños cambios en la respiración para percibir cuándo ir más despacio, cuándo parar, cuándo continuar. Él puede interrumpir los movimientos, o ella ordenárselo con una señal, y ambos pueden detener la mano o la lengua. Una variante es acordar que, pase lo que pase, no llegarás al clímax hasta que no tengas permiso, hasta que lo marque el reloj o hasta que termine una canción. Luego la tensión se crea desde dentro a medida que, juntos y por separado, intentáis dejaros llevar por la sensación sin dejar que os abrume.

Se dice que el budismo vajrayana lo recomienda para los dos miembros de la pareja como una vía en común hacia la iluminación espiritual. Convendría saber más; pero, por desgracia, los detalles están envueltos en un halo de secretismo. Para la versión unilateral que consiste en obligar a suplicar a la pareja, *véase* masturbación lenta, página 269-273.

relajación

Es probable que la sensación más intensa en el orgasmo vaya unida a una tensión muscular máxima. Muchas técnicas –*ligottage* (*véanse* páginas 252-253), por ejemplo– están pensadas para fomentar dicha tensión. Por otra parte, no es una verdad universal. El orgasmo con relajación absoluta es más difícil de controlar, sobre todo porque no se puede incitar de forma artificial, pero es diferente y, cuando funciona, irresistible. También en algunas personas, sobre todo mujeres, la tensión interfiere activamente en la respuesta total, y al parecer el exceso de actividad provoca un cortocircuito que elimina la excitación.

Algunos textos sobre el tema afirman, por ejemplo, que los orgasmos tensos representan el miedo a dejarse llevar por completo, al dolor, etc. De hecho, la única generalización universal sobre el sexo es que ningún patrón individual encaja con todo el mundo. Con la práctica, la mayoría de la gente puede ampliar su repertorio aprendiendo a utilizar la tensión y la relajación, así como a percibir las necesidades del momento para alternarlas, y así duplicar la gama de sensaciones físicas y hacer el sexo más comunicativo. Sin duda, cierta tensión representa el miedo a dejarse llevar, y algunas personas prefieren ser «obligadas», voluntariamente, a aceptar los orgasmos. En ese caso, por lo menos al principio, probablemente sea sensato utilizar las respuestas que obtienes. Sin embargo, si incluyes este tipo de reacción, no dejes de probar el otro modo.

Para obtener un orgasmo completamente relajado, o un miembro de la pareja es totalmente pasivo y el otro ejerce de solista, o ambos alcanzan un estado de falta de esfuerzo en el que predominan los movimientos totalmente automáticos, internos en el caso de la mujer. Probad los dos tipos, al principio es más fácil practicar los dos modos juntos.

Probablemente el mejor método sea que al principio el componente de la pareja menos activo en el coito común intente detener todo movimiento justo cuando empiece el ascenso del orgasmo y quedarse completamente relajado. Algunas personas lo logran de forma natural; si has hecho algún entrenamiento de relajación, utiliza la misma técnica en este caso.

Puede que, las primeras veces, el hecho de probarlo provoque una tensión distinta, pero, tras algunos intentos, la mayoría de personas de fácil estimulación pueden aprender a dejar que se produzca el clímax, y verán que es distinto del orgasmo, igual de placentero, que uno provoca al probar, o al intentarlo y aplazarlo.

No lo aplacéis. De hecho, no estéis activos en absoluto. Practica el mismo tipo de relajación mientras tu pareja te masturba o te lame. (Para ella, tal vez funcione mejor probar con estimulación manual u oral primero y pasar al coito sólo cuando tengáis dominado el método de la relajación.) Los movimientos de él o ella serán físicamente los mismos que para la «masturbación lenta» (*véanse* páginas 269-273), pero la persona activa busca una respuesta bastante distinta. En la versión «dura», esté la pareja atada o libre, tú la contienes a propósito o la fuerzas a seguir, manteniéndola fuera del ritmo de sus reacciones. En esta versión «suave», tienes que ir un segundo por delante de esas reacciones para que el otro no tenga que moverse, responder ni resistirse. La diferencia no se puede explicar, hay que sentirla. Puede ser un ritmo de estimulación más rápido y constante —nada de martirios lentos ni arrebatos repentinos— que tú aplicas y el otro te permite.

Una vez lo tengáis controlado en el coito y otros tipos de estimulación, entre ellas todas las adicionales que hemos mencionado, podéis pasar al coito «inmóvil». Por supuesto, al principio no será totalmente inmóvil, pero, tras la primera ronda de movimientos suaves, ya veréis qué pasa si dejáis de pensar. Ciertos movimientos permanecerán, pero con el tiempo y la práctica llega a ser cada vez menos voluntario, sobre todo si la mujer tiene un buen control del músculo vaginal (*véase pompoir*, página 188). A la larga, algunas personas aprenden a penetrar y no hacer nada, pero aun así llegan a un orgasmo en el que se funden del todo y tienen la sensación de ser una sola persona.

Hay que destacar que eso no implica ir despacio, contenerse ni ninguna otra intervención voluntaria. Si veis que no funciona, cambiad a los movimientos habituales, pero sin pensar mucho; a veces ambos sentiréis que ha llegado el momento de cambiar de postura y esforzaros al máximo para obtener un clímax intenso. La fusión completa no es manejable, y el sexo común y atlético está bien. Por otra parte, si sucede, la sensación es tan extraordinaria, que querrás repetirla.

La verdadera relajación, y la pérdida de uno mismo que la acompaña, es el objetivo de la mayoría de yoguis sexuales. Se dice que algunos de estos místicos sexuales recomiendan una postura relajada especial (con el hombre sobre el costado izquierdo y la mujer de espaldas y en perpendicular, con las rodillas levantadas, las piernas sobre las caderas del hombre y los pies planos sobre la cama). Que ayude o no dependerá de vuestra complexión, aunque no está claro cómo lograr la penetración con este ángulo. Lo que vale la pena sugerir, incluso para las personas que no pueden dejarse llevar del todo, es que juguéis con todas las técnicas que hemos descrito, con el objetivo de relajarse en vez de lograr la máxima tensión, y adaptar la respuesta. Asimismo, la gente que se relaja por naturaleza durante las relaciones debería intentar de vez en cuando lograr la tensión máxima, igual que la gente a la que le gusta revolcarse debería intentar mantenerse quieta a la fuerza, y a la inversa.

Esta experimentación que consiste en actuar en contra de la propia reacción natural tiene mayor valor para ampliar la gama de relaciones sexuales que las variantes mecánicas de la postura o el probar accesorios y trucos. Es una parte del sexo que requiere un esfuerzo más allá de la pura curiosidad, pero es primordial si esperas llegar lo más lejos posible en la comunicación sexual según tu capacidad física y mental.

después

El filósofo Alan Watts comentó que el orgasmo es una puntuación deliciosa del acto de hacer el amor. Sin embargo, no es un punto final, aunque ninguno de los dos podáis ni queráis continuar. Lo ideal es que se produzca una separación suave —si existe penetración, él debería salir como entró, con respeto—, seguida de una concentración mutua en vosotros para honrar lo que acaba de suceder.

La fisiología puede ser una ayuda y un impedimento. Un cóctel de hormonas poscoitales puede haceros sentir próximos y afectivos, o que él se quede noqueado y ella permanezca emocionalmente necesitada (*véase* hormonas, página 40). En este caso, las lágrimas —la clásica tristeza poscoital—, por lo general no son una señal de pena ni angustia reales, sino más bien de vulnerabilidad y necesidad de cercanía. La hormona prolactina también puede indicar al cerebro y al cuerpo que el trabajo está hecho y que es el momento de desviar la atención a otra parte. Por eso después de las relaciones el hombre puede sentir una fuerte inclinación a retirarse en más de un sentido de la palabra. En ese momento él debe superar sus instintos y ofrecer a la mujer un contacto físico fuerte y próximo y unas cuantas frases amorosas. Ella puede ayudar si confía en que, después de eso, el silencio o dormir no suponen un rechazo.

Si ella no ha llegado al clímax, sería el momento de que ella lo hiciera en solitario. Entonces un caballero le ofrece ayudar o abrazarla con cariño mientras ella se incita, con un brazo debajo de la cabeza de la mujer —o, si a ella le gusta ser controlada, una mano que sujete la muñeca libre—, así como caricias que no distraigan y murmullos para demostrar que está absolutamente centrado en ella. Ella necesita saber que su excitación está excitando también al hombre. Eso podría conducir a un segundo asalto. Si no es así, tras el clímax femenino entra en juego todo lo comentado con anterioridad.

despertar

Ella dice: «El hombre se despierta con una erección, pero las mujeres se pueden despertar por un dolor vaginal, y es gratificante para ambos poder recurrir a una pareja receptiva. Sin embargo, los patrones de sueño son importantes, y, aunque es genial que te despierten en plena noche con sexo, no es válido cuando uno ha tenido un día horrible y tiene una entrevista al día siguiente por la mañana; hay que tener sentido común. Tampoco se aplica en medio de un sueño que uno debe terminar». Algunas personas tardan minutos u horas en despertarse y, aunque ella puede disfrutar con un coito suave al despertar –y funciona mucho mejor que un despertador–, no esperéis virguerías. El problema es que es el momento en que muchos hombres están listos para la acción y esperan que los monten, los masturben, les laman y lo que sea. Guardad esas sesiones de ejercicios matinales para los do-

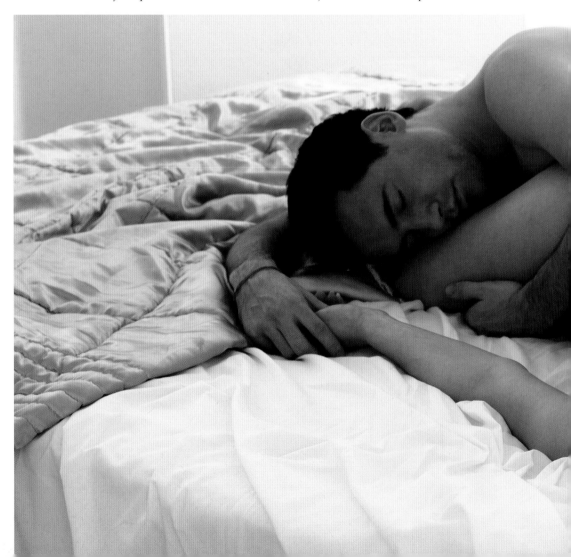

mingos y las vacaciones, y a poder ser haced café y lavaos los dientes antes, haya o no erección. Algunas personas tienen la suerte de dormir las mismas horas a grandes rasgos, pero si uno es una persona diurna y la otra nocturna, eso también podría causar problemas. Si os pasa, habladlo. Algunas personas utilizan el sueño como excusa para evitar el sexo, pero entre amantes que tienen horarios distintos puede ser real y que no implique un rechazo.

Si tenéis niños, tenéis que estar preparados para que os despierten, y adaptaros a eso (*véase* prioridades, páginas 101-102).

despertar
es gratificante despertarse junto a una pareja receptiva

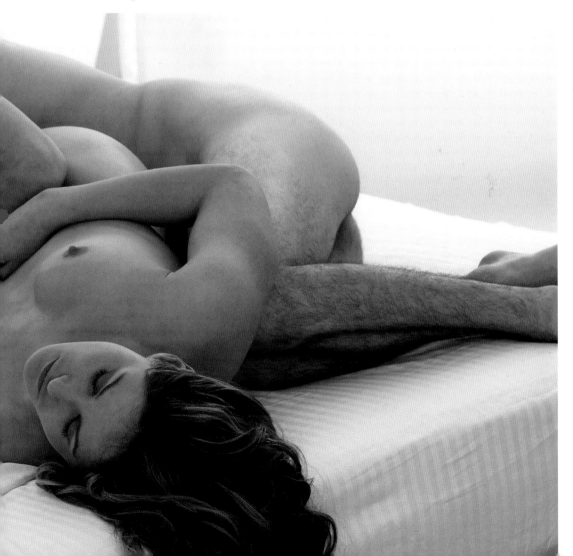

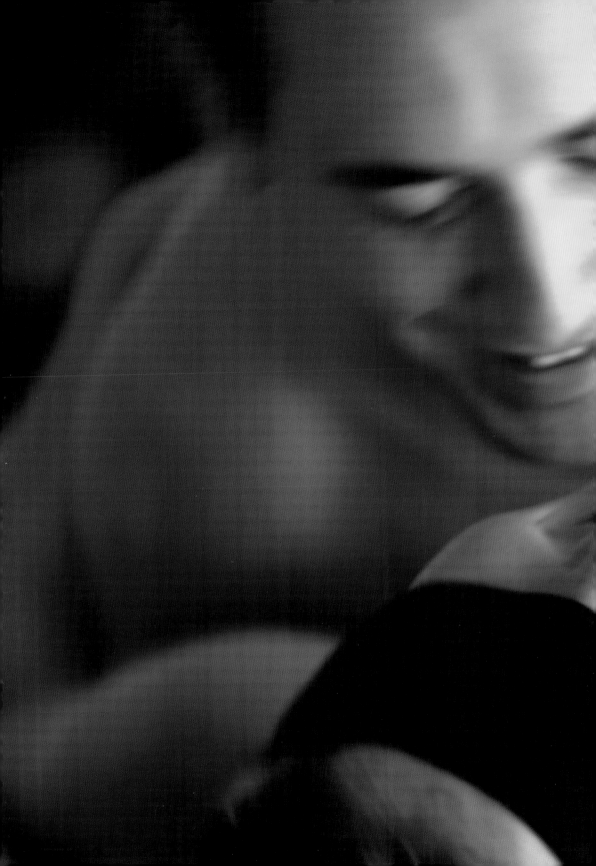

salsas y condimentos

hora de jugar

Ya lo hemos dicho, pero lo repetiremos: el sexo es la forma más importante de juego adulto. Si no os podéis relajar con él, nunca lo haréis. Que no os asusten los juegos teatrales. Sed el sultán y su concubina favorita, el ladrón y la doncella, incluso un perro y un panecillo, todo lo que se os ocurra y os divierta. Quitaos el caparazón junto con la ropa.

A algunas personas les excita mucho tener relaciones sexuales con ayuda del recurso dramático humano más antiguo —una máscara—, que te anula y te convierte en otra persona (*véase* máscaras, página 231). La mayoría podemos aprender a cambiar sin necesidad de ella, y cuando sucede, la absoluta

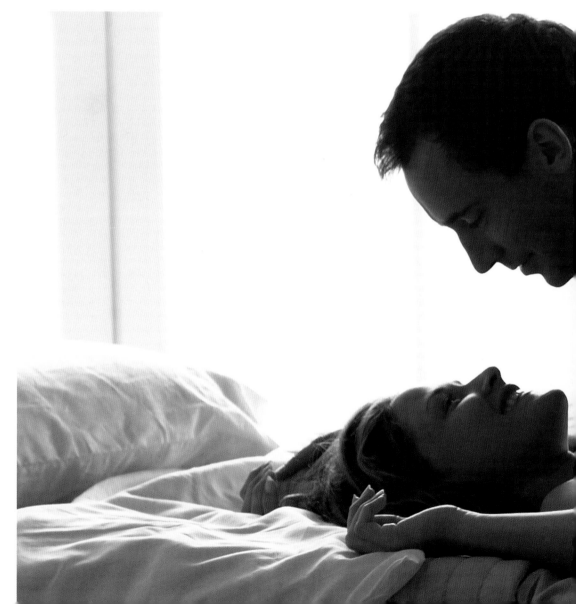

desnudez mental entre vosotros es el tipo de nudismo más estimulante, tanto que al principio asusta, de una forma sana. Perder el miedo es probablemente la lección más importante del sexo. No utilicéis alcohol, pues es una droga que neutraliza. Las drogas y el alcohol son malos sustitutos del alivio del auténtico sexo, cuando uno lo consigue.

hora de jugar
quitaos el caparazón junto con la ropa

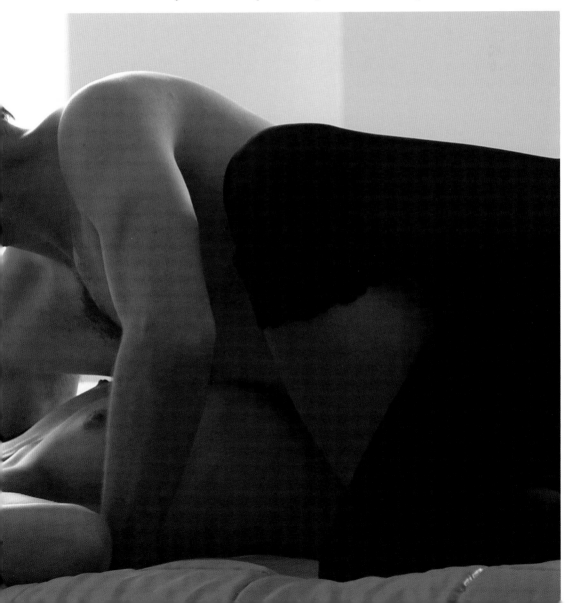

Así pues, dejad que él sea un romano, un gángster o una mujer, y que ella sea virgen, una esclava o una sultana, cualquier cosa que os excite. Cuando teníais tres años, no os sentíais cohibidos; hay que volver a ese momento en un contexto adulto. Si se convierte en algo desagradable, malicioso o infeliz, parad el juego. Mientras se mantenga salvaje y emocionante, tiene un clímax del que carecen los juegos infantiles.

estilo japonés

Sexo en el suelo o sobre cojines, como en la mayoría de estilos orientales: parcialmente desnudos, con muchas posturas a gachas y numerosas ataduras, gran preocupación por los accesorios y los aparatos extraños (*véase* estimuladores, página 230). Hablamos de las costumbres sexuales conocidas gracias a los grabados japoneses del siglo XVIII y principios del siglo XIX. Lo que costaría imitar es la mezcla esencialmente japonesa de violencia y formalidad, que no es fácil de encajar en nuestra tradición de ternura. Otras diferencias son una tapa de material duro para el glande *(kabutogata)* y pelucas púbicas para sujetar en la mano *(azuma-gata)*.

Las posturas cubren toda la gama, pero los amantes del «mundo flotante» disfrutaban mucho con la simulación de una violación. Sus descendientes del siglo XXI son los *ero manga* o los cómics manga eróticos; sus detractores aborrecen la violencia, mientras que los defensores destacan que en muchos de ellos el sexo se considera algo positivo y saludable, y que retratan a mujeres poderosas. En algunos, las jóvenes parecen sentirse atraídas por monstruos con tentáculos.

caballo

El caballo es un objeto erótico (*véase* ropa, páginas 217-220), y jugar a ser caballos excita mucho a algunos individuos. Un famoso aficionado fue Aristóteles, a quien a menudo se representa siendo montado por una novia.

A algunos hombres también les gusta vestir a las mujeres de caballo, aunque por lo general no se las pueda montar así. Lo mencionamos como complemento, pero el juego (*equus eroticus*, el juego de la chica caballo) figura en la erótica tradicional. Los dos sexos pueden ser el corcel. Es extraña la frecuencia con que los juegos infantiles y los juegos sexuales adultos convergen. Algunas personas compran todo el traje, incluidos el freno, la silla y lo demás, o en el juego sadomasoquista hacen que el sumiso tire de una pequeña carreta.

estilo indio

Hoy en día es bastante conocido por el *Kama Sutra*, el *Koka Shastra*, etc. Consta de relaciones en una cama o sobre cojines, completamente desnudos, pero con la mujer manteniendo todos sus adornos. Incluye muchas posturas complicadas, entre ellas algunas derivadas del yoga que pretenden retrasar la eyaculación (*véase karezza*, páginas 251-252), posturas de pie y con la mujer encima (*purushayita*), que se consideran especialmente fervientes, ya que en el hinduismo tántrico ella es la Energía y él la Inmanencia.

Todas, si se hacen con el espíritu original y no sólo por variar, están íntimamente ligadas a la técnica de meditación con la que uno intenta ser macho y hembra a la vez con finalidades místicas, o al baile en el que, además de hacer el amor, uno interpreta una escena de la hagiografía de Vishnu y sus Avatares, o la Vida de Rama. Hay una sección sobre técnica sexual en el principal tratado de danza clásica: las bailarinas eran doncellas del templo o *devadasis* que se entregaban al devoto como parte de un ejercicio religioso.

Entre las especialidades se encuentran los gritos del amor (*véase* canto de los pájaros por la mañana, páginas 194-195), los golpes amorosos (dados con las puntas de los dedos en el pecho, la espalda, las nalgas y los genitales de ambos), los mordiscos de amor como recuerdo de la posesión, y las marcas de rasguños eróticos: una estimulación de la piel con las uñas especialmente largas, desde el simple roce hasta un arañazo pasional (por lo general, limitado a la zona de la axila y la «vía del cinturón», es decir, la zona lumbar, donde las marcas permanecían ocultas en los vestidos diurnos indios.

De todas las técnicas indias, probablemente las posturas de pie sean las más recomendables, si la mujer es delgada. Pocas mujeres que no hubieran sido entrenadas desde su nacimiento podían, por ejemplo, estar de pie e inclinadas hacia atrás sobre los pies y manos, al estilo limbo, luego abrazarse las piernas y colocar la cabeza entre los muslos para recibir caricias por turnos en la boca y la vagina, o lograban hacer la postura a la pata coja o con una pierna alrededor de la cintura, que cultivaban las chicas de templo. El impresionante logro indio, el *pompoir* completo, procede del sur de Tamil, y por desgracia no se enseña en los textos (*véase pompoir*, página 188).

Como subconjunto de la sexualidad india, el sexo tántrico está muy de moda en la actualidad, aunque sea objeto de malentendidos. Su traducción a menudo se centra en posturas y técnicas, cuando el verdadero núcleo del sexo tántrico no es el rendimiento, ni siquiera el orgasmo, sino simplemente el estar aquí y ahora: respirar, moverse, sentir la excitación en vez de seguir adelante. El «gozo» tántrico no tiene que ver con el mero placer: recordad que la palabra *tantra* significa «entrelazados».

virginidad

Tradicionalmente, la virginidad se ha tenido más en cuenta en la mujer, impuesta como un modo de protección o control. Para el hombre, por el contrario, el acto significativo era perderla. Hoy en día, en algunas sociedades, el sexo antes del matrimonio es pecado, mientras que en otras es una sentencia de muerte. Sin embargo, en otras es un alivio: los jóvenes que quieren sentirse queridos, demostrar amor, ser normales –o destacar– se preocupan si su «primera vez» no se corresponde aproximadamente con la de sus compañeros.

En el caso de que seas la primera vez para alguien, limítate a los extras ajenos al coito hasta que ambos estéis seguros de que queréis seguir adelante, y hayáis pensado en las implicaciones que tiene hacerlo. Hagas lo que hagas, sé suave y lento, pues el otro, sea hombre o mujer, estará nervioso aunque no lo parezca. Cabe esperar que la erección no se produzca o que ella no lubrique, pero se puede ayudar a ambos con la estimulación manual, con los dedos cuidadosos en la vagina para estirarla antes. No debería doler, pero si duele, es demasiado pronto y hay que esperar a la próxima vez. No hay prisa. Las lunas de miel, que tradicionalmente duraban un mes, o una «luna», eran tan largas no sólo para dar tiempo a la pareja para investigar sexualmente, sino también para acercarse emocionalmente lo suficiente para que esa exploración fuera segura. (Si ves que te acuestas con alguien virgen después de haberlo conocido hace sólo unas horas o minutos, significa que ambos vais demasiado rápido).

La mujer tiene más probabilidades de tener una primera experiencia no muy positiva, ya que probablemente él se entusiasme con el simbolismo de haberlo hecho. Todo el arrepentimiento se puede aliviar percatándose de que es normal –sólo un tercio de las mujeres dice haber disfrutado con la situación–, y que la primera vez literal no tiene por qué ser la más importante. Romper el himen es una cosa, y una iniciación sexual significativa y placentera, otra muy distinta. Ella puede elegir ver la primera vez como una mera sesión de práctica, y que su verdadera «primera vez» sea su primera excitación, el primer orgasmo, el primer amor.

En cuanto a la virginidad recuperada quirúrgicamente, a menudo se hace por creer que la mujer no tiene derecho a la experiencia sexual. En el extremo opuesto, es muy positiva para los juegos teatrales: una «primera noche» con una pareja que finja inexperiencia y necesidad de ser seducido no es una mala manera de celebrar un aniversario. Los verdaderos entusiastas lo hacen todo como debe ser, con hotel de luna de miel y todo, incluso se puede reservar la misma habitación por anticipado. También se puede hacer más a menudo, en casa, y con menos anticipación.

ropa

El hecho de que la mayoría de la gente ahora haga el amor desnudo, y casi todos los amantes duerman desnudos, indica que hemos superado el puritanismo. La ropa, cuando se lleva puesta, está ahí para quitarla: se puede iniciar una relación sexual desnudándoos, o con un striptease. Las revistas femeninas ofrecen lo que pretenden ser: cursos prácticos sobre striptease de revista (*véase* striptease, páginas 226-228) para incitar al hombre, pero ese uso de la ropa es una rutina convencional. Para empezar, no tiene por qué ser la mujer quien se desnude. Además, cada componente de la pareja debería practicar el quitarle la ropa al otro sin torpeza ni demoras, y a poder ser con una sola mano.

La ropa, y el hecho de quitarla por placer, tiene una base biológica en calidad de «disparador», es decir, de algo que enciende a alguien. Para el hombre, son las prendas que resaltan los pechos y las nalgas o que, como las medias ajustadas, «simplifican la silueta» de la mujer. Las mujeres no dependen tanto de este tipo de señales concretas —contar con el hombre adecuado es su principal disparador—; de todos modos, hoy día, en público los hombres suelen esconder sus señas sexuales detrás de pantalones anchos y camisas abrochadas. Sin embargo, muchas mujeres tienen preferencias: un hombre desnudo de cintura para abajo puede formar parte del escenario preliminar, y la desnudez habitual en la cama y en casa no disminuye estas reacciones naturales.

Los disparadores humanos son muy complejos. No se sabe cómo se programan en un individuo determinado, pero existe un repertorio identificable de componentes, como las plumas que uno puede usar como aliciente, con las que se provocan la mayoría de estos estímulos. La epidermis es uno de ellos: la tensión, el brillo y la textura de la piel. La superficialidad de los genitales es otro: un pubis firme, espacio entre los muslos, vello púbico adicional. También una suave amenaza: color negro, piel, hebillas de aspecto sádico; signos de sumisión: ataduras, aros de esclavo; y la sugerencia de los genitales en otro sitio: labios rojos, énfasis en los pies; pendientes brillantes y sonoros; cadenas; feminidad: una cintura estrecha, grandes pechos y nalgas, pelo largo. A los seres humanos les encanta jugar con la imagen corporal y modificarla.

Otros disparadores son las texturas: humedad, pelaje, goma, plástico, piel. Mucha gente reacciona levemente a todas, y es otra de las bases de la moda sexual. Algunas personas tienen una reacción tan fuerte ante algunas texturas, que no logran una función sexual completa sin ellas (*véase* fetiches, páginas 232-233). Pero la selección es muy personal. Todo cebo suele tener varias capas: el cuero tenso, brillante y negro es una epidermis con olor fe-

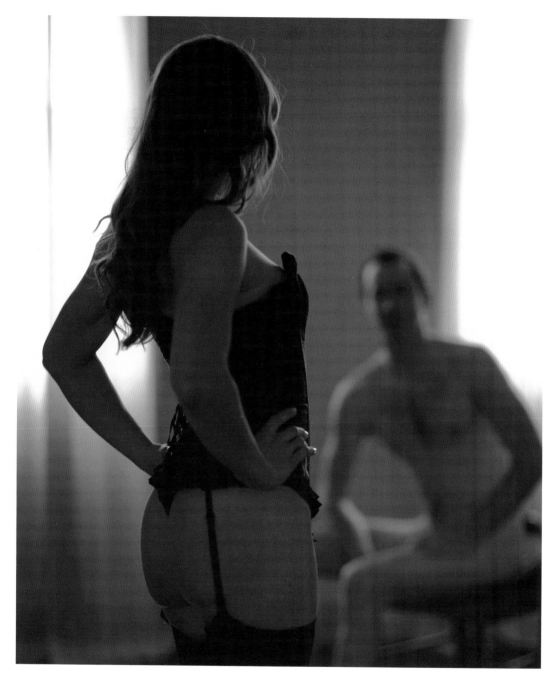

ropa
si tu pareja tiene una preferencia que puedas cumplir, eres imparable

menino, y también implica la aceptación de la contundencia del sexo. Los diminutos tangas apretados resaltan y ocultan a la vez la vagina, mantienen su perfume para que la puedan besar a través de esta prenda, y traen a la mente chicas mucho más traviesas y sexys que castas y puras. Los corsés hacen que ella tenga forma de reloj de arena e insinúan que está ceñida e indefensa. Un caballo, visto por detrás, es un «disparador» para los hombres: tiene el pelo largo, grandes nalgas y se tambalea al caminar. Una vaca, no.

Muchas mujeres tienen disparadores similares, pero algunas tienden a considerarlos extravagantes y, en concreto, a sentir que él está enamorado de los guantes o de la lencería negra, no de ellas. No es un enfoque correcto para ninguno de los dos sexos. Si tu pareja tiene un incitante físico, no tiene nada que ver con el valor que te otorgue, y te querrá más cuanto más lo uses y percibas con habilidad. De ahí que puedas atrapar a tu pez favorito cuando quieras. No intentes convertirte en algo que no eres —debes sentirte cómoda al responder a los disparadores de tu pareja—, pero si tu pareja tiene una preferencia que puedas cumplir, eres imparable. Tu tarea consiste en demostrar que lo percibes y que lo cumples. Si tú también tienes disparadores, dilo y utilizadlos.

Así, si a él le gusta que parezcas una mezcla de serpiente y foca, ponte lo que te dé, por lo menos de vez en cuando. Si a ti te gusta él de una manera concreta, házselo saber. A algunas mujeres les molesta que un hombre les pida en ocasiones que le vistan con ropa de mujer porque piensan que no es viril (provoca menos angustia al revés). Sin embargo, todos albergamos una persona del sexo opuesto en nuestro interior: la reina Onfale vestía al héroe Hércules con su ropa, y él no era precisamente poco viril. En otras culturas, es un juego común o una ceremonia. Aceptamos el sexo como placer y estamos empezando a asumirlo como un juego. Ahora tenemos que admitirlo como ceremonia, y aceptar que todos somos bisexuales y que el sexo incluye la fantasía, la imagen de uno mismo, los juegos teatrales y otras cosas que nuestra sociedad aún considera preocupantes. La cama es el lugar donde ponerlo en práctica, y esta es una de las finalidades del sexo humano (*véase* hora de jugar, páginas 212-214).

La ropa que mantiene una excitación sexual continua es un viejo recurso humano, y vale la pena experimentar con él. La mayoría está diseñada para mujeres, no especialmente por machismo, sino por las distintas fisiologías: una excitación continua potencia la respuesta final de la mujer, mientras que tendería a sobrecargar la del hombre y hacerle llegar a la cima demasiado rápido, impidiéndole rendir durante mucho tiempo. Los ejemplos clásicos buscan lograr que la que lo lleva se sienta sexy y que a la pareja también se lo parezca. Algunas prendas podrían ser útiles para volver a aprender un adecuado uso sexual de la piel. Abarcan desde pendientes largos y pesados hasta correas apretadas, corsés y cinturones, texturas toscas (camisetas de pelo o de anillos de bambú), cadenas para los tobillos, calzado que modifica el andar y presiona el empeine, y correas que encajan en la vulva.

La mayoría enciende a las mujeres por el efecto en la piel y los músculos, y a los hombres por el simbolismo, pero algunas parejas sienten un placer especial si ella se pone algo salvaje bajo la ropa normal en reuniones sociales en las que no podéis iros a casa pronto. Algunas prendas se pueden cerrar, y dejar la llave en casa. También valdría la pena probarlo en el hombre, aunque sólo sea por un reparto justo. La excitación sexual continuada e imparable, con la que no puedes hacer nada, hará que un acontecimiento soso sea más interesante, y garantiza unas buenas relaciones sexuales al llegar a casa.

Aparte de las preferencias especiales, vale la pena saber el máximo sobre los disparadores comunes porque la mayoría de parejas se sorprenden gratamente con extras no programados en ocasiones especiales. Si uno en concreto no funciona, no hay por qué repetirlo.

corsé

Fue una prenda de moda obligatoria en el pasado y ahora vuelve como ropa de noche diaria, también útil para juegos sexuales. Hace que una mujer tenga una silueta aún más femenina. La firme presión en la cintura y el abdomen excita a muchas mujeres. Probablemente funciona por el hecho de ir ceñidas y gracias a la presión en la piel, pero también intervienen multitud de simbolismos.

tanga

Ya no está confinado a las tiendas eróticas y es accesible. Debería cubrir toda la vagina y el vello púbico y quedar apretado. Lo mejor es que se desabroche a los lados con ganchos o con cintas, para poder quitarlo cuando la mujer esté a horcajadas sin dar patadas al hombre. Es preferible que sea de seda, no de nailon, porque conserva mejor su perfume. Otros materiales se pueden utilizar como excitante visual, pero no se puede besar a través de ellos. Si la mujer quiere llevarlos, debería ser encima de la parte de seda.

El tanga más sexy es el que no se utiliza como ropa de calle, sino que se reserva sólo para el sexo: el primer beso genital directo se da, o se recibe, a través de él. Más adelante, ella puede sorprender al hombre agarrando los dos extremos y poniéndoselo encima de la nariz y la boca.

Una variante del tanga es la correa, que presiona en el perineo. Si se lleva bien, puede quitar el aliento. Las medias abiertas por delante no son lo mismo. Las medias comestibles son una broma, pero si debes utilizarlas, no te limites a arrancarlas de un mordisco, mordisquea y lame al azar.

zapatos

Los tacones altos atraen a algunos hombres, tal vez por su efecto de aumento del balanceo en el andar femenino, otro ejemplo de cómo hacer que la mujer tenga una silueta más femenina.

Dicho esto, para la mayoría de relaciones sexuales en realidad es necesario ir descalzos. Para ello, hay que quitarse los zapatos con elegancia, no hay que agacharse, sino mantenerse de pie, levantar la pierna por detrás y quitárselos con una mano.

botas

Un elemento excitante para mucha gente. Cuanto más largas, mejor. En tanto que símbolo, implican agresividad (botas altas, etc.). Solían ser uno de los signos de la prostituta, aunque ahora son un calzado normal para todo el mundo: es extraño cómo varía el mercado respecto de la decencia de la ropa con simbolismo sexual. Se podría aprender mucho de la impronta humana trazando el predominio de dichas preferencias.

Si os gustan, son buenas para juegos de disfraces. Sin embargo, un tacón de aguja es un arma peligrosa, así que id con cuidado. Por eso no son muy prácticas para el sexo serio a menos que las reserves para las actividades que no sean en horizontal ni en la cama. Si al hombre le gustan, ella debería intentar aparecer de pronto con unas botas largas, apretadas, negras y brillantes.

medias

Pueden ser un estímulo sexual: a menudo las preferidas son las medias negras a la vieja usanza, que parecen más atrevidas cuando se combinan con un liguero que atraiga la atención hacia la zona esencial. Los pantis son un obstáculo a menos que se tenga la entrepierna abierta, y no son nada eróticos. Se dice que si el hombre puede quitarle una media a la mujer, ha triunfado. En realidad, para desnudarse rápido y tener verdaderas relaciones sexuales, tanto los pantis como las medias se estropean, pero si mantienes las uñas y los dedos suaves, quitarlas con suavidad es una buena introducción, junto con el desnudo mutuo. Los guantes largos excitan a algunas personas, ya que recuerdan a la gran señora a la antigua.

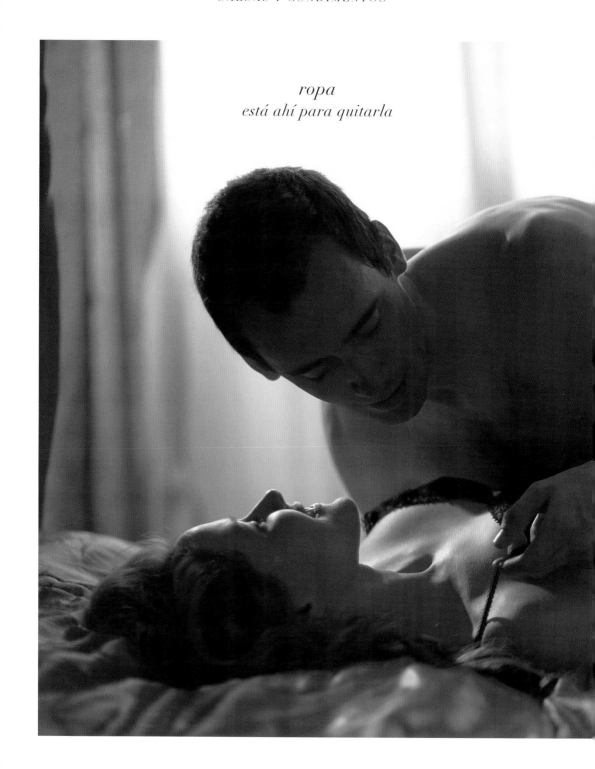

ropa
está ahí para quitarla

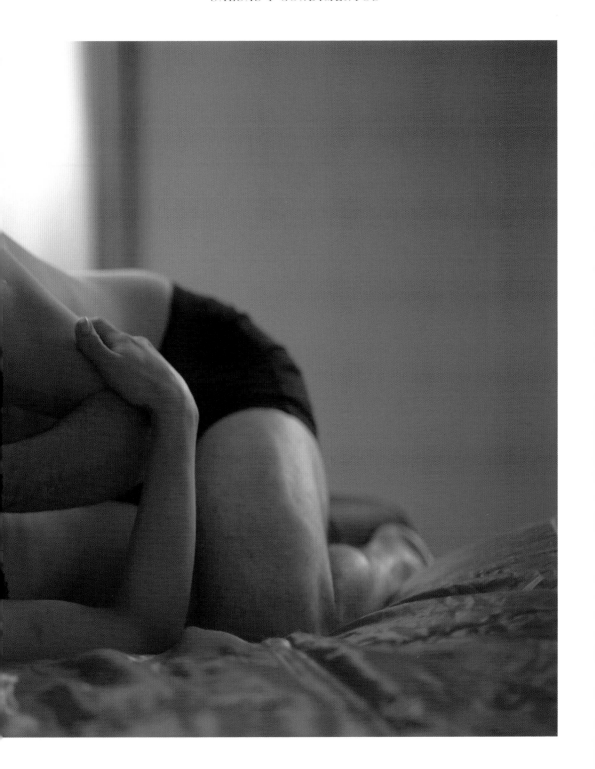

bolas chinas

Presentan varias configuraciones diseñadas para masajear los puntos vaginales (*véase* disparadores, página 153), desde parejas sencillas de esferas de plástico hasta bolas metálicas una dentro de la otra, o las que llevan un vibrador incorporado. Pueden insertarse en la vagina o colocarse entre los labios (no se deben introducir en el ano, ya que se pueden perder). Con el movimiento, se produce una sensación pélvica única. Algunas se pueden utilizar en el coito; otras, para mantener una estimulación constante, todo el día, si ella lo aguanta. Si no puede mantenerlas dentro, debería probar las de plástico. Si no puede extraerlas, debería respirar hondo y empujar hacia abajo. Son útiles para fortalecer los músculos de suelo pélvico (*véase pompoir*, página 188).

boutons

Cualquier accesorio –a menudo un anillo en el pene– que se coloca encima del pubis masculino para ejercer un punto de presión adicional en el clítoris. En la primera edición de este libro se describía este ejemplo: «chino y hecho de marfil (con) dos dragones celestiales… que luce una perla (el semen). Al usarlo, la perla es un botoncito que encaja en el clítoris, las escamas de los dragones se abren y hacen cosquillas en los labios, y todo se mantiene en su sitio gracias a una cinta larga que se pasa a través de un agujero, luego entre las piernas, y se cruza por detrás del escroto, hacia arriba entre las nalgas y luego alrededor de la cintura».

El plástico gelatinoso ha solucionado los problemas de los estimuladores del clítoris que eran muy duros, y algunos incluyen vibradores. Empezad con posturas clásicas con el hombre encima, en las que él está alto y puede mantener la parte vibratoria en contacto constante. Luego experimentad.

goma

La goma excita a algunas personas, y es uno de los fetiches más clásicos. El efecto depende de su categoría como epidermis y de que sea una prenda ajustada y el olor. El olor del látex excita a algunas personas si lo asocian con el uso de preservativos. Es difícil de limpiar; intentad lavarlo con agua y jabón. Al parecer, el negro es el color sexual preferido.

cuero

excitante tanto para hombres como para mujeres

cuero

Probablemente es la superficie excitante más popular. El cuero negro también parece agresivo o terrorífico, y es el material predilecto de los sadomasoquistas, tanto para dominadores como para dominados. A otros, aunque no estén atados, les gusta cubrirse de cuero o ver a su pareja vestida de cuero. A diferencia de la goma, se puede llevar sin que piensen que eres raro. Si a tu pareja le gusta que lo lleves, deja que lo compre. Es un objeto excitante al que las mujeres responden tanto como los hombres, sobre todo si el tacto y el olor son agradables (*véase* botas, página 221).

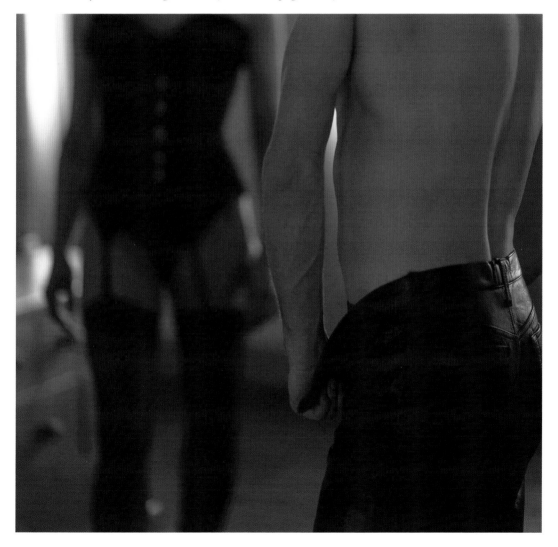

striptease

La versión moderna probablemente empezó a finales del siglo XIX en el Moulin Rouge de Montmartre, en París. En una de sus variantes, una mujer se quitaba la ropa mientras «buscaba» inútilmente una pulga. Hubo una época en que se consideró inmoral e ilegal, pero ahora es habitual. Los espectáculos de desnudos y los clubs nocturnos tal vez dejen un mal sabor de boca debido a la posible explotación de la artista.

Sin embargo, en el público podría haber también mujeres. Los bailarines masculinos impulsaron el cambio a principios de la década de los ochenta, y la película *Full Monty* lo completó en 1997. Para la pareja, lo importante es acordar límites antes de que cualquiera de los dos proceda. Una manera sería asistir a un espectáculo juntos y luego comentar si os gustaría volver, por separado o juntos. Entre las variaciones se incluyen espectáculos de suelo, baile de barra, espectáculo en vivo o baile privado vigilado con una cámara

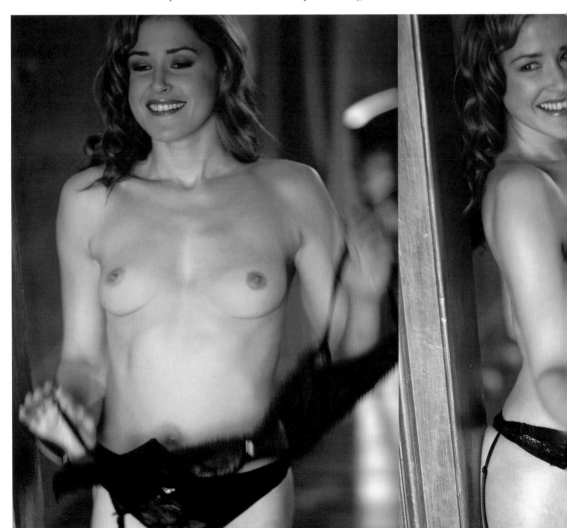

en el techo. Si realmente queréis tocar, escoged los acontecimientos más escandalosos, con participación del público, en noches sólo para hombres o sólo para mujeres, o id a un local de baile con striptease, donde, mientras dure la canción, la chica se rozará contigo. El nuevo *burlesque* es la versión sofisticada de cabaret con ropa cara de fin de siglo, posturas coreografiadas y una política estricta que prohíbe todo roce.

Cuando hagáis un striptease para el otro, el espectáculo *burlesque* es el más fácil de copiar, además del más elegante. Es un preámbulo fantástico para las relaciones sexuales, sobre todo cuando ella se lo ofrece a su pareja como un regalo. Ella necesita cierta actitud, colocarse con la cabeza alta, los pechos

striptease
un preámbulo magnífico para las relaciones sexuales

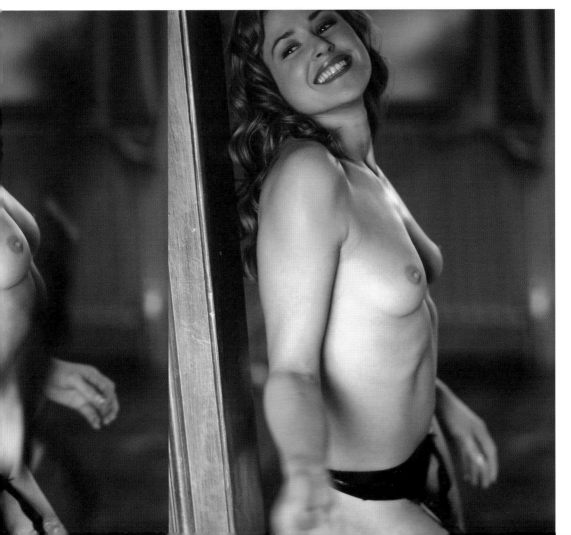

fuera y deslizar las manos por el contorno del cuerpo para dirigir la atención del «público». Mantened el contacto visual.

En la versión clásica, ella se quita las medias de una en una, con la pierna levantada sobre una silla. Se agarra el sujetador un momento en los pechos antes de bajarlo y dejarlos al descubierto. Desliza las bragas por las caderas, retira las piernas despacio y las aparta a un lado de una patada. Puede terminar sentada a horcajadas en la silla y procurándose un clímax rápido –prohibiéndole a él participar– antes de montarle a él.

También podría vendarle los ojos al hombre (*véase* página 254) y comentar a la vez lo que está haciendo, con roces leves. Ella debería retirar la venda sólo cuando esté del todo desnuda y lista para excitarle, o no quitársela hasta después.

travestismo

Mucha gente disfruta vistiéndose con la ropa del otro sexo. Así que sentíos libres de jugar: por curiosidad, como una vía de escape para el estrés, para satisfacer tu lado tierno o duro, para tener el control o para ser mimado.

Sin embargo, eso no es travestismo. Un travestido es una persona que, a pesar de que se mantiene dentro de su sexo, siente a veces un intenso impulso de vestirse como el sexo opuesto, y una gran liberación de angustia (y no tanto placer) al hacerlo. Ese modo de vestir no convierte a alguien en homosexual, y una persona bisexual que se viste como el sexo opuesto para satisfacer a su pareja no es necesariamente un travestido. Por otra parte, un transexual es por lo general un hombre, que quiere convertirse en una persona del otro sexo, con cirugía si es necesario, y se siente absolutamente fuera de lugar tal y como es.

En algunas sociedades más primitivas, existen funciones o ceremonias que dan rienda suelta a estas necesidades (los magos a menudo se visten como el sexo opuesto). En nuestra sociedad pueden provocar angustia. Un travestido con una pareja informada y no asustadiza suele descubrir que su tendencia no afecta a su vida sexual (si él tiene que mantenerlo en secreto o su pareja cree que es raro o está loco, lo que no es cierto, puede preocuparse mucho). Un transexual necesita la ayuda de un experto y puede desear o no una operación de cambio de sexo. Se podría evitar gran parte de la infelicidad si la gente conociera los hechos hasta el punto de no sentirse impresionados al encontrarse con ellos. Si tienes una pareja con alguno de estos conflictos, ayúdale con comprensión y asegúrate de que recibe ayuda de un terapeuta si quiere (*véase* recursos, páginas 276-279).

hielo y fuego

Un manual de sexo sugiere que justo antes del orgasmo la mujer estampe un puñado de hielo picado en la espalda de su pareja. Otras personas utilizan un cubito de hielo para recorrer despacio la piel de la pareja, incluidas las plantas de los pies, ponérselo en el ombligo mutuamente durante los juegos sexuales, poner juguetes sexuales en la nevera, frotar trozos de hielo en la lengua de la mujer para una estimulación oral que reduzca el ritmo masculino, etc. Si uno lo piensa, no es de extrañar, ya que el frío es un fuerte estímulo de la piel. No uséis hielo ultracongelado, ni mucho menos hielo seco, ya que se pegan con facilidad a las superficies húmedas y arden como un hierro incandescente. Probad con el cubito en el codo, y no coloquéis ni dejéis hielo en ningún orificio sensible, por razones de seguridad.

Con el fuego, hay que ser aún más precavidos. Una sencilla vela no aromática se puede sostener por encima de cualquier zona sin vello corporal, y dejar que gotee la cera. Controlad la temperatura mediante la altura a la que sujetáis la vela. De nuevo, probadlo primero.

pinturas corporales

Posiblemente sea la forma de arte más antigua, que tradicionalmente se utilizaba como decoración sexual. En Occidente revivió cuando se liberalizó la desnudez, aproximadamente en el momento en que fue escrito este libro por primera vez.

Más sencillos de usar son el chocolate o las pinturas con sabor a frutas que se venden por Navidad o el día de San Valentín. Colocad toallas en el suelo, desnudaos, utilizad los dedos para aplicar la pintura y la lengua para retirarla. Probad en una zona primero por si se producen alergias, y no la utilicéis cerca de los ojos, heridas abiertas o cualquier orificio corporal. Por lo demás, todo vale: rociad con el tubo, utilizad guantes de pintura, aplicad pinceles a los pezones y el escroto, escribid vuestro nombres, dibujad dos corazones, pintad el techo de la Capilla Sixtina en la espalda de la pareja. Mientras os estén pintando, hay que estar quieto y disfrutar de las sensaciones y la idea de ser el centro de atención. Cuando hayáis terminado, poneos delante de un espejo —o entre dos, si la obra de arte está en la espalda— y contempladlo, haced fotografías, y luego ducharos juntos. Sienta bien, os ayuda a dejaros llevar y puede ser la introducción a las relaciones sexuales o una pura diversión. ¿Qué es el sexo sino un juego adulto?

guantes de piel y dedales

Un guante entero o una tapa para la punta de los dedos del tamaño de un dedal, cubiertos con un tejido cuya textura puede ir del pelaje suave al pelo duro. Se utilizan para realizar masajes eróticos en la piel de ambos sexos. Con una gama bien elegida de pelo y alguna habilidad natural, su efecto puede ser desde agradable hasta espantoso (*véase pattes d'araignée*, página 110).

estimuladores

Los mayores exponentes de los accesorios que añaden textura al pene fueron tradicionalmente los japoneses. A juzgar por las historias de los viajeros, la mayor parte de esas ayudas sexuales eran utilizadas por hombres ante la insistencia de las mujeres. Los kayan se perforaban el glande y colocaban una «estaca», y los sumatras se insertaban piedrecitas debajo de la piel del pene. En culturas menos drásticas, dichos accesorios son externos: anillos que encajan en el surco coronal, hechos de plumas (*palang unus* – Malasia), párpados de cabra cosidos de espaldas (Patagonia) o pequeños cepillos de pelo. Lo destacable es que debían permanecer en su sitio durante el coito. Casi todos son muy incómodos de llevar, y pinchan o provocan dolor al atrapar el vello.

Hoy en día, aunque algunos optan por ponerse un pendiente en el glande, lo normal es utilizar preservativos con texturas, disponibles en todo tipo de formas y contornos, con el objeto de volver áspero el pene y el tubo de la vagina. Algunos tienen bultos o dedos para rozar el cuello del útero. Se supone que fomentan el placer femenino, pero es raro encontrar una mujer a la que le gusten.

Los que llevan un grueso anillo de corona o torcedura parecen muy dolorosos. También eliminan el contacto físico directo, pero permiten experimentar. Los gorritos sexuales de Oriente por lo menos aportan una novedad, si os gusta la idea.

juegos

Nunca se necesita una excusa para el sexo. Sin embargo, si la necesitas, o te hace falta forzar los límites (algo que nunca te has atrevido a probar, alguien con quien nunca te has atrevido a probar), los juegos sexuales son muy adecuados. Puede ser increíblemente liberador o muy desaconsejable: en la mayoría de casos resulta ser pura diversión, aunque no para probar con extraños o bajo la influencia de demasiado alcohol.

La gallinita ciega fue el juego original, que permitió a los estrictos victorianos tocarse. El escondite en una casa grande permitía un contacto aún más próximo y, entre los adolescentes, sigue siendo una excusa para tocarse a tientas. El strip póquer solía ser el equivalente adulto, pero ahora existe un enorme mercado comercial de juegos de mesa que buscan el mismo resultado sin necesidad de habilidades de tahúr, desde el romanticismo suave en que se anima a halagar al otro, hasta actividades de desnudo en grupo. Existe una diferencia enorme entre los juegos que sólo fomentan la conversación —contestar preguntas superficiales, admitir una historia pasada— y los que conducen a la práctica del sexo. Lo importante es que antes de empezar te plantees con sinceridad las posibilidades.

Jugar sólo con un amante, por muy tenso que resulte ser el juego, casi siempre funcionará y ofrecerá un «marco» para nuevas ideas que pueden transformar las futuras rutinas de cama. Jugar con amigos puede profundizar la amistad o hacer que salgan sapos y culebras. Escoged una diversión que fuerce los límites, pero no os acerquéis a nada que a ti o a tu pareja os vaya a provocar remordimientos o resentimiento al día siguiente.

Si no tenéis ningún juego a mano, o debéis iniciar uno de forma inesperada, entregad a cada jugador seis fichas (nueces, dulces). A continuación, se pueden dar de una en una al jugador elegido como recompensa por contestar una pregunta arriesgada, realizar un desafío sexual, etc. Así se pueden forzar los límites con tanta o más rapidez que con toda la parafernalia del tablero, las cartas, el dado y las hojas de puntuaciones especialmente diseñada para ello.

máscaras

A algunas personas les excitan: si os parece raro, recordad que son el accesorio humano más antiguo para ponerse místico, además de funcionar de inspiración sexual, convirtiendo al que la lleva en alguien amenazador, «poseído» por la máscara, y alterando su imagen corporal gracias a las privaciones sensoriales parciales. Sin embargo, no cabe duda de que el sexo es mejor sin llevar una bolsa en la cabeza. Que el hombre se ponga las medias de la mujer en la cabeza, un viejo truco de tocador, funciona de forma muy distinta. Hubo un momento en que las máscaras, como los corsés, eran una moda general. Bajo ningún concepto juguéis con bolsas de plástico: son peligrosas, ya que impiden la respiración.

fetiches

Algunas personas los necesitan como complemento o sustituto de una pareja para lograr una respuesta sexual completa. Es menos frecuente en las mujeres que en los hombres, aunque ellas pueden convertir en fetiches cosas como la seguridad, el miedo y matices más sutiles.

Los fetiches están presentes en casi todo el mundo en estado embrionario. La mayoría respondemos mejor con una pareja que tenga un color de pelo o altura determinados, y esas preferencias son tan comunes que las principales son aceptadas de forma universal. A continuación vienen las prendas concretas: ella está más atractiva con medias, zapatos o pendientes, mientras que él tiene buen aspecto con traje, chaqueta de piel, etc. Hay que aprovechar todas esas circunstancias excitantes al máximo.

Aún no queda claro por qué hacemos esas asociaciones, incluso después de décadas de investigación. Pueden adquirirse directamente, si la excitación infantil iba ligada a algún objeto arbitrario que siempre estaba presente. Puede estar vinculado a la culpa, ya que en sociedades en las que el sexo está prohibido, podemos llegar a centrar el deseo en un objeto no sexual. Últimamente están interviniendo los neurocientíficos: al parecer, la parte del cerebro que se centra en los pies está junto a la que se centra en el sexo, así que tal vez el fetichismo con los zapatos se deba a un desplazamiento.

Todo eso supone un problema si lo inunda todo y se convierte en una angustia agotadora (sólo zapatos, ni siquiera mujeres con zapatos), o si resulta ser una fantasía que a ti te excita y a tu pareja le elimina la libido, o si la práctica se vuelve cada vez más complicada y angustiosa hasta que hay que detenerla. El juego sexual normal puede satisfacer casi todas las demandas de este tipo si existe una comunicación real. Ayudará si ambos investigáis las preferencias del otro hasta que las entendáis de verdad, para luego dividir con rigurosidad vuestra atención y el centro del juego entre el fetiche y la pareja. Ambos debéis conocer el lugar que ocupáis en la afectividad del otro.

Algunas conductas sexuales son obviamente extrañas, y limitan la gama de placer, como el hombre que sólo podía alcanzar el orgasmo metiéndose en un baño de espaguetis cocidos. No obstante, a él le gustaba así. Por lo general, hoy en día los psicólogos no preguntan: «¿Es normal?», sino: «¿Esta conducta elimina las posibilidades de alguien de ser una persona íntegra y es tolerable para la sociedad?». Las definiciones cambian; conductas que cuando se escribió este libro por primera vez eran consideradas un poco extrañas, ahora se interpretan como habituales en el repertorio de la mayoría de la gente. En la actualidad a la gente le preocupa mucho menos qué es lo «normal».

Sin embargo, la «normalidad» puede seguir siendo utilizada como parámetro, de forma que queda implícito que el sexo debe ser de una determinada manera. Tiene que existir un vínculo totalmente satisfactorio entre dos personas cariñosas, del cual ambos salen relajados, recompensados y dispuestos a más. Esa definición implica ser consciente de que la gente difiere mucho en sus necesidades. Si queréis hablar de «normalidad», toda conducta sexual es normal mientras (1) ambos disfrutéis con ella, (2) no haga daño a nadie, (3) no vaya asociada a la angustia y (4) no limite vuestro alcance. Como dijo Jane Austen: «Una mitad del mundo no entiende los placeres de la otra», aunque eso no quiere decir que los placeres de ninguna de las dos mitades sean equivocados.

No obstante, sigue siendo muy poco sensato tener una pareja cuyas preferencias sexuales difieran de las tuyas en aspectos importantes, ya que al final eso os separará. Y no estéis con una pareja con un problema sexual serio o rituales compulsivos para «curarle con amor», pues no lo conseguiréis. Si te encuentras con un problema de ese tipo –y la medida para saber si es un problema es si provoca angustia e interfiere en el placer sexual–, solucionadlo entre vosotros sin miedo ni reproches y, si es necesario, acudid a un experto (*véase* recursos, páginas 276-279).

equipo

Van Der Weck Erlen, profesor de gimnasia austríaco escribió un libro en el que, junto a 500 posturas que realizar, recomendaba una «sala sexual» completa con una colchoneta de gimnasia y un trapecio. Para este tipo de sexo, son necesarios.

La idea de una «sala sexual» completa con espejos, luz roja y decoración en negro excita a algunas personas, y hay bastantes palacios de los años treinta en Beverly Hills que cuentan con una. Los amantes recientes tienen más posibilidades de optar por lo exótico o de estrenar todas las habitaciones de la casa: probad el sexo por delante sobre la cocina, con ella sentada a horcajadas en la lavadora puesta en opción de centrifugado, o colocad a la mujer en la escalera. La opción favorita de la mayoría de parejas, cuando la pasión se calma, es el dormitorio, y el resultado no tiene por qué ser aburrido.

Hablamos de la cama en otra sección (*véase* camas, páginas 107-109). La idea de la colchoneta de gimnasia no es mala, aunque una alfombra gruesa (o una manta) funciona igual de bien y ofrece mucho espacio para revolcarse. Mucha gente prefiere los taburetes para las posiciones inclinadas, por delante y por detrás. Un montón de cojines duros y cuadrados es más adecuado para la diversificación. Dos de las almohadas de la cama deberían ser duras, para usarlas en la cama; los cojines son para el trabajo en el suelo.

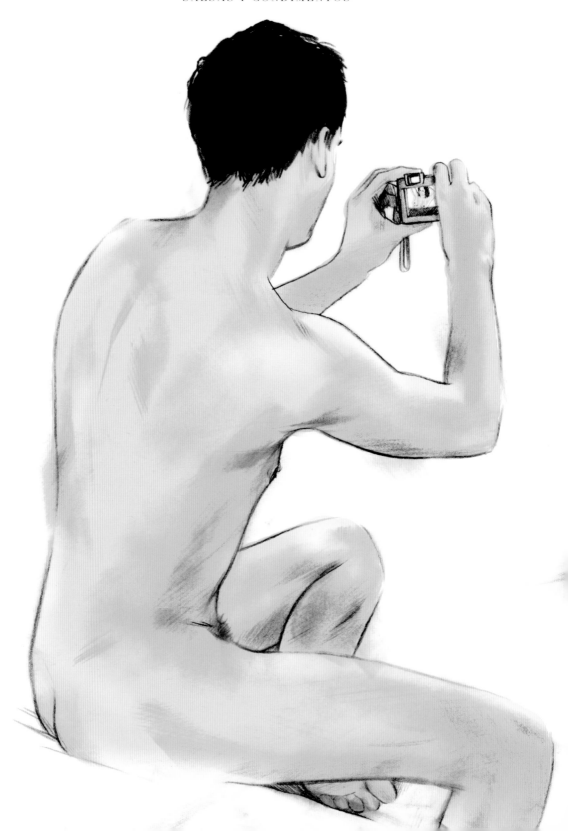

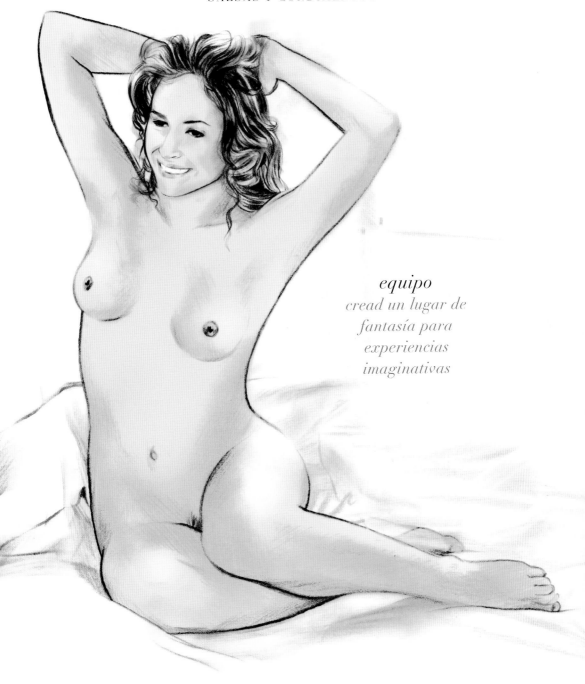

equipo
cread un lugar de
fantasía para
experiencias
imaginativas

El mejor asiento para el coito es una silla completamente tapizada y sin brazos. Si queréis ataros a ella, comprobad el tamaño y su adecuación. Si sólo la queréis para el coito directo, es mejor acolchada, o tener diferentes sillas para cada uno. La disposición de una habitación de hotel corriente es excelente para todas esas prácticas, a pesar de que las sillas no se eligen pensando en el coito.

Si queréis accesorios, dependerán de lo que deseéis hacer. A los defensores de las posturas acrobáticas les gusta tener un taburete de escalones (fijo para que no sea peligroso), o incluso una escalera corta. A algunas personas les gustan los balancines (*véase* la página siguiente). Un espejo en el techo es divertido, pero caro, y su función es obvia, si te preocupan esas cosas. Los burdeles de la vieja escuela creaban todo tipo de escenarios, pero eran para obsesos, o bien eran escenarios esporádicos para un placer adicional. Hoy en día, las páginas web de mobiliario erótico ofrecen de todo, desde simples cuñas que soportan posturas sexuales hasta bastidores industriales para atarse. La mayoría están diseñados para parecer muebles normales de arte moderno, pero se pueden recolocar para que cumplan su función.

Las velas son un añadido para el ambiente, y la alternativa es una iluminación baja o un conmutador de luces. También podéis añadir una cámara de fotos o de vídeo (*véase* artículos eróticos, páginas 247-249). Si utilizáis accesorios de cualquier tipo, desde cojines hasta vibradores y cámaras, lubricantes, cuerdas o tangas, aseguraos de que están a mano y que no hay que ir a buscarlos. Si hay niños en casa, también conviene tener un armario pequeño con llave junto a la cama y abastecerlo con una toalla de ropa o papel de cocina, ya que los pañuelos se pegan a la piel. Aun así, nada de eso es necesario para tener un sexo excelente, si das con la persona y la actitud adecuadas.

Tal vez la única ventaja de una habitación para el sexo realmente privada sea que puedes llenarla de cuadros eróticos sin erotizar el espacio habitual de invitados, y entretener a la abuela sin que pregunte para qué sirven las argollas en la pared. Un proyector también funciona en cualquier pared o techo blanco, y os sorprendería saber lo poco observadores que pueden ser los no iniciados.

Por supuesto, es excitante crear un lugar de fantasía para experiencias imaginativas, con vuestro propio espectáculo de luces, si disponéis de dinero y energía. Lo que no queremos es dar la impresión de que es necesario: no lo es más que una cocina de ensueño para ser un cocinero excelente. Lo único que necesitáis es intimidad, calor, un espacio para lavarse, una cama, una o dos superficies de mobiliario comunes, genitales que funcionen, amor e imaginación.

balancines

Han sido probados por algunos como sustituto de interior de la clásica pieza de equipo sexual, el columpio (*véase* a continuación). En realidad, la sensación es bastante distinta, pues el balancín carece de la aceleración repentina que te encoge el estómago —la fuente del efecto del columpio en la mujer—, y se parece más a la sensación del amor en tren (*véase* trenes, barcos, aviones, página 242). Funciona mejor con una silla maltrecha en un suelo muy duro y rugoso, o una mecedora erótica con una docena de chinchetas planas o tachuelas en cada balancín, cojines duros y sin brazos. Aun así, se necesita un suelo duro, a poder ser de piedra, y hace mucho ruido. Por lo general, os sentáis a horcajadas y de cara, pero hay otras posturas posibles.

columpios

Son otro accesorio erótico que funciona muy bien. Sólo con el balanceo muchas mujeres pueden llegar al orgasmo, porque la aceleración produce una presión inigualable en la pelvis.

Hay columpios de dos tipos. Los mencionados por los escritores orientales son camas suspendidas de exterior, incapaces de producir esa aceleración, pero que ofrecen las agradables sensaciones que proporciona una superficie levemente inestable, como la gelatina. Para el hombre, es como tener una mujer con unas nalgas infinitas; para ella, es una sensación acuática, carente de los inconvenientes de un colchón demasiado blando, ya que la superficie real puede ser firme.

El columpio auténtico de gran velocidad es excitante para la mujer, a menos que se maree. La parte clave es el descenso en picado, que genera la sensación de un ascensor al caer. Balancearse con una pareja bien colocada es una sensación que toda mujer debería experimentar por lo menos una vez en la vida; columpiarse en solitario y acompañada de las japonesas bolas chinas (*véase* página 224) es otra experiencia fuerte de movimiento interno.

Para el coito, él se sienta y ella se coloca a horcajadas de cara al hombre. Él hace funcionar el columpio, o un tercero empuja (tradicionalmente la sirvienta). Lo ideal sería probar en la montaña rusa, pero no hemos encontrado un parque de atracciones que lo permita. Si se utiliza un columpio convencional de jardín, hay que vigilar a la mujer, cuyo orgasmo en esas condiciones es tan intenso que se desvanece, aunque no le ocurra normalmente, así que puede caerse si él no la sujeta (*véase* muerte aparente, página 198). Empezad quietos y penetrados, y utilizad los movimientos para hacer funcionar el columpio para dirigir el coito.

bromas y locuras

El sexo, a diferencia de las tradiciones culturales de los mojigatos, es el lugar por excelencia para las bromas y locuras. Por eso las mejores bromas tienden a ser a costa de los remilgados. La visión paternalista de la sociedad respecto de los amantes es tan necesaria psicológicamente como la ternura mutua. Eso, y no sólo el sabor del peligro, es lo que hace tan atractivo el amor en sitios extraños y ante las narices de otras personas que no son conscientes. Es infantil, pero si aún no has aprendido a ser infantil en tus relaciones sexuales, deberías ir a casa y aprender, porque es importante.

No hay que permitir que la broma se tuerza y amargue la situación: si logáis relaciones en un restaurante público o en la mesa del comedor de la abuela, más tarde podéis reíros de ello (pero si no lo logáis, tendréis suerte si volvéis a hablaros). La mayoría de parejas contienen, para una ocasión determinada, un amante del peligro y una influencia restrictiva, y por lo tanto alcanzan un equilibrio de sentido común, ayudados por el ángel que vela por esas travesuras alocadas y protege a los amantes de las consecuencias. En resumen, sería una tontería recomendarlas, pero una pena perdérselas.

Bromas aparte, la cantidad de risas en una relación es una medida de lo bien que estáis manejando el amor. Es una prueba a favor, y no en contra, de la seriedad de vuestra comunicación. Si la tenéis, las risas nunca faltan, porque el sexo es divertido. Si no, acabáis con las orejas tapadas, lágrimas o sin orgasmo en toda la sesión, además de algún comentario sobre «destrozar el ambiente». Cuando funciona de verdad, la risa forma parte del ambiente, e incluso la burla es natural, a pesar de que nunca hay que reírse del otro, sólo con él, y no hay broma como el amor bien y mutuamente completado en circunstancias improbables. Es una de las pocas ocasiones contemporáneas en que se logra una risa de pura felicidad.

Llevar a una pareja (normalmente una mujer) a reuniones sociales desnuda, o con ropa sexy, debajo de un abrigo largo es un juego peligroso que, además, aporta la sensación de gallo en el gallinero que a algunas parejas les encanta. El peligro está ahí mismo: si tienes que hacerlo, asegúrate de que ella disfruta de veras con ello. El ir sin pantis ya es lo bastante peligrosa para la mayoría de mujeres, a menos que esa sea su especialidad.

bromas y locuras
la risa es una medida
de lo bien que os amáis

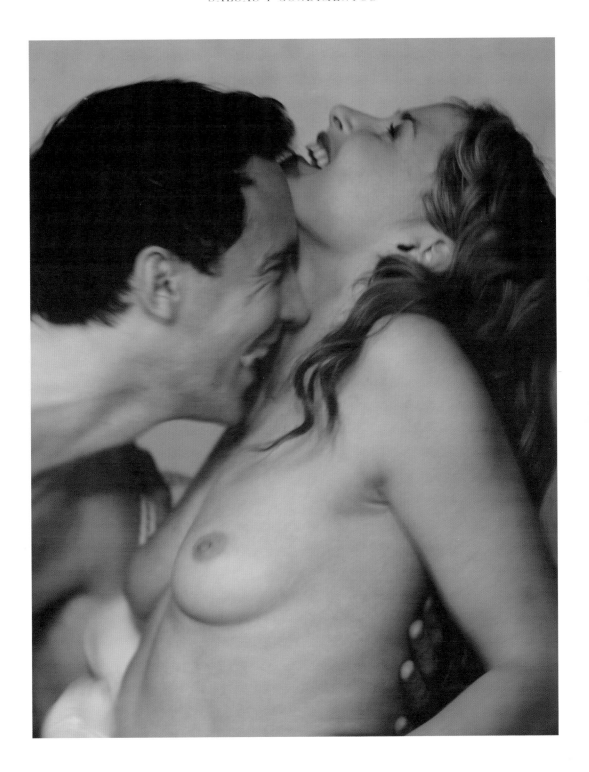

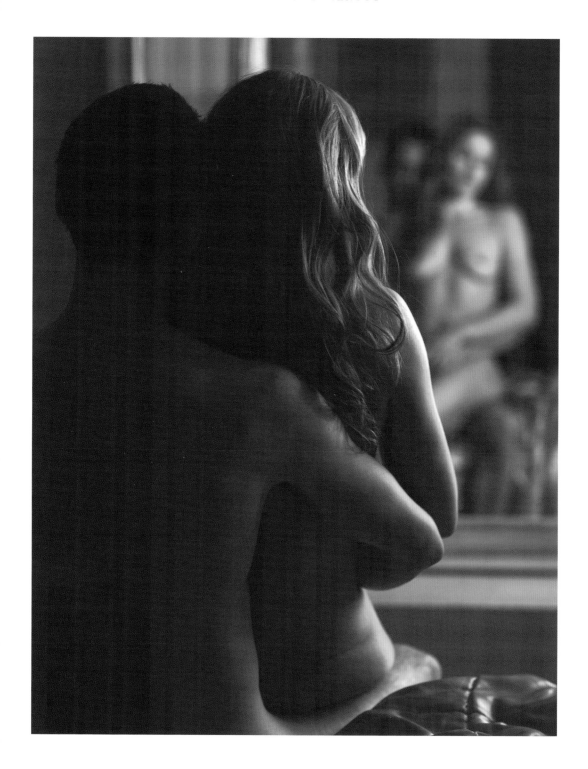

espejos

Siempre han sido una parte importante del mobiliario sexual en cualquier dormitorio que no esté totalmente dedicado al sueño. Convierten el amor en una ocasión de observar sin perder la intimidad, y ayudan a progresar en el nivel práctico. También son excitantes al permitir que os veáis, y él puede ver su propia erección y movimientos sin parar. A ella tal vez la excite ver su propio cuerpo, observarse mientras se masturba, verse atada o cualquier otra fantasía que uno lleve a cabo, para que ambos experimenten placer como observador y participante a la vez.

Aquellas personas a las que no les gusta, en cambio, dicen que estropean la impresión de estar aislados y sin espectadores, que necesitan para apreciar las sensaciones con plenitud, y hacen que el dormitorio se parezca menos a un vientre con gemelos dentro y más a Tiffany's. Además, hay que decir que la sensación de exposición que aportan los espejos puede hacer que sobre todo la mujer tenga que luchar contra sus inseguridades internas por no ser tan espléndida como los iconos de los medios de comunicación, que —cosa que olvidamos con demasiada frecuencia— han sido potenciados con una iluminación experta y magia informática. El amor y la auténtica fascinación por su cuerpo son la mejor manera de silenciar sus dudas.

Si nunca habéis hecho el amor frente a un gran espejo, probadlo. Hace falta más de una vez para que ambos podáis ver con claridad sin tener que ir cambiando. El ejercicio vale la pena, no sólo por el efecto *voyeur*, sino para demostraros que no sois ridículos cuando hacéis el amor. El sexo descrito en frío, como las instrucciones sobre cómo montar una hamaca, suena poco digno, pero visto cuando uno participa, es natural, atractivo y formalmente bello hasta tal punto que sube el ánimo.

Los antiguos burdeles eran partidarios de tener cientos de espejos. Dejando de lado el gasto, tal vez funcionen o no en vuestro caso. Cien parejas que actúen al unísono pueden excitarte, o quizá te recuerden a la Plaza Roja el Primero de Mayo o a una orgía romana, en vez de a hacer el amor.

espejos
convierten las relaciones sexuales
en una ocasión para observar

trenes, barcos, aviones

Los ferrocarriles eran uno de los espacios preferidos para «distintos» tipos de sexo, aunque actualmente es casi imposible por los nuevos compartimentos abiertos, con la sola excepción de los coches cama en los que estéis los dos solos. No está claro si lo que resulta excitante es la suma de movimiento y aceleración o la asociación con un amor fugitivo. Como posiblemente sea lo primero, escoged un sofá duro y un camino serpenteante con numerosas intersecciones y trueques. En caso de emergencia, sólo hay espacio para uno en vertical en el lavabo.

Hoy en día es más habitual el sexo en los aviones, que también depende del uso del lavabo. También se lo conoce como el Mile High Club, cuyo fundador, Laurence Sperry, inventor del piloto automático, una vez salió desnudo de un aterrizaje forzoso en el agua junto a una pasajera. La excitación en el trayecto aéreo tal vez dependa de la vibración, la menor presión atmosférica que aumenta la intensidad del orgasmo, o la naturaleza ilícita de la situación. Si estáis desesperados y no queréis ir al lavabo, uno puede obrar maravillas con las manos bajo una manta de avión estratégicamente colocada y una tripulación tolerante.

Los barcos, a pesar de la inestabilidad, ofrecen grandes posibilidades. Los grandes barcos tienen camarotes privados, y los pequeños se pueden llevar hasta lugares remotos.

coches

Los coches se acercan a la forma ideal de locomoción, la «cama doble con motor fueraborda». Los grandes coches antiguos se acercan bastante (hay espacio para tumbarse, incluso en el asiento trasero). Los vehículos actuales, más pequeños, dificultan todo lo que no sea acariciarse y tocar pechos. Las posturas clásicas (ella en el asiento trasero, con él arrodillado entre sus piernas, o los dos sentados, y ella le rodea la cintura con las piernas) fueron desarrolladas para que las usara Madame Bovary en los coches de caballos. Todos los coches, estén adaptados para acariciarse o para el coito, pueden ser un escaparate, a menos que viváis en un clima en el que las ventanas se empañen enseguida. No obstante, si confiáis en la condensación, conviene tener una luz potente preparada para deslumbrar a los posibles merodeadores.

Para el amor al aire libre, lo más seguro es un aparcamiento poco protegido, como un cenador francés del siglo XVIII, porque no se puede acercar nadie sigilosamente. No obstante, hay que recordar que en la mayoría de países esto puede suponer a los autores una dura advertencia policial, o algo peor (*véase* mirones, página 246). Si queréis hacerlo a menudo, comprad una furgoneta pequeña o una autocaravana. Masturbarse mutuamente mientras estáis en movimiento es una fantasía popular, pero va en contra de la ley y de los intereses de una conducción segura.

aire libre

Los países con un verano caluroso tienen ventajas que no se pueden pasar por alto. En Inglaterra, para tener sexo habitual y completo al aire libre, tienes que estar a prueba de congelación y ser propietario de un parque. En Irlanda o España, también tienes que estar a prueba de curas, por más que en España haga calor. En la mayoría de lugares de Estados Unidos deberían estar agradecidos al respecto. Lo raro es que no cuiden más el diseño de jardines. Los jardines con paredes o setos de Europa son casi todos practicables, por lo menos de noche.

Los sitios exteriores en zonas salvajes a menudo están plagados de bichos, como arañas, mosquitos, serpientes y supuestos policías. Sin embargo, hay que respetar la flora y la fauna. No eyaculéis —ni ninguna otra cosa— sin limpiar después, y nunca en fuentes de agua naturales. Recordad también que los preservativos usados pueden matar animales.

En cuanto a la superficie, la mejor opción a menudo son las dunas de arena, que dan cobijo, mantienen el calor, y no albergan insectos que piquen. El césped es cómodo si está bien cortado. El escondite más seguro, si pretendéis desnudaros en seguida, es el matorral, donde puedes ver hacia fuera, pero no se puede ver dentro: es la «enramada» de los pintores de Fontainebleau. Los europeos, que viven en paisajes concentrados, son aficionados a vestirse rápido y utilizar sitios como Hamsptead Heath o Prater.

Con tantas oportunidades paisajísticas para escoger, no será difícil encontrar un lugar apropiado. No obstante, si asumís riesgos, practicad la huida rápida y estad atentos. El peligro excita a algunas personas, y a otras, de ambos sexos, les baja la libido. Las travesuras más alocadas en las que uno se pierde, como desnudarse ahí mismo o atarse a árboles, exigen zonas muy aisladas o un jardín con paredes.

Lo más importante es comprobar las costumbres y leyes locales, sobre todo las convenciones religiosas, y ser respetuosos con ellas; de lo contrario, os arriesgáis los dos a ofender la sensibilidad local y sufrir castigos serios. La multitud de sistemas éticos del mundo ven la exposición sexual de distintas maneras, y un beso cariñoso, en algunos países, es un insulto terrible a creencias muy profundas. Una azotea por la noche es un espacio habitual en Oriente, ya que puedes hacer el amor y ver toda la ciudad.

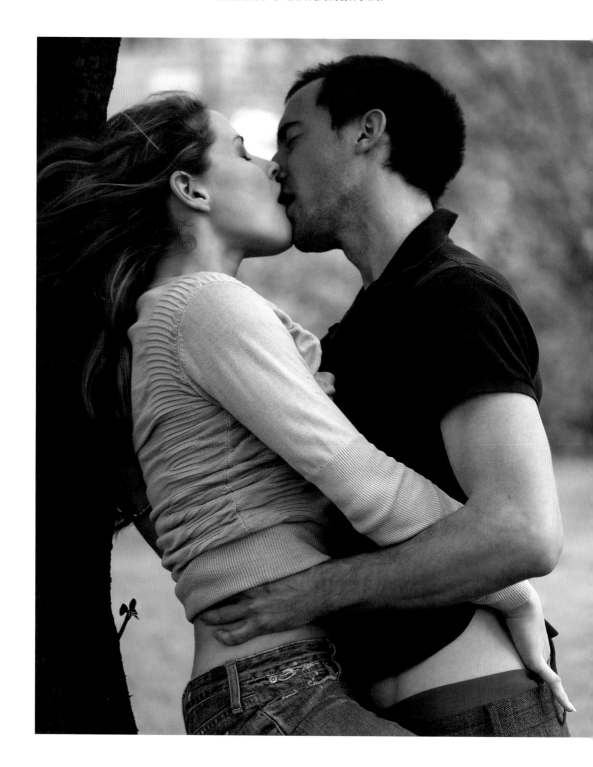

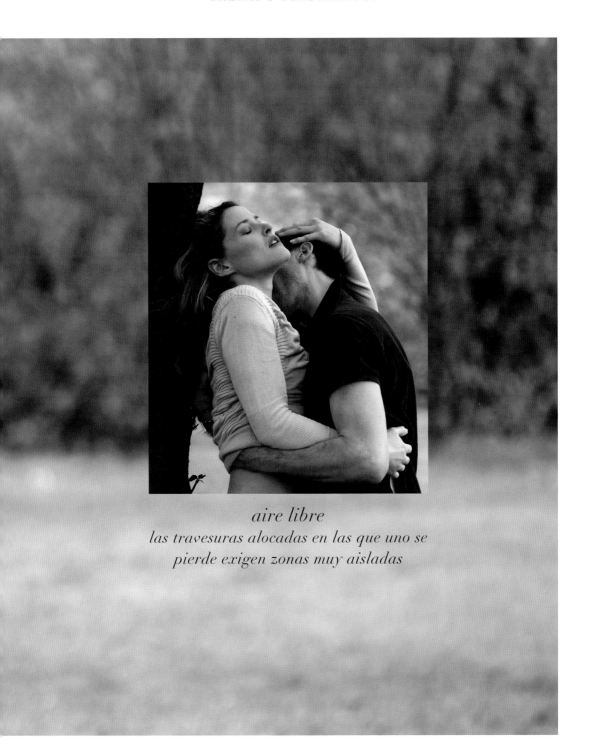

aire libre
las travesuras alocadas en las que uno se
pierde exigen zonas muy aisladas

mando a distancia

Existe una vieja leyenda que dice que se puede seducir a una novata absoluta, que no tenga ni idea de a qué te refieres, colocando un pulgar en el puño cerrado, o entre los labios, y metiéndolo y sacándolo sin parar con aire distraído. Sin embargo, a decir verdad, la mayoría de las personas para las que eso funciona saben muy bien a qué se refiere.

La opción del labio funciona mejor, con la uña hacia abajo y el ritmo adecuado; ella lo sentirá donde es debido. La mujer puede hacer lo mismo mirándole a él, por ejemplo, al comer. Una vez acostumbrados a una de las dos señales, la mayoría de mujeres y algunos hombres pueden ser inducidos a distancia hacia la excitación, la erección e incluso el orgasmo desde muchos lugares: debajo de una mesa, el otro extremo de una habitación o el palco opuesto del teatro.

Hoy en día, el mando a distancia tecnológico, cuyos predecesores fueron la máquina del placer en *Barbarella* y el Orgasmatrón de *El dormilón*, es una realidad cotidiana: vibradores activados con el teléfono móvil, *teledildonics* para el placer por internet, etc. Dada la distancia a la que algunas personas deben mantener una relación en la actualidad, probablemente sea sólo el principio.

mirones

Este título queda reservado a aquellos que tratan el sexo como un deporte de espectadores que no intervienen. Cualquier jugador activo puede sentirse fascinado al contemplar cómo juegan otros, siempre que los jugadores merezcan ser mirados. Sin duda, vale la pena observar a parejas reales. No obstante, los participantes aburridos y semierectos de las películas pornográficas de bajo nivel rara vez merecen la molestia. El acto de apareamiento humano real es igual de interesante que el de los pájaros del aire y las bestias del campo, y mucho más instructivo.

No obstante, actualmente hay pocas oportunidades de observar a parejas reales en vivo, ya que mantenemos el sexo oculto. Las puertas ahora están abiertas, una vez más gracias a las páginas web de grabación con cámara web de «sexo real», así como a actos sexuales en lugares semipúblicos realizados para deleite de los transeúntes. Estas situaciones, aunque a menudo son ilegales, por lo menos contienen cierto grado de auténtica pasión.

Puede que sea necesario que el sexo permanezca oculto, para proteger a los individuos, así como por el bien de la convivencia social. Sin embargo, en esta sociedad nos perdemos mucho por no tener la costumbre de hacer el amor en compañía. Si lo hiciéramos, no haría falta escribir tantos libros como este.

artículos eróticos

En la primera edición de este libro, la sección equivalente se titulaba «pornografía», y la frase inicial era «nombre que se le otorga a toda literatura sexual que alguien intenta eliminar». Los tiempos han cambiado: lo que en 1972 se suprimía, ahora se ha rebautizado con el nombre de artículos eróticos y está disponible en el estante de en medio, más que en el de arriba. Las ventas mundiales de la industria sexual en 2006 fueron de 97.000 millones de dólares, el doble de las ventas de Microsoft, y estaba destinada a ambos sexos.

Sin embargo, aún existen materiales considerados inaceptables, y con razón: lo violento, degradante o explotador no debería formar parte del repertorio personal, y los verdaderos amantes sin duda coincidirán con nosotros en condenarlo. Igual de censurable es que el material sexual implique que un miembro de la pareja pierda la confianza, o no preste atención al otro, a pesar de que las investigaciones recientes indican que el uso de artículos eróticos a menudo es un síntoma de depresión, lo que indica que, en vez del divorcio tal vez se necesite tratamiento. Cuando un cónyuge no tiene energía para conversar después del trabajo y luego desaparece y se pasa seis horas navegando por la red, lo que hay que poner sobre la mesa es qué conflictos mentales subyacentes han hecho que él (o ella) prefiera navegar a experimentar el amor o la vida.

En un sentido más positivo, si se utilizan en un contexto y con consenso previo, los artículos eróticos fortalecen el vínculo amoroso. La representación de cualquiera de las conductas sexuales que describimos ayuda a la gente a visualizarlos, y por eso este libro es ilustrado. Las parejas convencionales pueden usar artículos eróticos de forma constructiva siempre que se haga bien; es decir, actividades factibles, aceptables y placenteras que van a disfrutar, o fantasías que, pese a no ser factibles, los excitan. Mucha gente considera que los manuales de sexo son una verdadera ayuda para incrementar el nivel de excitación hasta llegar a la cama.

Sin embargo, en primer lugar, escoged vuestros artículos eróticos. No es cierto que sólo a los hombres les excite el material sexual. La mayoría de mujeres se excitan si está escrito con sensibilidad y empatía hacia otros sentimientos que no sean los masculinos. Además, recordad que gran parte de los artículos eróticos están tan idealizados, que pueden provocar complejos de inferioridad por ambas partes: escoged teniendo en cuenta la autoestima tanto como la excitación; en caso contrario, puede que esta última no se produzca.

Aquí tenéis algunos clásicos: el *Kama Suttra* y *El jardín perfumado*, para ideas tradicionales; *Mi jardín secreto*, de Nancy Friday, para una visión moderna; *Delta de Venus*, de Anaïs Nin, junto con *Historia de O*, de Pauline Réage, para leer

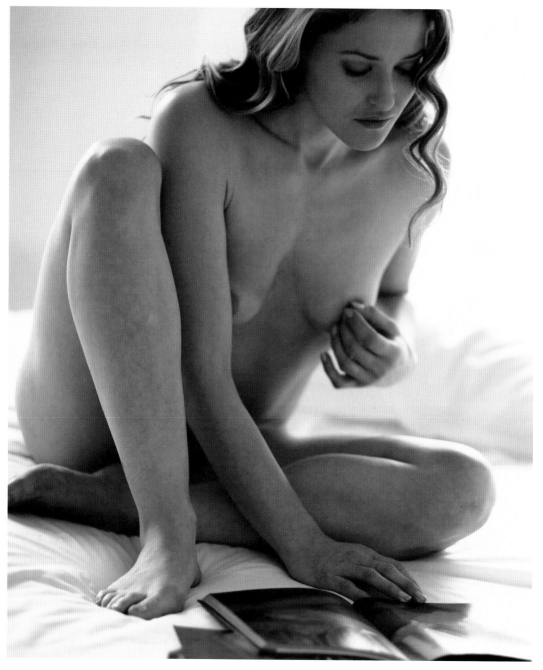

artículos eróticos
aumentan el nivel de excitación hasta llegar a la cama

algo más extremo. En cuanto a las películas, la sensualidad comercial puede ser más eficaz que el rancho de videoclub, por lo menos para ella.

Por supuesto, podéis crear vuestras propias obras eróticas para uso privado. Si os hacéis fotografías o grabáis en vídeo, ayudará que ella (o incluso él) lleve maquillaje, y colocar las luces y la cámara encima de la acción para lograr ángulos favorecedores.

Muchos escritores y artistas respetados, Rodin entre ellos, crearon su propia obra erótica, aunque no publicaran los resultados, o no con sus nombres. Es una manera de enfrentarse a lo que uno no puede desear hacer de verdad, o no lo haría, una especie de complemento para los sueños y el juego. Si no se os ocurre qué escribir, empezad describiendo la mejor sesión de sexo que hayáis tenido los dos, o que os gustaría tener (*véase* fantasía, páginas 115-117).

tiendas eróticas

Como en el caso de la «pornografía», las tiendas eróticas han sido objeto recientemente de una rehabilitación radical. Antes consideradas inmorales y recluidas a callejones traseros, ahora hay una tienda erótica en casi todas las calles principales. Vender productos sexuales es muy normal y no tiene nada de malo. Los mejores puntos de venta ofrecen hojas informativas, teléfonos de ayuda, asistencia *on line* y talleres sobre sexo, y complementan de forma productiva la educación y la terapia sexual.

Aun así, hay que usarlas con cuidado. Si las descripciones del producto suenan demasiado perfectas para ser reales, desconfiad. A pesar de lo que digan, en la actualidad no existen cremas que aumenten el tamaño de los pechos o del pene, ni accesorios que garanticen la erección o el orgasmo. Asimismo, cuidado con las tiendas que insisten en los estereotipos sexuales más inquietantes, y sugieren que él siempre debe estar dispuesto a practicar el sexo o que ella debería sentirse agradecida.

Por eso primero se puede buscar en internet hasta que encuentres un sitio que no sólo ofrezca los productos que buscas, sino que también refleje tu visión de las relaciones sexuales, y la manera en que quieres que te traten como cliente. Prueba haciendo una consulta telefónica sobre su política para ver si te tratan con educación y eficacia.

Cuando un empresa tenga una tienda en una calle muy concurrida, id, a ser posible, juntos. Sólo probando podréis saber realmente si algo funciona, para uno o ambos. Tomaos un tiempo para investigar, hacer preguntas y jugar, y obtendréis resultados mucho mejores que si entráis y salís con la cabeza gacha y sin establecer contacto visual.

anillos

Se refiere a los mantenedores de la erección. Pueden provocar un coito mejor al poner rígida una erección parcial, bloqueando levemente las venas del pene en la base para que los conductos sigan funcionando.

Los chinos y japoneses ataban cuero fino en todo el pene, o en la base, y los japoneses colocaban tubos calados en todo el pene. En ambos casos, la presión en la base, unida a la mayor aspereza del pene y la zona púbica, crea el efecto. Los modelos modernos normalmente son de goma o plástico blando y se colocan alrededor de la base del pene. Algunos tienen un estimulador del clítoris para complementar el hueso púbico del hombre, o extensiones para estimular los testículos, el perineo o el ano. Se puede añadir vibración, con o sin mando a distancia.

Ninguno de estos accesorios asegura la erección, y la mayoría sólo funciona si no existe angustia por impotencia. Hay uno que rodea el pene y la base del escroto (se abre y se cierra) para mantener las agradables sensaciones eróticas y, por tanto, levantar la moral. Algunos amantes utilizan un trozo de cuerda en su lugar. Eso puede conducir a sofisticadas combinaciones que comprendan la base, separen los testículos y sujeten el pene encorvado, lo que proporciona una sensación de succión continua.

Sin embargo, hay que ir con cuidado. No hagáis daño en la uretra apretando demasiado, no lo dejéis demasiado tiempo (20 minutos es más que suficiente), no os quedéis dormidos y no los utilicéis si él tiene problemas de circulación o de nervios, es diabético o está tomando algún anticoagulante, incluida la aspirina. Cuando los anillos de metal se quedan atascados en una erección, a menudo hay que retirarlos en un centro médico.

infladores

En sus orígenes eran el remedio que recetaba el médico para los problemas de erección, pero el desarrollador del pene aún se recomienda en los casos en los que «la pastillita azul» y otras parecidas no ayudan. Es útil en ese contexto; pero como juguete placentero vendido en las tiendas eróticas, puede ofrecer falsas promesas. No hagáis caso de los que digan que aumentan el tamaño de forma permanente. Además, los peligros de un uso excesivo son reales, así que actuad con suavidad, parad a menudo, seguid las instrucciones y aseguraos de que el modelo tenga un límite de aspiración.

Tened cuidado con las fórmulas caseras. Nunca deberíais jugar con aspiradores ni aparatos parecidos. Las heridas con el aspirador en el pene se producen con una frecuencia sorprendente y son muy difíciles de curar.

extensiones del pene

Se encajan o se venden en el pene real. El tamaño del pene tiene poco que ver con la sensación sexual, aunque uno grande puede ser emocionalmente estimulante por las expectativas (*véase* tamaño, páginas 60-61). Una extensión grande y dura puede hacer daño de verdad, así que id con cuidado. Lo máximo que hacen es levantar el ánimo al hombre.

karezza

Es un tratamiento de Alice Stockham, y consiste en no parar al tiempo que se controla el orgasmo. Sin embargo, la pionera ginecóloga del siglo XIX no lo defendía como una cura para la eyaculación precoz, ni como un medio para contener el clímax masculino, sino para fomentar las relaciones sexuales prolongadas y la ternura de pareja. Desarrollado para curar matrimonios fracasados y la desigualdad de la mujer, se intentaba convencer al hombre de que no se limitara a empujar y llegar al orgasmo, y se animaba a ambos a hacer pausas largas y cariñosas. La palabra *karezza* significa «acariciar».

No se debe confundir con el antiguo sistema tántrico-taoísta de control de la eyaculación, que sostenía que el semen era el combustible espiritual y que, por lo tanto, el hombre debería ser cuidadoso y conservarlo mientras le quitaba la «virtud» a la mujer. Una eyaculación podía disipar esa supuesta virtud, de ahí que muchas posiciones sexuales procedentes del yoga en las que es difícil moverse estuviesen diseñadas concretamente para este tipo de maniobra: proporcionar a la mujer varios orgasmos, mientras el hombre no tenía ninguno o lo tenía sin eyacular, conservaba su semen y realizaba lo que, de hecho, era un ejercicio sexual de meditación. Los adeptos al yoga también se entrenaban para eyacular internamente, una técnica poco gratificante que deposita el semen en la vejiga, desde donde se elimina con la orina. Eso explica la baja satisfacción masculina en muchas de las posturas hindúes más complicadas. Si pretendéis utilizar el coito como una técnica de meditación, no bloqueéis del todo la eyaculación.

Filosóficamente a medio camino entre Stockham y los místicos se encuentra la comunidad oneida, que recomendaba relaciones prolongadas y continencia masculina; también reducía los embarazos, a pesar de que no fuera del todo fiable, ya que se puede derramar semen sin eyaculación, pero la idea no se consolidó. El método requiere un control absoluto de los movimientos masculinos, y sólo permite a la mujer movimientos internos, pero se para en cuanto aumenta la tensión.

Para encuentros ocasionales de placer extenso con énfasis en el vínculo de pareja, utilizad el enfoque original de Sotckham de hacerlo despacio y con suavidad y pausas. A medida que lleguéis a la fase de meseta (*véase* fase de meseta, página 183), pasad al movimiento completo y el orgasmo mutuo, para el que la mujer estará completamente lista.

ligottage

Las ataduras (*ligottage* en francés) son el arte agradable de atar a tu pareja sexual, no para superar la reticencia, sino para potenciar el orgasmo. Es una técnica sexual no programada que excita a mucha gente, y un recurso humano venerable para aumentar la sensación sexual. Un orgasmo lento cuando no te puedes mover es una experiencia alucinante para cualquiera a quien no le asusten demasiado sus emociones para impedirle probarlo.

«Cualquier restricción de la actividad muscular y emocional en general —escribió el doctor Havelock Ellis en el siglo XIX— tienden a aumentar el estado de excitación sexual.» Hombres y mujeres siempre se han sentido excitados de algún modo ante la idea de sacar lo mejor el uno del otro, y las «ataduras eróticas» han sido un elemento popular excitante. Toda heroína de cuento que se precie y casi todos los héroes tienen que ser atados de pies y manos periódicamente para poder ser rescatados.

Las fantasías del mismo tipo han producido una gran literatura erótica (la mayoría muy impracticable y pensada para ser vista, no sentida), que puede ejercer de sustituto para la gente que necesita poder tumbarse y disfrutar sin sentirse culpable. La mayoría tenemos rastros de esas necesidades, y nos gusta «dominarnos» unos a otros a veces simbólicamente. Todos nos hacemos responsables del placer sexual del otro o delegamos la responsabilidad del nuestro. Este tipo de variantes son simples extensiones de dicha tendencia. Los aficionados lo llaman «intercambio de poderes».

Los juegos de ataduras son un buen punto de partida para explorar este terreno. Requieren cierto aprendizaje (a menudo los primeros esfuerzos son dolorosos, o salen mal, o se pierde la erección en el intento), pero con velocidad y destreza, mucha gente disfruta de ellos, aunque sólo sea porque una verdadera masturbación lenta no es posible a menos que el sujeto esté atado (*véase* masturbación lenta, páginas 269-273).

Muchas mujeres disfrutan con la impotencia y la sensación de ser controladas, pero las ataduras funcionan mejor con el hombre: él tiene la sensación alucinante de «convertirse en un pene enorme» y elimina toda angustia por el rendimiento sexual, y ella tiene la oportunidad de tener el control absoluto del ritmo y el carácter de la excitación, posiblemente por primera vez. Una parte de la popularidad de este tipo de juego sexual se debe a que exorciza los miedos de cada miembro de la pareja a ser controlado por el otro, convirtiéndolos en una fuente de sensaciones físicas intensificadas. Cada uno disfruta con que el otro finja brusquedad. La verdadera dureza, masculina o femenina, no puede ser aprobada. Los jugadores más entregados pueden llegar al extremo de valerse de capuchas, bolsas en el cuerpo o momificación, pero nunca actúan con crueldad ni de forma unilateral (*véase* peligros, páginas 260-261). Una manera de garantizar que todo siga siendo un juego es la estricta insistencia en turnos iguales.

De hecho, unas ataduras realmente hábiles funcionan como una bomba sexual en los hombres más desinhibidos, tanto si dan como si reciben (como ocurre con cualquier truco que implique estimulación y simbolismo a la vez, un «prisionero» bien atado parece y se siente sexy), y en una gran cantidad de mujeres, una vez captada la idea. Los receptores de ambos sexos pueden requerir mucha preparación agradable si les da miedo el simbolismo, pero este tipo de fantasía sólo asusta a personas cuya idea de la ternura es demasiado edulcorada. Algunas personas sienten la necesidad de ser «dominadas» en ocasiones. Otras se meten en el papel de la dominación y gustan de ser el agresor desde el principio.

La idea es atar a tu pareja de pies y manos, con firmeza pero cómodamente, para que pueda resistirse con todas sus fuerzas sin soltarse, y luego llevarla hasta el orgasmo (*véase* cuerdas, páginas 256-257). Aparte de ser una sensación sexual fuerte, permite llegar al último grado a mucha gente que de otro modo no lo haría. Puede que suelten improperios en el momento crítico, pero les encanta (una habilidad importante es distinguir los ruidos que significan angustia real —muñecas retorcidas, calambres o cosas parecidas— de las protestas habituales del éxtasis: los primeros significan «para ahora mismo», y los segundos, «por Dios, sigue y acaba conmigo»).

Los juegos de este tipo son un añadido opcional esporádico para todo tipo de juegos sexuales y relaciones, ya que se puede besar, masturbar, montar o simplemente incitar hasta el orgasmo a la persona atada, pero funcionan mejor en ambos sexos con sensaciones de una intensidad insoportable producidas por una estimulación manual lenta y habilidosa. La «limitación» da al receptor algo muscular que hacer mientras permanece indefenso para influir en la causa de los acontecimientos, o el ritmo y la velocidad de la estimulación (lo que el psicoanalista Theodor Reik llamó «el factor del suspense»), y permite a la persona activa empujar a la mujer hasta intervalos de tiempo insoportables (ella, cuando sea su turno, puede sacarle de quicio alargando la situación).

venda en los ojos

Según la tradición, es esencial para el sexo de intercambio de poderes (*véase ligottage*, páginas 252-253). Con una venda en los ojos, uno no sabe lo que va a ocurrir, y sólo eso puede elevar a algunas mujeres hasta el orgasmo. La confianza es primordial; nunca hay que poner una venda en los ojos sin avisar ni negociar, y, una vez colocada, jamás se debe dar una sorpresa desagradable.

Una bufanda ligera o un antifaz para dormir en vuelos largos harán de vendas simbólicas, pero para lograr auténtica oscuridad, buscad uno más grueso en una tienda erótica. Con un principiante, tranquilizadlo con contacto con las manos y contad lo que vais a hacer. Con alguien iniciado, podéis aumentar el nivel de angustia con silencios prolongados y retirando momentáneamente el contacto. Dejad flotar aromas, ofreced sabores, susurrad fantasías. No obstante, el canal sensorial más importante es el tacto, administrado de forma impredecible. Moveos en silencio y despacio para que no haya impulsos traicioneros. Utilizad la boca y los genitales, pero también plumas, juguetes sexuales, hielo, cremas que provoquen cosquilleos.

En el otro extremo está el contacto visual profundo. Utilizad los ojos no sólo para crear un vínculo anterior al sexo, sino también para recalcar la intensidad durante la relación sexual. Mantener los ojos abiertos durante el orgasmo puede producir una sensación abrumadora de intimidad.

cadenas

Su aspecto inmóvil y tintineante queda bien en la piel desnuda. A ciertas mujeres les gusta la frialdad y el simbolismo, y algunos hombres invierten horas en abrirlas y cerrarlas. Ambos deberían probárselas para comprobar el tamaño. Son incómodas y sólo eficaces como símbolo si realmente quieres que tu pareja esté quieta, pero dan una apariencia dura, y algunos las encuentran excitantes. Los objetos brillantes que emiten un tintineo excitan a las personas igual que a las urracas (*véase* lóbulos de las orejas, página 65).

arnés

Un sistema rápido de «restricción» para personas que no saben hacer nudos, que se magullan con las cuerdas o a las que les gusta el aspecto del «aparato». Los hay con todos los grados de complicación y para todas las posturas: hay que tener cuidado con los diseños caros que en realidad son accesorios para fotografías de pornografía blanda. Son el pilar de las tiendas de fetiches. Proporcionan una limitación muy fuerte y mucha presión en la piel. Algunos exageran el simbolismo del caballo.

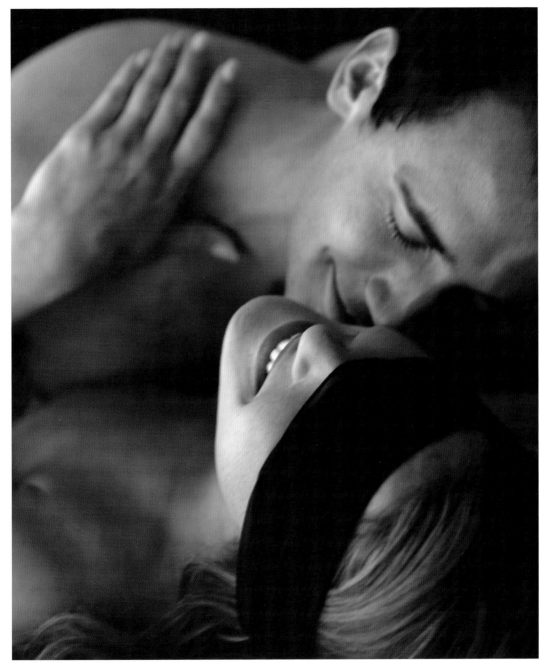

venda en los ojos
haz flotar aromas, ofrece sabores, susurra fantasías

mordazas

Amordazar y ser amordazado excita a mucha gente, y la expresión de sorpresa erótica en el rostro de una pareja bien amordazada al comprobar que sólo puede gemir es irresistible para la mayoría. Aparte del simbolismo y de la «sensación de impotencia», permite al sujeto gritar y morder durante el orgasmo, lo que ayuda a despreocuparse del todo, a menos que tengáis una capacidad de aguante increíble y viváis en una habitación insonorizada. Hace imposible la provocación, de manera que las iniciativas de tu pareja escapan a tu control. La mayoría de hombres a los que les excita este tipo de juegos disfrutan siendo silenciados del todo. A las mujeres desinhibidas, a menudo les acaba gustando después de probarlo varias veces; otras lo detestan y pierden el orgasmo. En ese caso, ni siquiera lo intentéis. A algunas les gusta que también les venden los ojos, o prefieren la venda en lugar de la mordaza.

Es difícil amordazar a alguien para que esté del todo quieto, excepto en las películas. Un trozo de tela largo, con varias vueltas entre los dientes, o la bola de goma fija en el centro de una correa estrecha que se vende en las tiendas eróticas son suficientes. La cinta adhesiva funcionará, pero es una tortura quitarla.

Nunca se debe impedir que el prisionero haga una señal si algo va mal. Cualquier cosa en la boca debe ser firme, no puede bloquear la respiración, y tiene que ser rápida de quitar si el sujeto hace una señal de peligro, porque se ahoga, se marea o siente cualquier otra molestia. Mejor no usarlo si el sujeto tiene alguna enfermedad que afecte a la respiración. La «señal de parar» debe acordarse de antemano y nunca se debe abusar de ella ni dejar de hacerle caso (*véase* peligros, páginas 260-261). Castigo por uso ilícito: dos orgasmos más.

cuerdas

Para que el *ligottage* (*véanse* páginas 252-253) funcione como un juego, tiene que ser eficaz sin ser doloroso ni entrañar peligro. Por eso la técnica merece algunos comentarios, ya que requiere cierta habilidad y cuidado.

En cualquier cama con cuatro postes se puede mantener vigilada a una pareja, apoyada en una o más almohadas. Una extensión como esta inhibe el orgasmo en algunas personas; muchas sienten más con las piernas abiertas, pero con las muñecas y los codos sujetos con fuerza en la espalda, o atados a una silla, o en vertical a un poste. Las zonas críticas en las que la compresión fomenta la sensación sexual son las muñecas, los tobillos, los codos (no intentes unirlos por detrás a la fuerza), las plantas de los pies, los pulgares, los dedos gordos de los pies (las parejas astutas se detienen a medio camino para atarlos con un cordón de zapato de piel; si dudas, pruébalo). Los japoneses lo llevan más lejos y hacen de las cuerdas un arte. Si os atrae la idea, navegad por internet para obtener instrucciones completas.

A todo el mundo no le gusta el mismo tipo de ataduras. Dejando a un lado los extremos como las camisas de fuerza, distintas parejas utilizan correas de cuero o de goma, cintas, jirones de ropa, cordones de pijama, cinta adhesiva, cierres de velcro o cuerda gruesa y suave. Las correas son más fáciles para los que no sean muy fuertes, o no sepan hacer nudos de marinero. Deben tener agujeros a intervalos. Las esposas pueden doler, pero son más rápidas de quitar. Por seguridad hay que llevarlas cerradas y, por favor, tener las llaves a mano. A la mayoría de parejas les funciona con una madeja de cuerda de tender de algodón. Cortadla en cinco o seis trozos de aproximadamente un metro, y un par de trozos de unos dos metros, y utilizad muchas vueltas para atar las manos. Poned la cuerda en la lavadora con suavizante antes de usarla.

Se puede jugar a atarse sin accesorios y simplemente por su simbolismo; dar instrucciones al que no está atado de estarse quieto y «soportar» lo que estés haciendo puede tener resultados espectaculares mientras lucha por reconciliar el deseo a responder con la orden contradictoria. Por otra parte, normalmente buena parte de la compensación para la gente que lo disfruta (y son muchos) es puramente física, al luchar contra la restricción y debido a la sensación en la piel y los músculos. También ayuda a superar nuestro tabú cultural sobre las intensas sensaciones extragenitales, que pertenece al mismo contexto.

Las marcas de la cuerda por lo general desaparecen en unas horas si habéis sido suaves. Las quemaduras y magulladuras de la cuerda se producen por torpeza; al desatar no hay que serrar la piel, sino ser rápido para que el hombre no se entumezca por haberle dejado atado después del orgasmo, y la mujer baje a la Tierra estirada cómodamente entre tus brazos. Puedes ser duro de forma agradable, adecuada y simbólica, sea cual sea tu sexo, sin ser malicioso, torpe ni estropearlo todo (*véase* peligros, páginas 260-261).

Como en todos los juegos sexuales, la mezcla correcta combina brusquedad y ternura. Si no percibes cuánta dureza desea tu pareja, pregúntaselo, y luego resta por lo menos un 20 por ciento para compensar la diferencia entre realidad y fantasía. Con estas reglas, cualquier pareja que disfrute con las relaciones contundentes y a la que le guste la idea debe aprender a hacer que ambos se sientan indefensos en ocasiones, con suavidad y eficacia. No es raro ni espantoso, es humano. Para el plato fuerte vinculado a las ataduras, es decir, la masturbación lenta, consulta su sección (*véase* páginas 269-273).

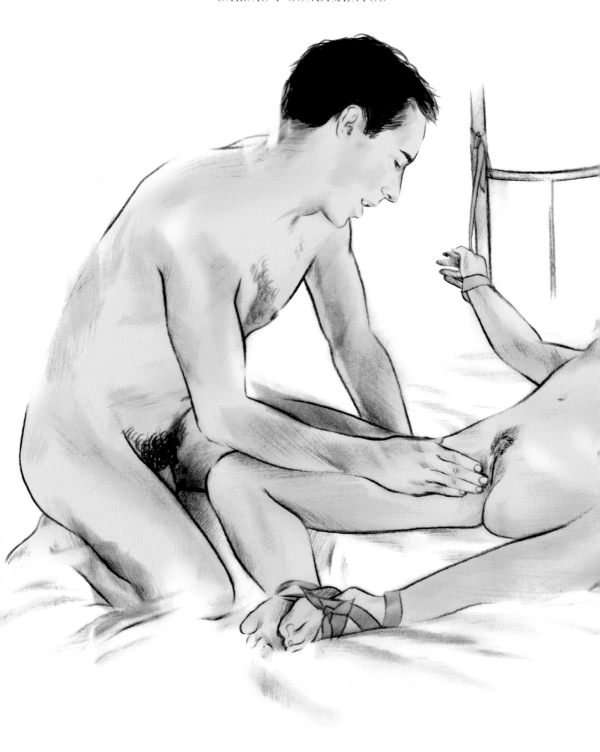

cuerdas
la mezcla correcta combina
brusquedad y ternura

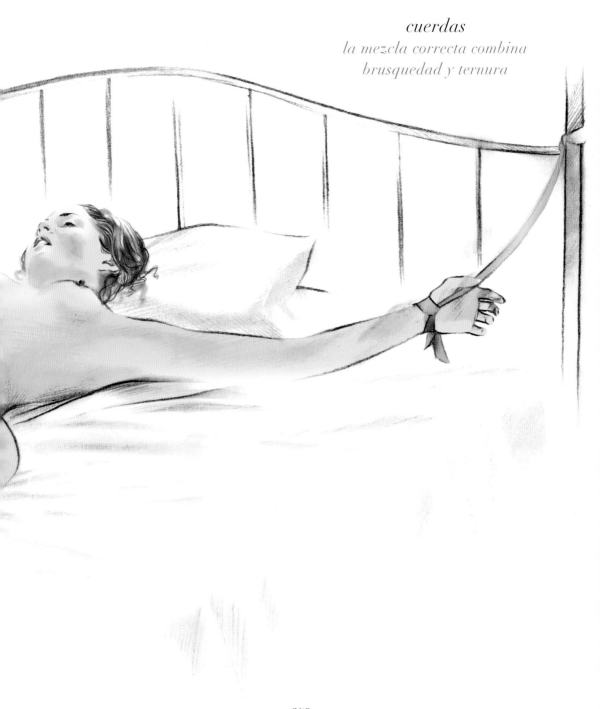

peligros

Las relaciones sexuales de gourmet no necesariamente implican amar hasta el límite, pero puede ser así. Ya sea por querer más, o por haberse perdido, ambas partes pueden encontrarse haciendo cosas que rozan lo peligroso. Por eso habría que respetar el siguiente «código de seguridad»:

• Empezad despacio, negociad antes. Si no podéis hablar de ello, no lo hagáis. Nunca hagáis —ni dejéis que os hagan— nada que mine vuestra confianza en vosotros mismos. No mezcléis jamás sexo con drogas, frustración, rabia o exceso de alcohol.

• Practicad sexo seguro, a menos que os hayáis hecho pruebas (*véase* sexo seguro, páginas 96-98), y siempre en el caso del juego anal. Aunque os hayáis hecho pruebas, evitad infecciones fomentando la limpieza y siguiendo una política rigurosa de no poner partes del cuerpo ni juguetes sexuales cerca del ano, ni cerca o dentro de otros orificios corporales.

• Decidid una «clave de seguridad» que normalmente no uséis y que no se pueda confundir con súplicas para continuar: «ámbar» para «sigue pero más despacio, por favor», «rojo» para «para ahora mismo». Si uno está amordazado, acordad un gesto mudo como sujetar una canica que, si se deja caer, signifique que hay que parar.

• Dominad de forma agradable y comprobad cómo está el otro con regularidad. No hay que dejar solo a nadie que esté indefenso, física o emocionalmente, aunque sea muy poco tiempo, sobre todo boca abajo ni cerca de ropa de cama suave. No dejéis a una pareja atada y os vayáis a dormir, sobre todo si habéis bebido. Nadie debería estar atado más de media hora. Todos los nudos deben ser rápidos de deshacer (*véase* cuerdas, páginas 256-257).

• Nunca bloqueéis las vías respiratorias de la pareja. No se puede poner en la boca ni encima de la cara nada suelto o suave, o en general distinto de lo especificado. Nunca atéis nada en la parte delantera del cuello, ni siquiera sin apretar, por más que os lo pidan. Todas las mordazas deben poder quitarse rápidamente (*véase* mordazas, página 256).

• Nunca estranguléis a nadie, sobre todo durante el orgasmo. Los que tratan la estrangulación parcial como un excitante pueden tener exactamente la misma sensación de forma segura practicando el coito invertido (*véase* respiración, página 117, e inversión, página 161).

• Nunca ejerzáis fuerza donde los huesos, las venas o las arterias que se encuentren cerca de la superficie de la piel. Probad todas las herramientas primero en vosotros mismos, y nunca apliquéis más fuerza de la que provoque una leve marca en la piel. No hay que dejar puestas las pinzas más de 15 minutos (*véanse* pezones, páginas 52-53, y dolor, páginas 264-265).

• Nunca sopléis dentro de la vagina. Puede provocar una embolia gaseosa y ha sido la causa de muertes súbitas. Asimismo, nunca hay que dirigir agua a presión a la fuerza al interior de la vagina, ya que puede subir por las trompas de Falopio y provocar daños.

• Evitad la crueldad de todo tipo haciendo algo que realmente asuste a esa persona, o trucos tontos como colgar a alguien por cualquier parte de su anatomía. No hagáis nada que no sea seguro, sano ni esté consensuado.

pelucas púbicas

Son sustitutos de la vagina, tradicionalmente un contenedor de agua caliente con una vagina de goma o de plástico, aunque ahora existen muchas versiones, con diferentes opciones de orificios. Adjuntos a una muñeca hinchable o no, su utilidad es dudosa, ya que no hay sustituto para lo que intentan reemplazar. La única excusa para utilizar una peluca púbica en el sexo entre dos personas es que tu pareja se excite al verla.

consoladores

Los consoladores son penes artificiales de sofisticación variada (algunos tienen una forma especial para el punto G, otros están hechos de acero y se pueden calentar o enfriar). La mayoría de mujeres no se masturban de forma natural con la inserción vaginal, pero algunas, con experiencia sexual, obviamente sí lo hacen, y la imagen de una mujer utilizándolo excita a algunos hombres. También pueden ejercer de segundo pene para su uso simultáneo. Los arneses o los vibradores con dos terminaciones ya no son sólo para relaciones entre mujeres, sino que permiten poner en práctica un juego teatral si ella quiere experimentar qué se siente al tener pene, o él quiere conocer la sensación de ser penetrado (*véase postillionage*, página 172). Escoged la forma y el tamaño preferidos. Si el hombre lo elige para ella, debería escogerlo más pequeño de lo que crea que ella necesitará. Por lo general los hombres exageran en eso.

vibradores

No son una ayuda vergonzosa para los solitarios o inexpertos, sino un elemento esencial para el sexo individual o en pareja. Los hay de muchas variedades —para el pene, el clítoris, el punto G, anales, en forma de huevo, dobles, del tamaño de un bolso, como una yema del dedo, en forma de anillo, con correa, etc.—, sin contar los accesorios que transforman el teléfono móvil o el aparato de música. A algunas personas no les provoca ninguna reacción; otras creen que los vibradores insensibilizan o crean una dependencia en el usuario; pero si os gusta, una relación sólida puede incorporar, sin duda, juguetes sexuales, vibradores incluidos.

Para ver si os funcionan, un cepillo de dientes eléctrico (con un cabezal sin usar) puede servir de pista para principiantes. También es útil si uno se olvida de llevar el vibrador. Cuando sepáis lo que queréis, visitad una tienda erótica. El protocolo para probar la intensidad y la velocidad es utilizarlo contra la nariz o la palma de la mano (*véase* tiendas eróticas, página 249). Pensad en para qué vais a utilizarlo y escoged en base a ello: los vibradores para el punto G son curvados; los anales, acampanados, para que no se pierdan dentro. La forma suele ser lo fundamental, ya que es la vibración y no la estructura lo que hace efecto, y, aunque él escogerá por inercia los que tengan forma de pene, por lo general a ella le beneficia una forma que pueda sostener y aplicar con facilidad. Si la mujer quiere introducir el aparato, debería consultar las instrucciones del fabricante, ya que algunos no son adecuados. La silicona de baja velocidad es más silenciosa, pero cualquiera se puede amortiguar con una almohada a la altura de la ingle. Algunos materiales pueden provocar alergias y alteraciones hormonales.

El cuidado y mantenimiento es el mismo que para cualquier juguete sexual: limpiar antes y después, añadir lubricación para que sea más fácil de usar (*véase* lubricación, página 65), utilizar un preservativo si se comparte con una pareja que no se ha hecho pruebas (*véase* sexo seguro, páginas 96-98). Incorporadlo en el ritual de la estimulación de la piel, luego llevadlo a los labios, los pezones, las nalgas y la zona lumbar a ambos lados de la columna vertebral, antes de pasar a los genitales.

Según la tradición, el vibrador es un instrumento femenino. La mujer puede usarlo para enseñarle al hombre lo que necesita, o disfrutar del primer orgasmo en solitario como calentamiento. Sujeta el vibrador con firmeza contra los labios vaginales cerrados, luego ábrelos para poder ejercer presión en el punto U (*véase* disparadores, página 153) y empujar suavemente la vagina. Sin embargo, la estimulación más habitual es la del clítoris. Tal vez ella necesite empezar despacio si es demasiado intensa (escoged una velocidad baja o amortiguad con una toalla); luego presionad detrás de la ca-

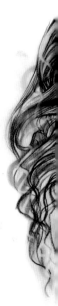

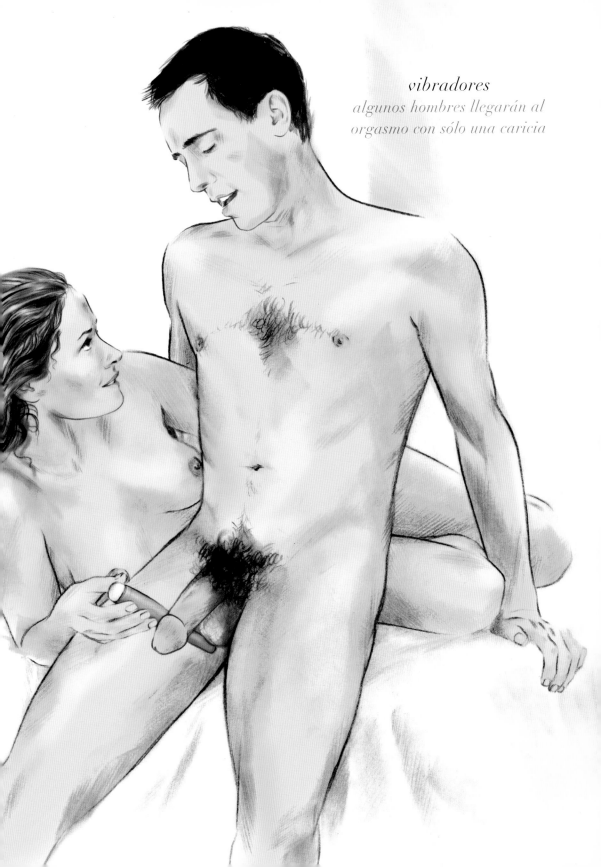

vibradores
algunos hombres llegarán al
orgasmo con sólo una caricia

beza. Si él lo está utilizando con ella, tiene que saber qué hacer para llegar al orgasmo: algunas mujeres necesitan una estimulación continua, pero para muchas la acción del vibrador contra el clítoris inflado es excesiva. Él tendrá que retirarlo un poco (o del todo, y pasar a la lengua).

A pesar de la tradición, hay que decir que él tiene las mismas posibilidades: los testículos (con delicadeza), la parte inferior del pene, el perineo y, en concreto, el glande y el frenillo. Algunos hombres llegarán al orgasmo con sólo rozarlos, o ella puede practicarle sexo oral, lamiendo el frenillo con la lengua mientras sujeta el vibrador contra su propia mejilla para añadirle un zumbido. Él también puede llevar un anillo vibrador –que se coloca en la base del pene–, con resultados increíbles para ambos.

Combinaciones: vibrador y estimulación manual u oral, más de un vibrador, uno con varias funciones que penetre la vagina y estimule el clítoris a la vez. Probad con un huevo vibrador en la vagina mientras él usa otro para el clítoris. Variadlo con penetración anal y estimulación del clítoris o el glande a la vez. Trabajad juntos, que él utilice los vibradores en la vagina y el ano de la mujer, mientras ella usa uno en forma de dedo entre las piernas, o que él se estimule mientras ella aplica el vibrador (*véase postillionage*, página 172).

El mando a distancia añade una nueva dimensión, no sólo para juegos en público (los dos en un restaurante, uno con el vibrador y el otro con el mando), sino también en el dormitorio, donde uno de los dos marca el ritmo de forma unilateral. Tal vez haya que atar al otro (*véase* masturbación lenta, páginas 269-273).

dolor

El dolor no es un excitante sexual en sí mismo. Lo que ocurre en realidad es que una vez empieza a crearse la excitación, fluyen las endorfinas, y la conciencia del dolor se reduce de forma constante hasta que cualquier estímulo fuerte fomenta la intensidad de la excitación. También ocurre en otros ámbitos –puedes perder un diente practicando deporte y no darte cuenta hasta más tarde–, pero con la excitación sexual, el estímulo doloroso puede transformarse en placer, o por lo menos fomentarlo, siempre que no sea demasiado fuerte.

Sin embargo, hay un punto delicado en que el exceso de estimulación anula la excitación, en vez de incrementarla, y si se sobrepasa, se detiene el ascenso. La tolerancia aumenta cuanto más se acerca uno al orgasmo –justo antes del clímax, la gente puede, por ejemplo, aguantar unos cachetes–, pero la transformación se detiene en cuanto se produce el orgasmo, así que no sigáis con posturas incómodas ni estímulos duros después. Aprender qué estímulos son agradables como intensificación, y cuáles no, es todo un arte. Por otra parte, es necesario comprobar que seguís las normas de seguridad (*véase* peligros, páginas 260-261).

Si alguna parte del sexo normal duele de verdad, debido a una irritación, golpes en órganos internos, etc., o estáis siendo torpes o algo va mal. En el segundo caso, acudid al médico si dura más de unos días. El primer coito —o tras un período de celibato— puede resultar doloroso para ambos. Si estáis lo bastante excitados, la lubricación y el efecto de transformación en la mayoría de casos traspasarán la barrera del dolor, aunque si ella está irritada o sangra, hay que esperar a que se curen los rasguños antes del siguiente encuentro. Si una enfermedad o discapacidad hace que el sexo sea doloroso, experimentad con posturas y pensad en baños calientes, masajes y calmantes aplicados estratégicamente.

A menudo la idea del dolor mental o físico resulta excitante en la imaginación, pero no en la práctica, a menos que la persona activa tenga la destreza suficiente para mantenerse dentro de los límites de la transformación producida por la excitación, y la fantasía no sea demasiado extrema. Muchos hombres que han convencido a una pareja de que «les pegue fuerte», porque la idea sonaba excitante, no han querido repetirlo. Para la mayoría de la gente, el sentido común, un poco de teatro y un uso inteligente del efecto de transformación logra satisfacer el grado de fantasía habitual.

Si queréis ir más allá, leed una de las obras clásicas sobre el tema, como *Screw the Roses, Send Me the Thorns* y aprended el juego consultando a personas expertas.

disciplina

Es la técnica sexual que consiste en pegarse mutuamente. Existe una superstición, que se inició entre los estudiantes de colegios privados ingleses y fue apoyada por el texto de Meibom, *De Usu Flagrorum*, según la cual la violencia es una especie de tabasco sexual, el condimento erótico más picante, y que ninguna fiesta salvaje está completa sin ella. En parte se debe al hecho de que los especialistas en este campo no han sufrido los impedimentos del sesenta y nueve (*véase* página 143), por ejemplo, o el sexo convencional: pegar es decente y es algo que se puede hacer incluso en una iglesia; el sexo, en cambio, no.

La violencia es un excitante que puede funcionar o no. Aparte de los charlatanes y fantasiosos, a los que les acelera más la idea que su puesta en práctica, a algunas personas les excita mucho. Para las que tienen un verdadero

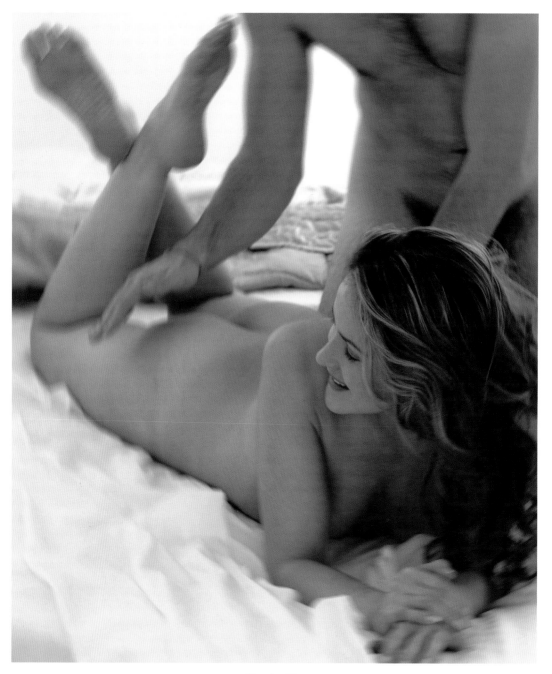

disciplina
a algunas personas les excita en extremo

problema, es un estímulo imprescindible. La estimulación de la piel y los cachetes ocasionales en el momento adecuado entran en el repertorio de la mayoría de la gente. Casi todos consideran que algo más resulta decepcionante en proporción a la situación. Si sois amantes y uno quiere ser el receptor, al otro no debe asustarle dejar salir la bestia que lleva dentro mientras colabora. Si uno quiere pegar al otro, y a él o ella no le gusta, o la idea no le excita, no es negociable; ni que decir tiene que todo eso no debe confundirse con el abuso.

Es este caso, si no os podéis comunicar las fantasías, no deberíais ser amantes. Practicadlo varias veces con palabras durante el coito convencional (*véase* canto de los pájaros por la mañana, páginas 194-195). Cuando lo probéis en la práctica, si la parte excitante es el ritual, exageradlo, no os avergoncéis de pedirlo o darlo, ya que el juego es importante. Puede tratarse de un niño malo o una rutina de ama y esclavo, o lo que sea. Si la fantasía de tu pareja no te excita de forma natural, hazlo como un juego y disfruta de su reacción. Si es la sensación física, el ritmo y el estilo importan más que la fuerza.

Empezad con delicadeza con un golpe cada uno o dos segundos, no más. Dejad que surja el efecto de transformación (*véase* dolor, páginas 264-265) antes de poneros a toda máquina; luego incrementad la fuerza poco a poco, hasta que sea suficiente para que la otra persona quiera o no que pares. En el caso de que sea bilateral, el resultado, junto con la lucha, debería hacer que los dos parecierais y os sintierais atractivos, no crueles. Nunca rompáis la piel, ni golpeéis en el cuello, la columna vertebral o en algún hueso. Limitaos a las nalgas o cubrid toda la superficie: la espalda, el estómago y, con mucha precaución, los pechos, el pene (¡con cuidado!) y la vulva (pon a la chica boca arriba con los pies sujetos a los postes de la cama, por encima de la cabeza, y las piernas bien abiertas. Empezad por las nalgas, luego dad un golpe leve o dos en los muslos y la vulva para acabar con ella). O atad las manos de la víctima, por encima de la cabeza, a la boca de la ducha, y estimuladla bajo el agua corriente.

Las clásicas ramas de abedul son difíciles de encontrar, pero las tiendas eróticas ofrecen látigos y palas que hacen mucho ruido pero ningún daño. Pruébalo contigo antes de utilizarlo con una pareja, y aun así acepta su opinión sobre lo que es demasiado fuerte. También podéis utilizar la mano. La mano ahuecada sonará fuerte, pero causará poco dolor, mientras que la palma abierta escocerá. Aplicad un cubito de hielo después. No uséis bambú, ya que corta como un cuchillo. No juguéis a esto con un desconocido. Los amantes tienen suficiente comunicación para que el juego más violento no se vuelva amargo. Y nunca mezcléis los golpes puramente eróticos con rabia real o mal humor (*véase* peligros, páginas 260-261). Un juego es un juego.

grupos de cuatro o más

Cuando este libro se escribió por primera vez, la idea de las relaciones sexuales abiertas con varios compañeros se describía como «un recurso antropológico importante… que socialmente es cada vez más fácil de organizar». Cuando el libro se reeditó, la epidemia del sida se había consolidado y la misma conducta se describía como «suicida». Hoy en día, ambos comentarios serían considerados extremos, pero, en general, la sociedad respalda la norma del sexo privado entre dos personas, y todo lo demás se considera una aventura excitante, un acto de locura o una traición absoluta.

En el contexto de las parejas, a menudo existe una motivación sesgada. Uno quiere hacerlo y lo propone; el otro acepta para no desagradar. A corto plazo, se imponen los celos y todo el asunto explota. Hay muchos argumentos para mantenerlo en el terreno de la fantasía. Si vais más allá, negociad, estableced cláusulas para retiraros, y aun así esperad complicaciones. Sin embargo, es una de las fantasías más populares de ambos sexos, y sus defensores dicen que evita el engaño que supone una infidelidad estándar.

Las modalidades varían según la cultura y la persona. No obstante, la mayoría de vías se encuentran en internet con una búsqueda sensata: anuncios privados de solteros y parejas que quieren formar varios grupos, fiestas sexuales organizadas localmente, locales de personas desinhibidas con noches temáticas. Si eres hombre soltero, formarás parte de la inmensa mayoría y te costará ser aceptado. Si eres mujer y soltera, estarás en minoría y tendrás que esquivar a los interesados. Las parejas que han negociado las normas entre sí, a menudo salen mejor paradas que cualquier variedad de soltero, ya que son capaces –en un sentido bastante literal– de acompañarse.

Si se contesta a un anuncio personal, seguid las normas habituales de las citas: contestad a las personas que os gusten, descartad con educación las que no sean de vuestro agrado, mantened contacto telefónico, quedad para tomar algo y, si os atrae, comentad las normas básicas y volved a quedar. Id con la intención de lograr una velada sensual en casa de alguien, tal vez con una cena, y no esperéis que haya sexo a menos que a ambos os parezca bien. Seguid las normas de seguridad (*véase* tecnología, página 100).

Si se trata de una fiesta organizada o de un local, primero comprobad la página web; la mayoría complementan las secciones de contacto con páginas de información y sugieren las noches más fáciles para que asistan principiantes. También podéis pedir hablar con los participantes consolidados y haceros una idea de las «normas» no escritas. Intentad evitar ganar en valentía con alcohol antes, por lo general provoca rechazo y os afectará al juicio. Muchas de esas fiestas se celebran en casas privadas, y puede que la velada esté estructurada, con diferentes habitaciones destinadas a distintas actividades. Los locales son iguales pero a mayor escala y con más instalaciones, tal vez habitaciones para parejas, salones privados, una sauna y un jacuzzi, espacios para grupos, etc. Si queréis participar, el protocolo habitual es sentarse cerca de una pareja activa, mostrar interés, pero esperar a ser invitado. Como con todas estas actividades, no significa no, y el sexo seguro debería ser innegociable.

Como con todo tipo de satisfacción, la calidad varía y puede que necesites investigar para encontrar situaciones —y personas— que encajen con tus gustos. Sin embargo, la mayoría de personas que participan acogen a los nuevos y están dispuestos a ayudarte a aprender. Si no, busca compañeros de juego nuevos y más dóciles.

masturbación lenta para él

Para esta práctica, necesitas saber atar a tu compañero (*véase* cuerdas, páginas 256-257) y que a él le guste luchar contra la resistencia. Tradicionalmente, la mujer se la hace al hombre, pero se puede practicar en cualquier dirección. Tu pareja ha de estar completamente indefensa; puedes probarlo sin ataduras si no te excitan, aunque el resultado es bastante distinto y no puedes llegar tan lejos. El truco es jugar con tu compañero como si fuera un instrumento, empujándole hacia delante y frustrándolo alternativamente (*comparar con* relajación, páginas 205-207).

La mujer empieza atando al hombre a su gusto, o inmóvil o con las muñecas detrás y los tobillos cruzados, con las rodillas abiertas, desnudo y boca arriba. A continuación ella «firma con su nombre» (*cassolette, véanse* páginas 43-44). Para ello se arrodilla a horcajadas sobre él, de cara, y hace un striptease elegante hasta llegar a las medias. A continuación, sujetándole el pelo con la mano, le frota la axila y los pechos con firmeza en la boca, para ofrecerle su perfume corporal. Luego cierra las piernas con cuidado alrededor del cuello del hombre y presiona la vagina tapada contra su boca. Por último, ella se desnuda y le da un beso genital directo (primero rozando, luego abierto, tomándose su tiempo), le retira el prepucio hacia atrás, si tiene, y se distancia un momento para que él se excite. Si ella sabe lo que hace, el hombre no podrá moverse, y el beso garantiza que no pierda la percepción de la mujer. Ella vuelve y hace lo mismo de nuevo, lo pone rígido con la mano y la boca si es necesario, y empieza en serio de verdad.

Ella tiene dos puntos centrales que atender, la boca y el pene, y el truco, durante este período de calentamiento, consiste en mantenerlos ocupados continuamente y sin provocar la eyaculación. Las posibilidades son obvias: una mano en cada uno, la mano en uno, y la boca o la vagina en el otro, y se puede variar con una caricia con los pechos, la axila, o incluso el pelo. Entre los dos polos ella estimulará sus zonas más sensibles con la punta de los dedos (*véase pattes d'araignée*, página 110), la lengua, la vagina, en este caso con una mano en el pene y tapándole la boca con la palma de la otra, sin dejar que el ritmo decaiga. Si la erección empieza a descender, ella para, lo estimula (es el momento para atar los pulgares si ella tiene la fuerza suficiente para darle la vuelta fácilmente: *véase* cuerdas, páginas 256-257) y luego lo vuelve a poner rígido. Entonces puede empezar la masturbación lenta.

Tal vez sea la sensación sexual más alucinante (y, mientras dura, la más frustrante) para la mayoría de los hombres. (Si aun así quieres saber por qué decimos que empieces atando a tu amante, pruébalo durante unos momentos con una pareja sin atar.) Ella se sienta en el pecho masculino, con las nalgas orientadas a la barbilla del hombre, y pone los tobillos en la parte interior de una rodilla, o se sienta con las rodillas dobladas y las pantorrillas debajo de los brazos del hombre. La mujer debería sujetar la base del pene con una mano y con la otra retirar la piel hacia atrás hasta donde llegue con el pulgar y el dedo índice, con el pulgar hacia ella. Luego empieza a hacer movimientos rápidos, repentinos, nerviosos, es decir, rápidos, pero uno por segundo, no más. Tras unas veinte repeticiones, hace unos diez movimientos muy rápidos. Luego recupera el ritmo lento. Y así sucesivamente.

Si ella cree que está a punto de eyacular, debería reducir la velocidad y aumentarla cuando crea que él puede aguantarlo. La excitación es del hombre, pero es menos unilateral de lo que parece. La reacción masculina es suficiente para la mayoría de mujeres, y ella puede presionar la vagina con fuerza en el esternón del hombre para procurarse placer, a pesar de que no debería desviar la atención. Diez minutos es lo máximo que la mayoría de hombres puede aguantar. Si él se pone flácido, ella debería sacarlo de su miseria, ya sea masturbándolo rápido hasta el clímax, con la boca, o dándose la vuelta para montarle. Cuando llegue al orgasmo, ella debe desatarlo lo antes posible, ya que una demora después del orgasmo lo dejará entumecido.

Es la rutina del tratamiento especial de masaje japonés, y el único impedimento es si ella es gruesa. Los japoneses son artistas haciendo nudos, y las masajistas japonesas son lo bastante menudas para sentarse en el pecho de un hombre sin matarlo. Si ella es grande, puede intentar atar las piernas del hombre separadas y soportar el peso en las rodillas, con la vagina en la boca del hombre. En la historia de Brunnhilde, ella ató al rey Gunther en su noche de bodas, probablemente para crear una rutina pa-

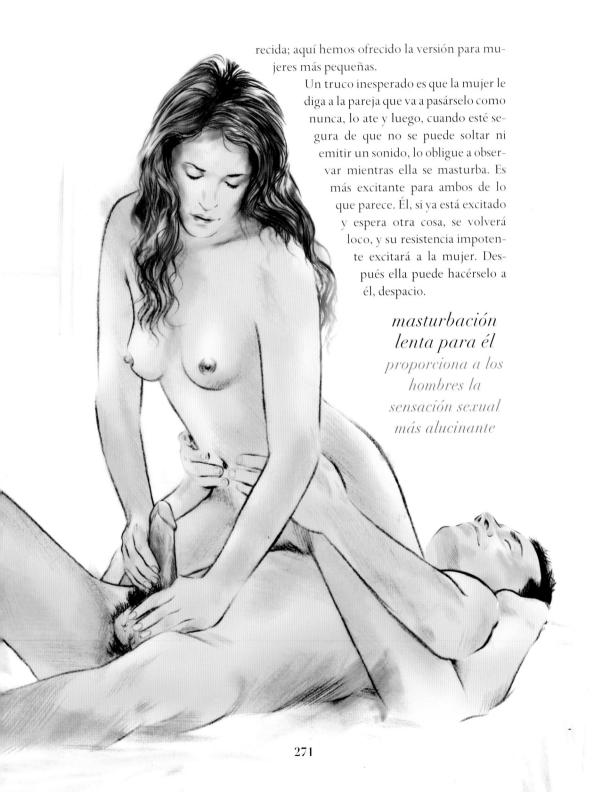

recida; aquí hemos ofrecido la versión para mujeres más pequeñas.

Un truco inesperado es que la mujer le diga a la pareja que va a pasárselo como nunca, lo ate y luego, cuando esté segura de que no se puede soltar ni emitir un sonido, lo obligue a observar mientras ella se masturba. Es más excitante para ambos de lo que parece. Él, si ya está excitado y espera otra cosa, se volverá loco, y su resistencia impotente excitará a la mujer. Después ella puede hacérselo a él, despacio.

masturbación lenta para él

proporciona a los hombres la sensación sexual más alucinante

masturbación lenta para ella

La versión para ella del truco antes descrito (*véase* masturbación lenta para él, páginas 269-271) por lo general sólo es posible con una mujer con un orgasmo fiable, de modo que no le importe que reduzcan o aumenten el ritmo. El hombre tiene tres puntos en los que concentrarse: la boca, los pechos y el clítoris. Debería atarla, luego empezar como lo hacía ella, con el *coup de*

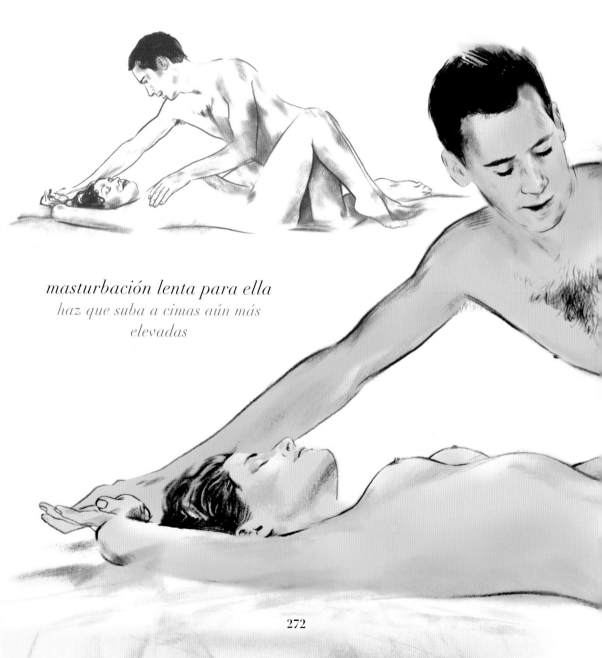

masturbación lenta para ella
haz que suba a cimas aún más
elevadas

cassolette (*véase* páginas 43-44), utilizando la axila y el glande, y luego frotar la mano por su *cassolette* y acercársela a la boca para ofrecerle su propio perfume femenino. Debe evaluar, por los sonidos y movimientos de la mujer, qué tipo de caricias soporta en el clítoris. Puede copiar la técnica de prolongación y excitarla con el aplazamiento, o llevarla lo más lejos posible. Si ella es receptiva y no le asusta la situación, la reacción pondrá a prueba la habilidad del hombre para atarla. Él debería arrodillarse a horcajadas, pero no sentarse encima ni inmovilizarla, ya que, de todos modos, ella ya estará bastante indefensa.

Por último, y en el caso de los amantes experimentados será cuando ella esté semiinconsciente, él cambiará a unos momentos de estimulación con la lengua para lubricar, luego pasará a un coito enérgico para hacerle subir a cimas aún más elevadas, y el hombre enseguida tendrá su orgasmo. Debería saber cuándo parar según la sensación que le dé ella. Esto no tiene nada que ver con los gemidos y la resistencia, que llegan al punto culmen poco antes del clímax. Entonces él tendrá que desatarla rápido, con habilidad y sin dolor para que vuelva en sí, tranquila y en sus brazos.

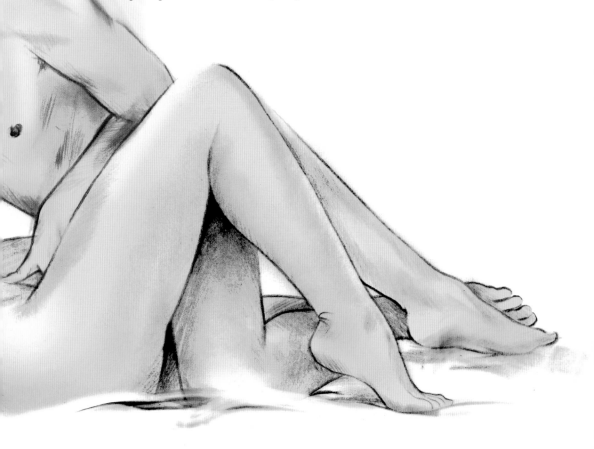

placer

Desde un punto de vista evolutivo, el placer sexual tiene fecha de caducidad. Los seres humanos están programados hormonalmente para sentir deseo hasta que sus genes se hayan combinado, y luego a soportarse hasta que nazca el niño y sea autosuficiente, tras lo cual el imperativo genético se vuelve irrelevante. La naturaleza no establece objetivos eróticos para la pareja después del parto. Sin embargo, sin duda existen más posibilidades. Los seres humanos no son sólo una colección de genes, ni un impulso biológico. Podemos sentir, comprometernos, amar. Con las habilidades adecuadas, podemos desarrollar nuestro potencial sexual hasta la muerte.

El primer paso en este desarrollo implica tener la determinación de no aceptar nunca la mediocridad. A veces ambos tendréis la tentación de instalaros en el tipo de sexo cómodo que siempre ha funcionado y que volverá a funcionar. Está bien en ocasiones o cuando hay cansancio, pero los amantes serios no deberían servir ese plato habitualmente. Hay que plantar cara a las rutinas —por norma y como un acto de amor—, así como desafiar la creencia de que «no deberíais» o «no podéis» ser más atrevidos sexualmente.

En este sentido, los sexólogos recomiendan juguetes y disfraces. Suena superficial, pero hay algo de cierto en ello. La antropóloga Helen Fisher apunta que la novedad dispara centros cerebrales parecidos a los de la pasión, así que al introducir nuevas variantes sexuales, se reproducen antiguos sentimientos románticos. Actuar con una determinación inicial significa estar dispuesto habitualmente a adaptar los preámbulos, cambiar de postura, probar juegos, plantear retos, introducir accesorios y utilería, tener siempre un sitio nuevo adonde ir y algo nuevo que buscar. Los japoneses tenían los *shunga*, «libros de almohada» de erótica sexual y fantasía, para cuando desaparecía la inspiración. Este libro también podría estar en la mesita de noche.

Sin embargo, más que los accesorios, debéis estar dispuestos a reconocer que queréis hacer cosas nuevas y diferentes. Tal vez la primera experiencia que quedó grabada de vuestros cuerpos fue hace muchos años, y si habéis cambiado con el tiempo —y a todos nos pasa—, vuestras necesidades y gustos también habrán variado. Lo que te excitaba hace dos, cinco o veinte años tal vez no funcione ya. Admitir eso ante uno mismo y ante la pareja, requiere coraje, ya que puede suscitar inseguridades y resistencia. Sin embargo, para el desarrollo sexual, es esencial reconocer nuevos deseos, y satisfacerlos por uno mismo y por la pareja. Ofrecer un menú de posibilidades para cumplir esos deseos es la clave de este libro.

Lo que sin duda alguna conservará el placer del sexo es no parar de decirle a tu pareja: «Me gustaría que tú…», y seguir contestando a tu pareja con un «sí».

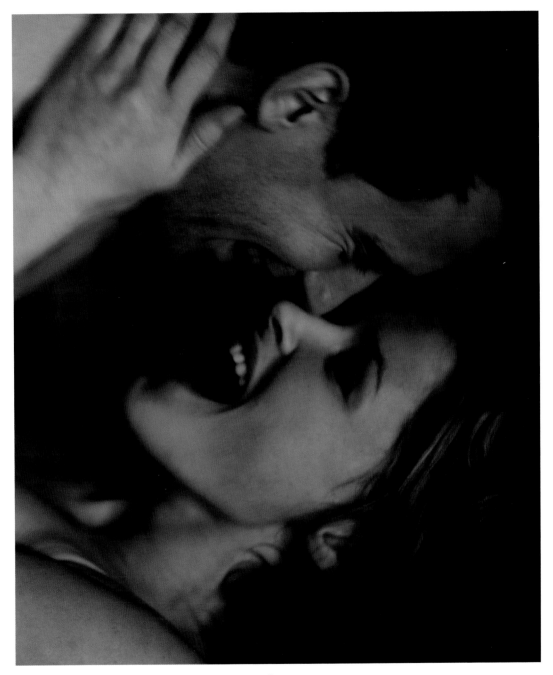

placer
siempre hay que tener un sitio nuevo adonde ir y algo nuevo que buscar

para más información

bisexuales, gays, lesbianas y transexuales

Federación estatal de lesbianas, gays, transexuales y bisexuales
www.felgt.org
La Federación Estatal de Lesbianas, Gays, Transexuales y Bisexuales es, ante todo, un espacio de coordinación e intercambio para el movimiento asociativo lgtb. Más de 30 asociaciones de todo tipo, de ciudades grandes y pequeñas, de casi todas las comunidades autónomas, de estudiantes, de jóvenes, de deportistas, de lesbianas, de gays, de transexuales, de bisexuales comparten recursos y actividades.

cáncer

Dieta sana contra el cáncer, Sara Lewis Sara y Clara Shaw,
Editorial Grijalbo, 2008.
ISBN: 978-84-253-4300-1

FEFOC (Fundación para la Educación Pública y la Formación en Cáncer)
www.fefoc.org
Es una fundación privada sin ánimo de lucro creada con la voluntad de contribuir a la educación pública e información sobre el cáncer y dar soporte a la formación continuada de los profesionales de la salud.

Asociación Española Contra el Cáncer
www.todocancer.com
La Asociación Española Contra el Cáncer es una asociación sin ánimo de lucro que quiere

mejorar la calidad de vida de los enfermos y sus familias, potenciar la investigación y proteger y difundir los derechos de los enfermos de cáncer.
Federación Española de Cáncer de Mama
www.fecma.org
Junto a la necesidad de promover hábitos saludables de vida y programas de educación sanitaria, esta asociación defiende las campañas de detección precoz de cáncer de mama promovidas por el sistema público de salud y aboga por evitar cualquier limitación, exclusión o discriminación en los diagnósticos y tratamientos.

Web de FEFOC para dar soporte en cáncer de mama
www.cancermama.org
FEFOC quiere contribuir al incremento de información sobre las mejores opciones terapéuticas frente a la detección del cáncer de mama, así como también a sensibilizar a la población femenina sobre la necesidad de realizar un control periódico para la detección precoz de la enfermedad.

Web FEFOC para dar soporte en cáncer de próstata
www.cancerdeprostata.org
Es un grupo de soporte para pacientes con cáncer de próstata y sus familiares, influencia vital y positiva ante los pacientes que sufren enfermedades graves. La labor de este grupo de soporte es la de contribuir a paliar la alteración emocional y afectiva de los pacientes y sus familiares, y ayudarles así a afrontar la situación con una actitud mucho más constructiva.

control de natalidad

Federación de Planificación Familiar de
España
www.fpfe.org
La Federación tiene como objetivo capacitar
en educación sexual a colectivos de padres,
madres, educadores, profesionales de la salud
y otros profesionales socio-sanitarios.

El observatorio de salud de la mujer
www.msc.es/organizacion/sns/planCalidadSN
S/e02.htm
El Observatorio de Salud de la Mujer (OSM)
es un organismo de la Dirección General de
la Agencia de Calidad del Ministerio de
Sanidad y Consumo. Su fin es promover la
disminución de las desigualdades en salud
por razón de género. Actúa de manera
participativa y colaborativa para generar y
difundir conocimiento que permita el
análisis de género y promueva la inclusión
del enfoque de género y la equidad en las
políticas y sistemas de salud.

desórdenes de alimentación

Federación Española de Asociaciones de
Ayuda y Lucha contra la Anorexia y la
Bulimia nerviosas
www.feacab.org
La Federación Española de Asociaciones de
Ayuda y Lucha contra la Anorexia y la Bulimia
nerviosas está formada por las asociaciones
de diferentes provincias o comunidades
autónomas de España y agrupa a más de
20.000 personas afectadas por la anorexia y
la bulimia nerviosa, así como a sus familias.

envejecimiento

100 alimentos para mantenerse joven, Sara Merson,
Editorial Grijalbo, 2008.
ISBN: 978-84-253-4079-6
Una adecuada alimentación puede tener un
efecto sorprendente: determinados
nutrientes ayudan a ralentizar la aparición de
los signos de edad, como las arrugas, la piel
seca o el pelo apagado, al tiempo que pueden
prevenir algunas enfermedades o fortalecer el
sistema inmunitario, mejorar el estado de
ánimo y la capacidad intelectual.

infertilidad

Prepárate para el embarazo, Zita West,
Editorial Grijalbo, 2008.
ISBN: 978-84-253-4248-6
Este libro presenta un completo plan de
acción en diez pasos para mejorar las
probabilidades de éxito de quedarse
embarazada. Ayuda a la pareja a analizar
punto por punto qué aspectos deben
modificar o mejorar y muestra algunos
de los problemas más frecuentes con los que
deben enfrentarse las parejas que quieren
tener hijos.

Sociedad Española de Fertilidad
www.sefertilidad.com
La Sociedad Española de Fertilidad es una
sociedad de carácter científico que tiene por fin
promover los estudios sobre la fertilidad
y fomentar su aplicación a los problemas
sociales que están en relación con ello.

Asociación Nacional de Clínicas de Reproducción Asistida
www.anacer.org
ANACER es la Asociación de Centros Privados de Reproducción Asistida que agrupa a las principales clínicas privadas de España.

Asociación Nacional para los problemas de Infertilidad
www.asproin.com
ASPROIN es la Asociación Nacional para los Problemas de Infertilidad, sin ánimo de lucro, cuya fin es promover la formación e información de hombres y mujeres con esta problemática, así como la colaboración con todas aquellas personas jurídicas, médicas, farmacéuticas, administración sanitaria y de investigación del entorno de la infertilidad y que tengan como objetivo la solución o ayuda en la problemática de dicha patología.

Menopausia

Asociación española de ginecología y obstetricia
www.aego.es
La asociación tiene como finalidad la prevención y tratamiento de las enfermedades de la mujer tanto físicas como psíquicas, así como mejorar el bienestar de la mujer tanto social como de salud, facilitando a las mismas, si es necesario, profesionales que lleven a buen fin la curación.

salud sexual

Cómo hacer el amor bien a un hombre,
Phillip Hodson y Anne Hooper,
Editorial Grijalbo, 2003.
ISBN: 978-84-253-3755-0
Los hombres y las mujeres tienen una manera diferente de relacionarse y obtener placer de las relaciones sexuales. Saber utilizar estas particularidades en nuestro beneficio, ayuda a potenciar el placer sexual.

Cómo hacer el amor bien a una mujer, Phillip Hodson y Anne Hooper,
Editorial Grijalbo, 2003.
ISBN: 978-84-253-3756-7
Este libro muestra todo aquello que nuestra pareja nunca se atreverá a confesarnos, y nos señala con ejercicios y ejemplos claros el camino para llevar una vida sexual plena y llena de pasión.

Kama Sutra, Anónimo,
Editorial Grijalbo, 2005.
ISBN: 978-84-253-3928-8
Edición ilustrada de los clásicos textos eróticos orientales para aquellas personas interesadas en aprender lo que otras culturas puedan enseñarles sobre un aspecto tan importante de la vida: las relaciones sexuales.

Los siete libros del Kama Sutra, Anónimo,
Editorial Grijalbo, 2003.
ISBN: 978-84-253-3799-4
El Kama Sutra, la más sutil y conocida guía del amor sensual, es un antiguo texto sánscrito del siglo IV. Esta edición lujosa, con una cuidada selección de las ilustraciones y la famosa traducción de sir Richard Burton,

reúne en un solo volumen lo mejor del erotismo universal.

Orgasmo, Nicci Talbot,
Editorial Grijalbo, 2007.
ISBN: 978-84-253-4110-6
Con textos amenos y un cuidado despliegue fotográfico, este libro sensual explica cómo todas las mujeres pueden llegar al orgasmo cada vez que hacen el amor... con o sin la participación de su pareja.

Sexo. Todo cuanto querías saber, Nicole Beland,
Editorial Grijalbo, 2006.
ISBN: 978-84-253-4056-7
Desde los juegos preliminares y las fantasías eróticas hasta los fundamentos científicos y anatómicos de la sexualidad humana, este libro es una completísima guía práctica de las técnicas sexuales que toda pareja debería conocer antes de ponerse manos a la obra.

www.tuguiasexual.com
La Guía Sexual del Amante es una alternativa fresca y moderna diseñada especialmente para las parejas de hoy acerca de la educación sexual, que desea inculcar en jóvenes y adultos la importancia de llevar una sexualidad responsable, sana y plena. Gran variedad de consejos con el enfoque en los temas de salud y belleza, romance, seducción y técnicas sexuales.

www.problemasdeereccion.com
Información sobre problemas de erección, el tratamiento de la disfunción eréctil y sus alternativas.

terapia sexual

Instituto de sexología
www.institutodesexologia.org
El Instituto de Sexología es una Entidad dedicada, desde 1991, a la promoción de la salud psicosexual; a la sensibilización y formación, desde la perspectiva de género, en temáticas psicosociales; a la prevención y asistencia psicológica y médica de los problemas sexuales y de parejas, y a la formación y orientación en sexualidad humana, género y violencia de género.

www.terapiaenlinea.com
Página web que ofrece todo tipo de información sobre temas relacionados con la sexualidad: disfunciones y mitos sexuales, falta de deseo, problemas de pareja, métodos anticonceptivos y sexo seguro, enfermedades de transmisión sexual y muchos más.

ayuda

Si la falta de placer en el sexo es un asunto ocasional y menor, este libro ofrece sugerencias útiles. Si es un tema serio, deberíais buscar ayuda en otra parte.

En nuestra sociedad aún existen tabúes al respecto, ya que un problema puede parecer demasiado insignificante, grave o embarazoso para buscar ayuda. Aun así, deberíais hacerlo, no sólo porque hoy en día existen muchos menos tabúes, sino también porque hay mucha más ayuda disponible. Durante los últimos cincuenta años, los tratamientos médicos y terapéuticos han mejorado mucho. Al tratar una enfermedad física, resolver un trauma pasado, aumentar el conocimiento, mejorar la comunicación, modificar actitudes inapropiadas o reconstruir una relación deteriorada, hay muchas opciones de encontrar una solución.

¿Los dos miembros de la pareja deben buscar ayuda? Sería lo ideal, pero no necesariamente debe ser así. Si sólo uno recibe ayuda, puede que tenga efecto en el otro. Sin embargo, la buena práctica del amor exige, cuando se trata de problemas sexuales, acompañar a la pareja. Solucionad el problema juntos si es posible, ya sea leyendo un libro de autoayuda o buscando un terapeuta.

A continuación os ofrecemos pautas generales sobre cómo buscar ayuda. La accesibilidad variará según el país y la cultura.

• **Libros de autoayuda** Ofrecemos información detallada de los favoritos; *véase* recursos, páginas 276-279. Si escogéis el vuestro, evitad los que exponen lemas extravagantes, los de autores muy vinculados a empresas, y los que parezcan milagrosos. Un manual sobre un problema sexual o un libro escrito por un académico pueden ser más áridos pero más precisos que una divulgación.

• **Organizaciones** Para la mayoría de problemas, existen las correspondientes organizaciones nacionales e internacionales. Las mejores ofrecen información, pautas, una línea de ayuda telefónica, espacios de conversación donde obtener apoyo de otros afectados, oportunidades de establecer redes, departamentos de asesores a los que poder escribir y de los que obtener respuestas personalizadas, listas de médicos, e incluso cursos de formación y conferencias.

Casi todas las acreditadas tienen presencia en internet; *véase* recursos, páginas 276-279, para más detalles. Para opciones locales, buscad el nombre del problema junto con palabras clave como «síntomas, tratamientos». La parte superior de la página web os dará acceso directo a las mejores páginas; en la parte inferior pueden estar mezcladas con las peores. Para distinguir el grano de la paja, recordad que serán más útiles las que tengan relación con organizaciones benéficas y no vendan productos, así como las páginas web de programas nacionales o de grupo, y no tanto de médicos individuales.

• **Teléfonos de ayuda** Muchas organizaciones tienen teléfonos de ayuda, y además existen líneas no relacionadas con otros servicios organizativos. Ambas ofrecen consejo anónimo e inmediato. Las buenas tendrán información sobre problemas sexuales, y estarán encantados de dar información y ofrecer apoyo emocional a corto plazo. Sin embargo, no esperéis un diagnóstico médico, ni orientación profunda ni a largo plazo. Te resultará útil, antes de llamar por teléfono, elaborar una lista de los síntomas o problemas y todos los tratamientos previos que hayas realizado o todos los pasos que hayas dado.

• **Profesionales sanitarios y médicos** Ir a ver a tu médico de familia es un primer paso imprescindible para revisar todo problema sexual, no sólo porque el problema puede deberse a una enfermedad o ser un efecto secundario de su tratamiento, sino también porque muchas dificultades se superan con ayuda médica. Si el médico que consultas se muestra hostil o siente vergüenza, cambia de médico.

• **Apoyo en directo** Si has descartado las cuestiones médicas, o si sospechas que lo que yace bajo tus problemas es un complejo personal o una dificultad de relación, acude a un terapeuta. Las maneras de dar con la causa variarán, pero la asociación nacional correspondiente para cada problema suele tener una lista de terapeutas, igual que tu médico de familia.

Lo mejor es llamar por teléfono al terapeuta para comprobar cuestiones básicas, como dónde vive y cuánto cobra. Luego concertad una visita de introducción. Una vez allí, haz más preguntas sobre su experiencia y sus métodos de funcionamiento, y valora si os lleváis bien. La formación y las cualificaciones son importantes, pero está demostrado que son menos esenciales para el éxito del tratamiento que la experiencia y su relación contigo, el cliente.

• **Ejercicios** Muchos terapeutas os pedirán que comentéis cuestiones sexuales o practiquéis técnicas en casa. En concreto, puede que os pidan que os masturbéis solos o juntos, que practiquéis «la atención sensata», una manera de volver a aprender cómo acariciar y ser acariciado, que experimentéis con maneras de manejar la erección y el orgasmo femenino. Sin embargo, no os deberían pedir que seáis sexuales con ellos o delante de ellos, ni que os desnudéis sin otra persona presente. Practicar las técnicas forma parte de la mayoría de terapias sexuales, pero hacedlo hasta donde os sintáis cómodos y a vuestro ritmo.

Para todo lo anterior, la clave es sentirse cómodo. Si no, por muy cualificadas que sean vuestras fuentes de ayuda, buscad en otra parte.

índice alfabético

agradecimientos

En primer lugar, mi más profundo agradecimiento a Nick Comfort por su continuo apoyo y sus ánimos mientras reinventaba el libro que escribió su padre y que él revisó. Gracias también a todos mis amigos y colegas que ayudaron a que dicha reinvención se llevara a cabo, especialmente a: Barbara Levy, por su constante respaldo profesional y personal; Joy Haughton, por su brillante inteligencia, sus ideas y capacidad de resistencia; Laura Bates, por su encantadora actitud hacia el trabajo y su talento especial para las lluvias de ideas; Clare Button, por su incansable capacidad para ordenar detalles de información; Colin Marsh, por equilibrar con energía los libros; Sara Nazzerzadeh, por su perspicaz pericia intercultural; y a todas las grandes personas de Mitchell Beazley, por llevarlo todo a término con éxito. Y, por último, y no por ello menos importante, gracias al Shaft of Darkness Club por su capacidad para contestar a las preguntas más esotéricas.

Susan Quilliam

El editor quisiera agradecer a todas las personas mencionadas con anterioridad, y también a: Amanda Llewellyn (modelo), Alli Williams (peluquería y maquillaje) y Lynne Brown (asesor fotográfico).